W0226181

YOGA

Neun Schritte in die Freiheit

100%
RECYCLINGPAPIER

Für Ambu,
meine Mutter,
die mir half, die ersten Schritte zu tun.

R. SRIRAM

YOGA

Neun Schritte in die Freiheit

Mit einem Geleitwort von
T. K. V. Desikachar

THESEUS VERLAG

Theseus im Internet: www.Theseus-Verlag.de

Bibliografische Information der Deutschen Nationalbibliothek:
Die Deutsche Nationalbibliothek verzeichnet diese Publikation in der Deutschen Nationalbibliografie; detaillierte bibliografische Daten sind im Internet über http://dnb.d-nb.de abrufbar.

Originalausgabe

Lektorat: Dirk Nümann / Ursula Richard

© 2001 Theseus in Kamphausen Media GmbH, Bielefeld

Alle Rechte der Verbreitung, auch durch Funk, Fernsehen und sonstige Kommunikationsmittel, fotomechanische oder vertonte Wiedergabe sowie des auszugsweisen Nachdrucks vorbehalten.

Umschlaggestaltung: Morian & Bayer-Eynck, Coesfeld
unter Verwendung eines Titelfotos: © Volkhard Sobota
Illustrationen: © R. Sriram
Aquarell-Untermalungen: © Ilse Kory
Illustrationen auf Seite 65, 92, 114: © Ilse Kory
Yogafotos: © C. P. Satyajit
Foto des Autors/Umschlag: © Wolfgang Schmidberger
Gestaltung und Satz: Ingeburg Zoschke
Druck: Westermann Druck Zwickau
Printed in Germany

ISBN print 978-3-89901-417-4
ISBN eBook 978-3-95883-193-3

Dieses Buch wurde auf 100 % Altpapier gedruckt und ist alterungsbeständig. Weitere Informationen hierzu finden Sie unter www.kamphausen.media

Inhalt

ZUM GELEIT

Viele Jahre sind vergangen, seit ich Sriram – damals war er Student der Technischen Hochschule Madras – kennen gelernt habe. Beeindruckt haben mich seine vielfältigen Interessen: Musik, Theater, gesellschaftliche und politische Fragen, Tanz und Sprachen. Wirklich erstaunt hat mich damals aber die Ernsthaftigkeit seiner spirituellen Suche; sie erschien mir sehr ungewöhnlich für sein Alter. Vielleicht hat seine Suche ihn zu Yoga geführt. Mittlerweile ist er zu einem wahren Botschafter indischer Spiritualität geworden, nicht nur weil er die verschiedenen Aspekte von Yoga lehrt, sondern weil er uns auch an seiner Yoga-Erfahrung auf allen Ebenen des Daseins teilhaben lässt – dem sozialen, persönlichen, körperlichen, mentalen und geistigen Bereich. Dies hat ihn weit über seine Heimat hinaus bekannt gemacht. Ebenso sein Beitrag zur Kunst, insbesondere der Musik und des *Vedic Chant*.

Ich habe immer gehofft, dass er eines Tages sein Wissen und seine Erfahrung durch das Schreiben eines Buches einem breiten Leserkreis zugänglich machen würde. Mit dem Ihnen vorliegenden Buch hat das eine Form angenommen. Sein Buch kommt zur richtigen Zeit. Es beschreibt alle wichtigen Aspekte des Yoga und enthält in jedem Kapitel sowohl die geistigen als auch die Übungsaspekte. Dies entspricht Srirams eigener Entwicklung und den Tiefen der Lehre, die Yoga vermittelt.

Ich bin sicher, dass die Leserinnen und Leser durch dieses Buch inspiriert werden, die Schritte zu gehen, die in die Freiheit führen. Der Name Sriram bedeutet unter anderem »wertvolles Glück«. Kein Wunder, dass dies der Sinn des Buches ist.

Sri T. K. V. Desikachar

Vorwort des Autors

Yoga ist im Westen inzwischen als Praxis sehr verbreitet, doch seine wachsende Bekanntheit beruht im Wesentlichen auf der grob vereinfachten Sicht, beim Yoga handle es sich nur um eine Reihe von Techniken, die Körper und Geist entspannen. Tausende von Menschen meinen, Yoga zu »machen«, dabei aber reduzieren sie Yoga auf eine Sequenz von Übungen, die vermeintlich Energiezonen im Körper beleben und Verspannungen entgegenwirken. Wenn Yoga noch etwas mehr und anderes beinhaltet, so wird das als Bestandteil einer anderen Kultur betrachtet, die nichts mit Europa und unserer modernen Zeit zu tun hat.

Beim Yoga geht es aber um weit mehr als um Techniken, die Körper und Geist entspannen. Yoga ist ein jahrtausendealter indischer Übungsweg und eine traditionelle Philosophie. Die Weisheit einer ganzen Zivilisation verbirgt sich in den Übungen, die darauf zielen, die eigene »Mitte« zu finden. Das Anliegen von Yoga ist es, einen Weg zu weisen, wie wir aus dem Labyrinth von Leiden und Konditionierungen in jenen Freiraum gelangen, in dem wir fest in unserem Körper weilen, ohne Vorurteile die Welt wahrnehmen und Klarheit und Ruhe gewinnen.

Yoga ist keine festgelegte Methode und bietet keine statische Technik, an die sich der Mensch anpassen soll. Der erste Grundsatz des

Yoga, den ich von meinem Lehrer Sri T. K.V. Desikachar gelernt habe, ist der, dass die Technik dem oder der Übenden angepasst werden muss und nicht der Übende der Technik. Dieser Grundsatz bildet einen Eckpfeiler der Yogatradition von Sri T. Krishnamacharya. Die Hilfsmittel in Form von verschiedenen Übungen und Einstellungen liegen nicht wie Waren in einem Ladenregal, aus dem wir uns nach Bedarf bedienen können. Vielmehr sollten die Techniken wie formbare Stoffe betrachtet werden, die unseren Bedürfnissen und Schwierigkeiten angepasst werden müssen. Durch diese Art der Anpassung lernen wir auf eine lebendige Weise unseren Körper und Geist, unsere Stärken und Schwächen kennen. Es ist diese Lebendigkeit, die mich begeisterte und zu Yoga führte.

Drei Lehrern aus drei Lehrer-Schüler-Generationen verdanke ich meine Yogakenntnisse. Mein Lehrer T. K.V. Desikachar gab mir mein gesamtes Wissen. Er nahm mir die Angst, dass das Erlangen von Wissen eine »kopfzerbrechende« Anstrengung sei, und zeigte mir die Nähe zwischen Wissen und Leben. Ihm verdanke ich, dass ich heute so viel Erfahrung gesammelt zu haben meine, dass ich diese Erfahrungen in einem Buch niederlege.

Sein Lehrer Sri T. Krishnamacharya war eine ganz große Inspiration für meinen Yogaweg. Die Stunden bei ihm über Yoga, Ayurveda und die Veden waren nicht nur inhaltlich kostbar; T. Krishnamacharya war ständig »angeschlossen«, das heißt, er war in einer Sichtweise, die jenseits von »gut« und »schlecht« war, verankert, denn die Macht der Welt prallte ab an der Intensität seines Innenlebens. Es ist eine unersetzbare Bereicherung für mein Leben, von seiner Kraft und Ausgerichtetheit genährt worden zu sein.

R. Prabhakar war Schüler von T. K.V. Desikachar. Er lehrte mich in den ersten Jahren *Asanas* und *Pranayama*. Seine unendliche Begeisterungsfähigkeit für Yoga und unsere späteren gemeinsamen Zeiten als Kollegen und Freunde haben mir viele Zweifel genommen und mir geholfen, den Yogaweg zu genießen.

Seit 1988 bin ich als Yogalehrer in Deutschland tätig. Anfangs stand ich dieser Aufgabe mit einer gewissen Skepsis gegenüber, denn ich fürchtete, mein Wissen und meine Erfahrung in Yoga in einer fremden Kultur nur oberflächlich vermitteln zu können. Rückblickend waren es für mich herausfordernde, kreative Jahre, in denen ich selbst zum Lernenden wurde und meine Lehrmethode stetig verändert und verfeinert habe. Das vorliegende Buch ist Ergebnis dieses wechselseitigen Prozesses des Gebens und des Nehmens.

Das Buch enthält neun Kapitel, die jeweils zentrale Begriffe des Yoga behandeln. Der erste Teil jedes Kapitels, der mit einer Geschichte eingeleitet wird, gibt Einblick in die Weltanschauung des Yoga und reflektiert über eine Frage unserer Zeit. Im zweiten Teil führe ich die Lesenden schrittweise in die Prinzipien ein, die für die richtige Ausübung der Yogatechniken wichtig sind. Der dritte Teil enthält Übungssequenzen. Illustriert werden die Übungsabläufe durch »Strichmännchen«. Dies soll die Leserinnen und Leser ermutigen, Yoga zu üben – ohne falschen Ehrgeiz, denn bewusst habe ich bei den Übungssequenzen auf Fotos von jungen, schönen, schlanken, athletischen Menschen in akrobatischen Haltungen verzichtet. Um Yoga zu praktizieren, muss man all dies nicht sein. Man muss die Übungen nicht perfekt wie ein Akrobat ausführen können und sollte sich dies auch nicht zum Ziel machen, denn wichtig ist vor allem der Geist und die innere Haltung, mit der wir üben. Die Fotos bringen jeweils eine zentrale Idee aus jedem Kapitel visuell zum Ausdruck. Auch hier geht es nicht um eine Vorstellung von Perfektion, sondern darum zu zeigen, dass Positionen nicht »perfekt« sein müssen, wenn sie in einer ruhigen inneren Haltung eingenommen werden.

Yogabücher verbreiten oft unbeabsichtigt ein großes Missverständnis: Eine Beschwerde ließe sich durch eine Übung heilen. Das ähnelt dem Glauben, mit einem Medikament eine Krankheit heilen zu können. Dieses Eins-zu-Eins-Lösungsmodell ist aber überholt. Wenn wir etwa lesen, die Yogaübung »Kopfstand« sei gut gegen niedrigen Blutdruck und Trägheit, und ihn ausprobieren, bekommen wir unter Umständen Nackenschmerzen. Es kann auch vorkommen, dass der Kopfstand gar nicht den Kreislauf anregt und die Wachsamkeit fördert, weil der Körper sich bei dem Versuch verkrampft, still in der Haltung zu bleiben, und hinterher eher unruhig und müde wird. Yoga hat auf jeden Fall eine tiefgreifende therapeutische Wirkung, diese entwickelt sich aber anders. Das Buch will einen Einblick in die Entwicklung eines solchen Heilprozesses geben.

Im Yoga bilden Körper, Atem und Geist eine untrennbare »Dreiheit«. Die Schulung des Atems – ein zentrales Anliegen der Yogatradition, in der ich lehre – ist unerlässlich, körperliche Beschwerden nachhaltig zu verringern und geistiges Ungleichgewicht zu beheben. Dieses Buch soll helfen, etwas über die Funktion des Atems zu lernen und den richtigen Umgang mit ihm zu finden.

Yoga – Neun Schritte in die Freiheit behandelt die Philosophie und Praxis des Yoga. Es wendet sich an Anfänger und Erfahrene. Es vermittelt die traditionelle yogische Weltsicht, und zugleich zeigt es Übungswege, die den Bedürfnissen der westlichen Schülerinnen und Schüler angepasst sind. Mit diesem Buch möchte ich dazu beitragen, dass wir lernen, unser Leben heilsamer zu gestalten.

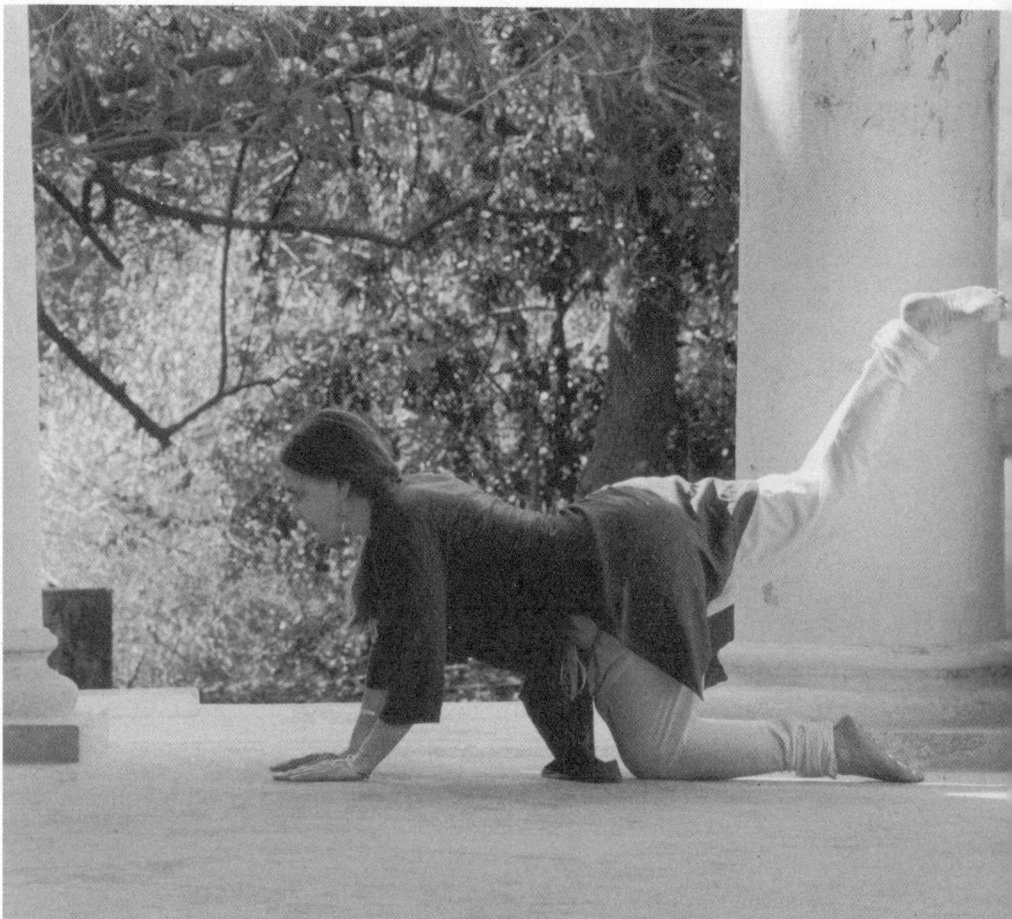

Das Ziel der Übung ist nicht eine perfekte Haltung, sondern eine gleichmäßige und langsame Bewegung der Glieder von der Ausgangsposition bis zur Endhaltung und dann wieder genauso zurück zur Ausgangsposition.

Erstes Kapitel

ZWISCHEN KRAFT UND LEICHTIGKEIT – DER KÖRPER IN NOT

Urvasi

Vor langer Zeit, als in Indien die Künste in ihrer Hochblüte standen und als Pfad auf dem Weg zur Erleuchtung angesehen wurden, fanden immer wieder Wettbewerbe statt, um dies Ziel nicht aus den Augen zu verlieren. Rambha und Urvasi galten als die besten Tänzerinnen im ganzen Land. Jedes Auftreten von ihnen war ein Ereignis, denn sie wurden als Botschafterinnen aus dem Reich der Götter verehrt. Selbst der große Asket Visvamitra wurde von ihrer leidenschaftlichen Kunst in Bann gezogen und gab seine Askese auf, um sich mit Urvasi zu vermählen. Welche der beiden Tänzerinnen war nun aber die Vollkommenste? Vollkommen war beider Tanz, und sie tanzten in einem solchen Gleichklang, dass es nicht möglich war, der einen oder der anderen den Vorzug zu geben; trotzdem sollte ein Preis verliehen werden. Man rief Kenner aus dem ganzen Land zusammen; sie konnten jedoch keine Entscheidung treffen. Da schlug der weise König vor, beide mit Blumengirlanden tanzen zu lassen. Siegerin sollte jene sein, deren Blumen auch nach dem Tanz noch frisch und unbeschädigt waren. Und siehe da, nach dem Tanz wirkten zwar die Blumen fast gleich schön, aber alle Bienen flogen zu Urvasis Girlande. Durch die Genauigkeit und die Mühelosigkeit ihres Tanzes war ihr Körper in vollkommener Ausgewogenheit geblieben. So gewann Urvasi den Preis.

Grundlagen der Yogalehre: Asanam – Die Haltung

Asanam ist der Zustand des
stabilen und glücklichen Verweilens in einer Haltung.
(Yoga Sutra II. 46)
In Asanam vereinen sich Körper und Geist.
(»as« – Sitz, Bleibe)

Asanam ist einer der wichtigsten Begriffe im Yoga. Durch *Asanam* verleiht Yoga wie keine andere Lehre dem Körper einen festen Platz in der geistigen Weltsicht. Der Körper ist hier keine Hülle für den Geist, sondern ein dem Geist gleichwertiges Instrument für die menschliche Vervollkommnung. Er spricht die gleiche Sprache und verfeinert sich oder verfällt im gleichen Maße. Er ist nicht das untergeordnete Anhängsel des Geistes, sondern sein aktiver Gefährte. Als Gespann erleben Körper und Geist die gleichen Höhen und Tiefen während ihrer Fahrt durch das Leben. Sie werden gleichermaßen zittrig oder stabil, steif oder frei, bedrückt oder glücklich, obwohl dies mal mehr am Körper und mal stärker im Geist spürbar wird.

Diese Tatsache zeigt sich fortwährend in der Verhaltensweise des Körpers im alltäglichen Leben. Jeder Mensch ist immer wieder in verschiedenster Weise aufgefordert, wach zu sein, Verantwortung zu tragen, Pflichten zu erfüllen oder Widerstand zu leisten. Dafür braucht er einen stabilen, kraftvollen Körper. Um den Anforderungen des Alltags gerecht zu werden, spannt sich der Mensch an. Kaum hat er sich aufrecht hingesetzt, um bei einer Diskussion wach zu bleiben, schon wird sein Rücken zu stark angespannt. Will er nur einmal kräftig seine Meinung sagen, schon ziehen sich Gesichts- und Nackenmuskeln zusammen. Während er aufgeregt seinen Standpunkt niederschreibt, greifen seine Finger den Stift zu fest. Im normalen Alltag wird viel mehr Kraft als nötig eingesetzt, um den Anforderungen zu genügen. Um diese Spannung loszuwerden, wirft der Berufstätige sich abends auf die Couch und legt die Beine auf den Tisch.

Unter der Anspannung, die durch Leistungsdruck im Klassenzimmer ausgelöst wird, sitzen die Schüler zu aufrecht und werden früh müde. Sie verspannen ihren Nacken oder ihre Augen, um die schwierigen Aufgaben zu verstehen, und bekommen Kopfschmerzen. In dieser Weise reagiert der Körper auf eine Aufforderung zur Konzentration mit überhöhter Spannung und Steifheit. Es ist, als ob der Körper zu leisten versuchte, was der Geist leisten sollte, aber gerade nicht kann. Eine solche Reaktion ist eine unangemessene Anspannung, die leicht zu einer Verspannung wird, welche wiederum nach Entspannung verlangt. Der Schüler fährt nach Hause und »krümmt sich« im Sitz des Schulbusses. Er sucht Stellungen, um sich körperlich zu entspannen, und sackt in Haltungen hinein, in denen der Körper sein Gleichgewicht verliert.

Ist der Körper schlaff und unangespannt, wird es schwierig, den Geist wach zu halten. Es wird unmöglich, ein bestimmtes Thema zu verfolgen oder eine Aufgabe zu lösen. Ein solcher Körperzustand fördert eher den Verlust der geistigen Ausrichtung und den Wunsch nach Ablenkung. Das führt dazu, dass der Mensch fernsieht, träumt, in einer Illustrierten blättert oder sich treiben lässt. Die Alltagshaltung schwankt oft zwischen überhöhter, wachsamer Körperanspannung, die in Verspannung mündet, und einer übermäßigen Entspannung, in der der Körper erschlafft. Wie finden wir zu jener Haltung, in der die Stabilität und die Entspanntheit sich ergänzen, statt sich zu behindern?

Sich zu entspannen wird im Yoga als aktive Tätigkeit begriffen, die zu einem Zustand körperlichen und geistigen Wohlbefindens führt. Dieser Zustand gleicht weder aufgeregter Anspannung noch dumpfer Schlaffheit. *Asanam* zielt auf Ausgleich und Vereinigung dieser beiden

Haltungen. Wer dies durch das Üben erreicht, übt im Sinne von Yoga. Dadurch werden die einzelnen Bewegungen und Stellungen zu *Asanas*. Der Körper findet zu Haltungen, in denen Ruhe nicht verloren geht durch zu viel Wachheit und Festigkeit nicht aufgelöst wird durch Gelassenheit. Entspannung und Anspannung verschmelzen zu einem harmonischen Zustand. Diese Empfindung des Körpers nennt man im Yoga *Sthirasukham-Asanam*, die »glückliche« Haltung. In dieser Haltung sind wir stabil; es gelingt uns, darin zu verweilen, ohne Schmerzen zu verspüren, die zu negativen Gedanken führen können. Weder Anspannung noch Verspannung, weder Schlaffheit noch Müdigkeit stören diesen Zustand. Wir möchten diese Haltung nicht aufgeben; wir sind darin glücklich. Wenn diese Haltung der stillen körperlichen Stabilität mit einem friedlich konzentrierten Geist einhergeht, ist die Grundlage für den Yogazustand vorhanden. Im Gegensatz zu seiner alltäglichen Wirkungsweise ist der Körper hier ein fein gestimmtes Instrument, das harmonisch im Körper-Geist-Ensemble spielt. Nur in einem solchen Zustand der Körper-Geist-Einheit kann sich der innere Wesenskern offenbaren.

Durch regelmäßiges Üben wird diese »Feinstimmung« erreicht und körperliche Gelassenheit auf natürliche Weise auch im Alltag erlebbar. Der Körper wird widerstandsfähig. Veränderungen, äußere Einflüsse und unvermeidbare Überforderungen, auf die er sonst empfindlich reagiert hat, meistert er jetzt mit Leichtigkeit. Der Mensch wird fähig, die Folgen von Alter und Krankheit, von Unfällen und persönlichem Leid körperlich besser zu ertragen und schneller zu bewältigen. Diese »Feinstimmung« führt auch dazu, dass der Geist aktiv und ausgleichend zum Erhalt der allgemeinen Vitalität beiträgt, wenn die körperlichen Kräfte schwinden. Der Geist wird nicht mehr durch den Körper in Mitleidenschaft gezogen, sondern er setzt seine Kräfte ein, um die Körper-Geist-Einheit im Gleichgewicht zu halten. Diese Fähigkeit ist die beste Grundlage für lang anhaltende Gesundheit und menschliche Vervollkommnung.

Einführung in die Yogatechnik: Gleichmäßigkeit der Bewegungen

Wenn Gedanken und Eindrücke im
gleichmäßigen Strom den Geist durchfließen,
sammelt sich der Mensch – das ist Yoga.
(Yoga Sutra III. 12)

Die Natur lebt im Rhythmus: Wasser und Wind und Sonne, selbst das menschliche Leben – alles bewegt sich in Rhythmen. Ein Sturm, eine Sonnenfinsternis oder ein »unzeitiger« Tod sind deshalb schockierend, weil sie zum üblichen rhythmischen Spiel nicht zu passen scheinen. Es ist die Harmonie der vielen Rhythmen, die Gleichmaß in die Welt und ins Leben bringt. Je mehr die Menschen sich von solchen Rhythmen entfremden, desto weniger spüren sie diese Harmonie. Je mehr sie die Anbindung an ihre inneren Rhythmen verlieren, desto weniger fühlen sie sich harmonisch. So entfernen sich Menschen vom Gleichmaß.

Yoga beginnt mit dem Versuch, Gleichmäßigkeit zu finden. Mit einfachen Bewegungen fangen wir an. Ziel dieser Bewegungen ist es nicht, eine perfekte Position zu erreichen, sondern die Glieder gleichmäßig und langsam von der Ausgangsposition bis zur Endhaltung und dann wieder zurück zur Ausgangsposition zu bewegen und diesen Ablauf im gleichmäßigen Rhythmus zu wiederholen.

Für die Bewegung ist eine stabile Ausgangshaltung erforderlich. Beginnen Sie die Bewegung langsam aus dieser Position heraus und führen Sie den Körper sanft in die Endhaltung. Wenn Sie bewusst in dieser Endhaltung angekommen sind, warten Sie einen Augenblick und kehren in der gleichen Weise zur Ausgangsposition zurück.

Achten Sie darauf, dass der Körper darin zur Ruhe kommt, bevor Sie die Übung fortsetzen. Wichtig ist auch, die Bewegung ohne einen »Ruck« zu beginnen; alles sollte fließend ausgeführt werden.

Am Beispiel von *Tadasana* sehen wir die Umsetzung dieses Übungsprinzips. Sie stehen so, dass das Körpergewicht relativ gleichmäßig auf beiden Füßen verteilt ist, sowohl auf den Ballen als auch auf den Fersen. Wenn Sie die Arme heben, achten Sie darauf, dass Körper und Kopf nicht schwanken und dass sie sich im Einklang mit der Armbewegung aufrichten. Heben Sie die Arme so, dass der Schulterbereich nicht in Spannung gerät, die Ellbogen sollten leicht gebeugt sein, so dass die Bewegung im Schultergelenk gleichmäßig bleibt. Die Endhaltung ist überschritten, wenn der Nacken sich spannt oder wenn Sie das Gleichgewicht verlieren. Wenn Sie die Arme senken, beugt oder senkt sich der Körper nicht; allein der Kopf senkt sich und mit ihm der Blick.

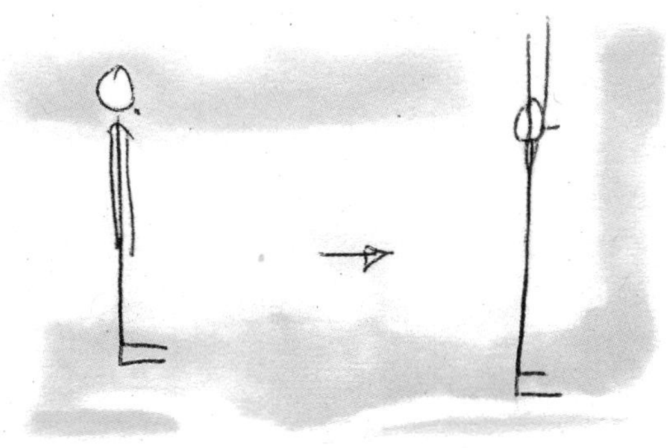

Während Sie aufrecht stehen, sollten die Augen offen bleiben, in anderen Haltungen können sie auch geschlossen werden. Wenn die Gleichmäßigkeit der Bewegung nicht mehr eingehalten werden kann, weil Sie sich versteifen oder Schmerzen empfinden, begrenzen Sie die Bewegung und kehren Sie zur Ausgangsposition zurück. Die Arme müssen nicht so weit wie möglich nach oben geführt werden. Die angestrebte Endhaltung dient lediglich als Orientierung. Das Ziel sollte nicht eine abgebildete Körperstellung sein, sondern Gleichmäßigkeit beim Üben. Wenn Sie den Körper zu einem Ziel hin bewegen, ist die Qualität des Bewegungsflusses maßgeblich.

Versuchen Sie, während der Bewegung den Atem nicht zu unterdrücken. Wichtige Grundlage für die Yogapraxis ist eine gleichmäßig fließende Atmung.

Allgemeine Hinweise für die Übungen

Jeder Mensch kann Yoga üben. Dieses Buch hilft Ihnen, das Übungsprogramm individuell zu gestalten: Es sollte Ihrer Kraft, Ihrem Alter und Ihrem Leistungsvermögen angepasst werden. Wer gesundheitliche Probleme hat oder unter ärztlicher Behandlung steht, sollte nur in Absprache mit dem Arzt und unter Anleitung eines Yogalehrers üben.

Jeder Ort kann zum Übungsort werden. Sie brauchen nur einen windstillen Raum, der vorher gelüftet wurde, und eine saubere Decke, die gegen die Bodenkälte isoliert. Schuhe sind vor dem Üben auszuziehen.

Yoga lässt sich fast zu jeder Zeit üben. Nur nach dem Essen sollte man dem Körper ein bis zwei Stunden Pause gönnen. Durch regelmäßiges Üben lernen Sie, die Übungsweise zu verfeinern, und können die Wirkungen spüren. Es ist wünschenswert, einmal täglich oder wenigstens drei- bis viermal in der Woche zu üben und sich dafür anfangs mindestens zwanzig Minuten Zeit zu nehmen.

Die Yogasequenzen dieses Buches sollten Sie erst üben, nachdem Sie das jeweilige Kapitel gelesen haben. Auch ist es ratsam, die Sequenzen nicht zu zerstückeln. Wer nicht genügend Zeit hat, kann die Anzahl der vorgeschlagenen Wiederholungen leicht und gleichmäßig reduzieren. Wie Sie die Sequenzen umgestalten können, beschreibe ich ab Kapitel fünf.

Die Illustrationen mit den »Strichmännchen« dienen der Orientierung; sie geben keinesfalls geometrisch genau wieder, wie eine Haltung auszusehen hat. Führen Sie die Bewegungen in Pfeilrichtung aus: Sie bewegen sich von links, der Ausgangshaltung, nach rechts, zur Endhaltung, und in den meisten Fällen wieder zurück nach links, zur Ausgangsposition. Wie Sie während der Bewegung atmen sollten, erkennen Sie an den Worten »ein« und »aus«, die für »einatmen« und »ausatmen« stehen: Wenn beispielsweise »ein« über dem Pfeil steht, der die Bewegung von der Ausgangshaltung zur Endhaltung anzeigt, sollten Sie während dieser Bewegung einatmen. Steht »aus« unter dem Pfeil, der Sie von der Endhaltung zurück zur Ausgangsposition führt, so sollten Sie während dieser Bewegung ausatmen.

Pausen zwischen den einzelnen Übungen sind manchmal wichtig. Diese Pausen sind hier nicht eingetragen. Prüfen Sie nach jeder Übung, ob der Körper oder der Atem eine Pause braucht, bevor Sie zur nächsten Übung schreiten.

Das Bedürfnis nach freiem Atemfluss sollten Sie nicht unterdrücken. Benötigt der Körper eine Pause von der geführten Atmung, gönnen Sie sich Zwischenatmungen. Auch zwischen den Übungen sollten Sie den Atem frei fließen lassen.

Die Augen sollten geöffnet bleiben in Haltungen mit aufgerichtetem Oberkörper im Stand, sonst können sie geschlossen sein. Auch in der Bauchlage sowie bei intensiver Atmung sollten Sie die Augen schließen. Bei den Asanas können Füße und Arme generell, soweit nicht anders angegeben, etwa hüftweit auseinander sein, um Hüfte, Schultern, Beine und Arme locker zu halten und um sich mehr auf den Rücken konzentrieren zu können. Bewegen Sie sich gleichmäßig und langsam, ohne den Körper unnötig zu verspannen. Verweilen Sie einen Augenblick in jeder Ausgangs- und Endhaltung.

Bei den Atemübungen im Liegen oder im Sitzen ist es wichtig, eine gute vollständige Ausatmung und eine ruhige Einatmung anzustreben. Die angegebenen Zeiteinheiten sind als Richtwerte zu betrachten, die nicht jedes Mal genau eingehalten werden müssen.

Das Leitmotiv für jede Sequenz hilft, während der Übung konzentriert zu bleiben. Wer die hier enthaltenen Ideen alle nach und nach in das regelmäßige Üben integriert, vertieft die Übungsweise.

Sequenz 1

Leitmotiv

Bewegen Sie sich gleichmäßig, langsam und ohne sich zu verspannen; verweilen Sie einen Augenblick in jeder Ausgangs- und Endposition.

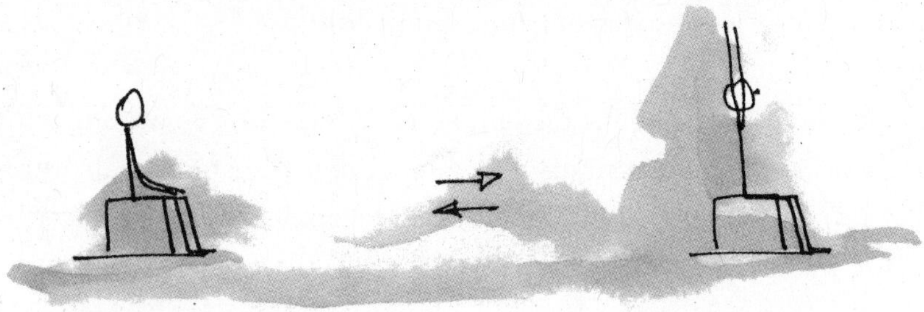

1. • Setzen Sie sich auf einen Stuhl: Rücken aufrecht, Hände auf den Oberschenkeln, Füße etwa hüftweit auseinander, Unterschenkel etwas nach vorne, Schultern entspannt, Arme locker, Kopf leicht geneigt, Augen offen.

6-mal

• Heben Sie die Arme und den Kopf gleichzeitig, langsam und gleichmäßig hoch. Führen Sie die Arme dabei seitlich nach oben. Verweilen Sie einen Augenblick in der Haltung. Senken Sie dann gleichzeitig, langsam und gleichmäßig die Arme und den Kopf zurück in die Ausgangsposition. Halten Sie während der Bewegung den Atem nicht an. Schultern, Ellbogen und Handgelenke sollten locker bleiben, um unnötige Verspannungen zu vermeiden.

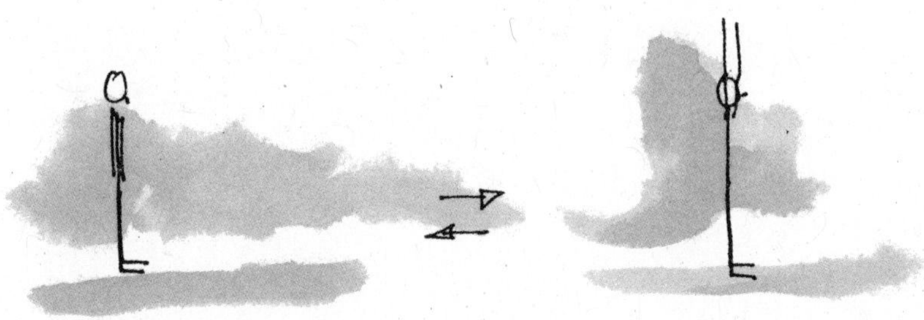

2. • Stellen Sie sich aufrecht hin: Arme seitlich am Körper, Füße etwa hüftweit auseinander, Körpergewicht gleichmäßig auf die Füße verteilt, Kopf leicht geneigt, Augen offen.

6-mal

• Heben Sie die Arme und den Kopf gleichzeitig, langsam und gleichmäßig hoch; die Arme seitlich vom Körper. Die Füße sollten während dieser Bewegung fest mit Ballen und Fersen auf dem Boden bleiben. Verweilen Sie einen Augenblick in der Haltung. Senken Sie dann gleichzeitig, langsam und gleichmäßig die Arme und den Kopf zurück in die Ausgangsposition.

Sequenz 1

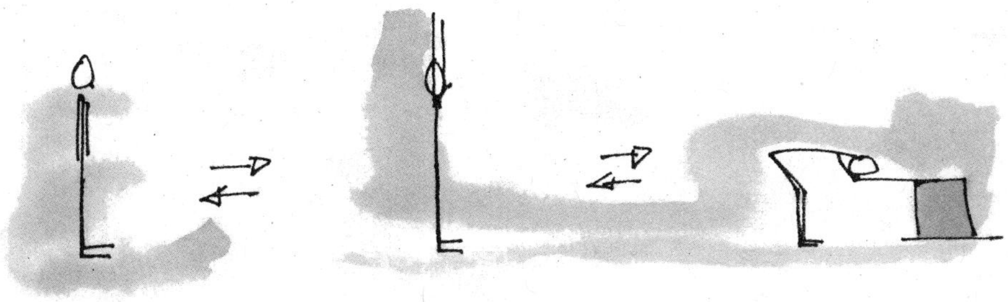

3. • Stellen Sie sich aufrecht hin: Arme seitlich am Körper, Füße etwa hüftweit auseinander, Körpergewicht gleichmäßig auf die Füße verteilt, Kopf leicht geneigt, Augen offen.

• Heben Sie die Arme und den Kopf gleichzeitig, langsam und gleichmäßig hoch; die Arme vor dem Körper, etwa schulterbreit auseinander. Verweilen Sie einen Augenblick in der Haltung.

6-mal

• Beugen Sie den Oberkörper langsam und gleichmäßig nach vorne. Die Bewegung beginnt in der Hüfte, im Verlauf beugen Sie die Knie so, dass der untere Teil des Rückens nicht zu rund wird oder schmerzt. Mit den Händen stützen Sie sich leicht auf einen Stuhl. Halten Sie die Ellbogen etwas gebeugt, um die Schultern zu entspannen. Verweilen Sie einen Augenblick in der Haltung. Dann richten Sie den Körper wieder auf und kehren in die Ausgangsposition zurück.

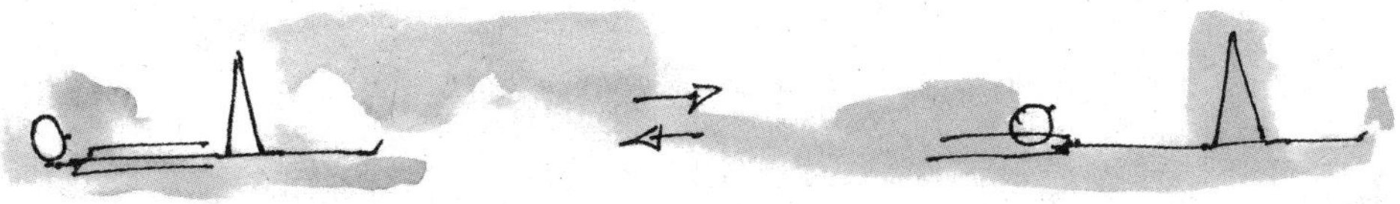

4. • Legen Sie sich auf den Rücken: ein Bein aufgestellt, das andere ausgestreckt, Arme seitlich am Körper, Handflächen auf dem Boden, Augen geschlossen.

6-mal mit jedem Bein

• Führen Sie die Arme über den Kopf in einem Halbkreis nach hinten. Verweilen Sie einen Augenblick in der Haltung. Kehren Sie dann in die Ausgangsposition zurück. Ziehen Sie die Schultern nicht hoch, halten Sie die Arme bequem auseinander, nicht verkrampft parallel.

Sequenz 1

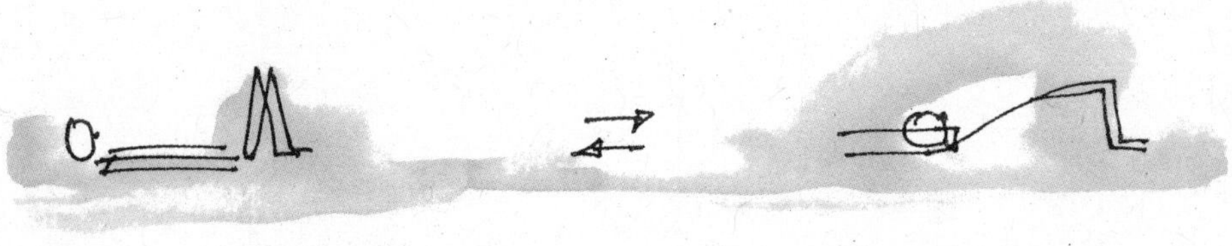

5. • Legen Sie sich auf den Rücken: die Beine aufgestellt, Knie und Füße hüftweit auseinander, Füße mit Ballen und Fersen fest auf dem Boden, Arme seitlich am Körper, Handflächen auf dem Boden, Augen geschlossen.

6-mal

• Führen Sie die Arme über den Kopf in einem Halbkreis nach hinten, gleichzeitig heben Sie das Becken an (die Schultern bleiben auf dem Boden). Lassen Sie das Körpergewicht im Wesentlichen auf den Füßen ruhen. Verspannen Sie nicht den Nacken oder das Gesicht. Verweilen Sie einen Augenblick in der Haltung, bevor Sie in die Ausgangsposition zurückkehren.

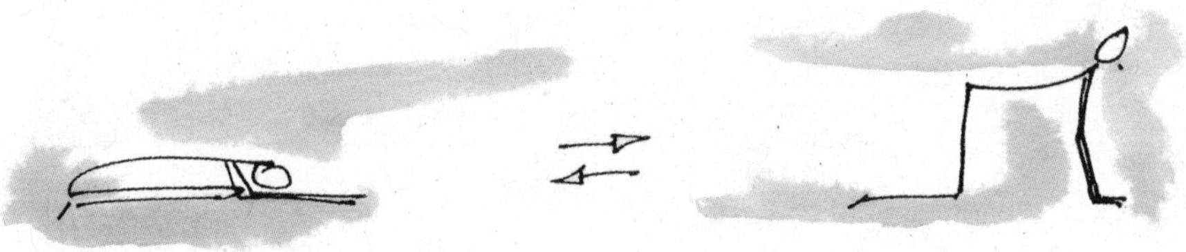

6. • Knien Sie sich hin, legen Sie Ihren Oberkörper auf die Oberschenkel: Ellbogen liegen gerade vor den Knien; Knie und Füße hüftweit auseinander, Hände schulterbreit. Die Hüfte muss nicht auf den Fersen ruhen. (Wenn die Haltung unbequem ist, legen Sie eine gefaltete Decke unter die Knie.) Augen geschlossen.

6-mal

• Bewegen Sie den Kopf und die Hüfte so weit nach vorne, gestützt auf Knie und Hände, bis Sie in den Vierfüßlerstand kommen. Verweilen Sie einen Augenblick in der Haltung. Kehren Sie dann in die Ausgangsposition zurück.

Sequenz 1

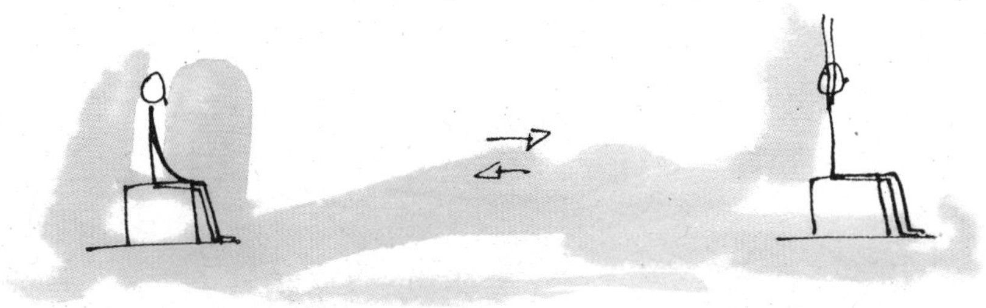

7. • Setzen Sie sich auf einen Stuhl: Rücken aufrecht, Hände auf den Oberschenkeln, Füße hüftweit auseinander, Unterschenkel etwas nach vorne, Schultern entspannt, Kopf leicht geneigt, Augen geschlossen.

• Heben Sie den Kopf und die Arme gleichzeitig hoch; die Arme seitlich vom Körper. Verweilen Sie einen Augenblick in der Haltung, bevor Sie in die Ausgangsposition zurückkehren.

6-mal

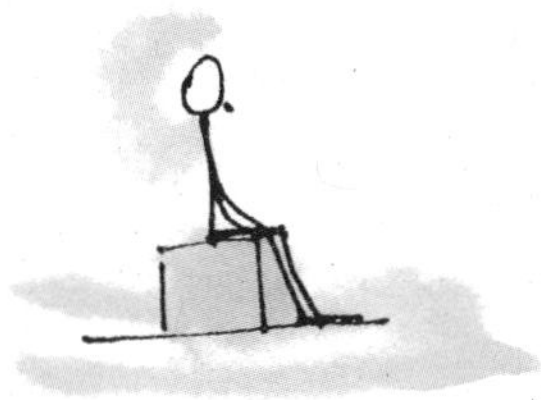

8. • Setzen Sie sich auf einen Stuhl: Rücken aufrecht, Hände auf den Oberschenkeln, Füße hüftweit auseinander, Unterschenkel etwas nach vorne, Schultern entspannt, Arme locker, Kopf leicht geneigt, Augen geschlossen.

3 Minuten ausruhen

Sequenz 2

Leitmotiv

Wenden Sie bei den Bewegungen keine unnötige Kraft auf. Die Position ist erst dann erreicht, wenn der Körper stabil und bequem in ihr weilt.

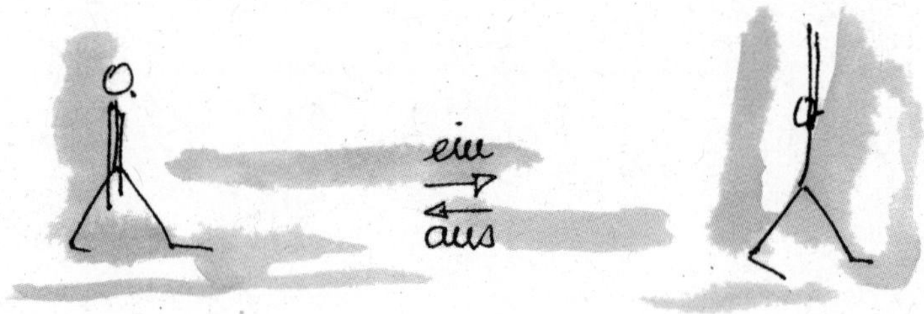

1. • Stellen Sie sich in Schrittstellung auf: Füße hüftweit auseinander, Körpergewicht gleichmäßig verteilt, so dass der Stand stabil ist. Der hintere Fuß leicht nach außen gedreht, der vordere geradeaus, Kopf leicht geneigt, Augen offen.

6-mal mit jedem Bein

• Heben Sie die Arme und den Kopf gleichzeitig hoch; die Arme seitlich vom Körper. Verweilen Sie einen Augenblick in der Haltung, kehren Sie dann in die Ausgangsposition zurück. Prüfen Sie, ob das Körpergewicht wie am Anfang gut verteilt ist und ob Sie aufrecht stehen.

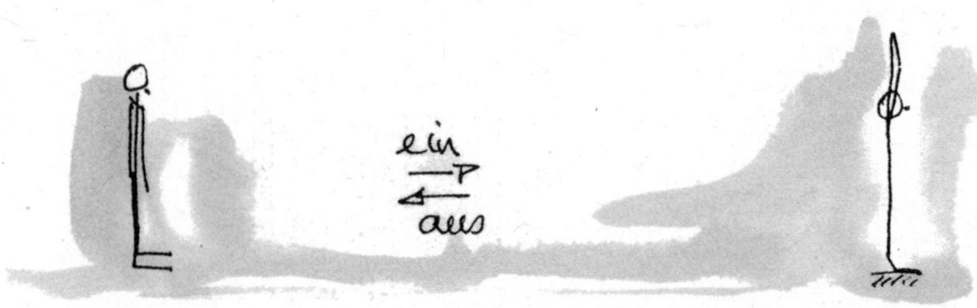

2. • Stellen Sie sich aufrecht hin: Füße hüftweit auseinander, Körpergewicht gleichmäßig verteilt, Kopf leicht geneigt, Augen offen.

6-mal

• Heben Sie zugleich die Arme und die Fersen an, die Arme seitlich vom Körper. Achten Sie darauf, die Schultern nicht hochzuziehen. Verweilen Sie einen Augenblick in der Haltung, bevor Sie in die Ausgangsposition zurückkehren.

Sequenz 2

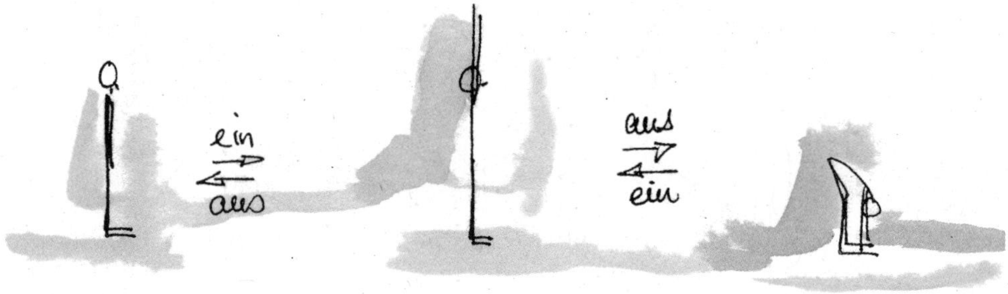

3. • Stellen Sie sich aufrecht hin: Füße hüftweit auseinander, Körpergewicht gleichmäßig verteilt, Kopf leicht geneigt, Augen offen.

• Heben Sie den Kopf und die Arme hoch; die Arme vor dem Körper. Bleiben Sie dabei mit den Füßen (Ballen und Fersen) auf dem Boden.

6-mal

• Senken Sie, von der Hüfte ausgehend, Ihren Oberkörper nach unten. Beugen Sie die Knie so, dass der Oberkörper bequem zum Oberschenkel kommt, ohne dass der Rücken verspannt wird. Verweilen Sie einen Augenblick in der Haltung. Kehren Sie dann in die Ausgangsposition zurück. Dabei können Sie die Arme seitlich nach oben heben.

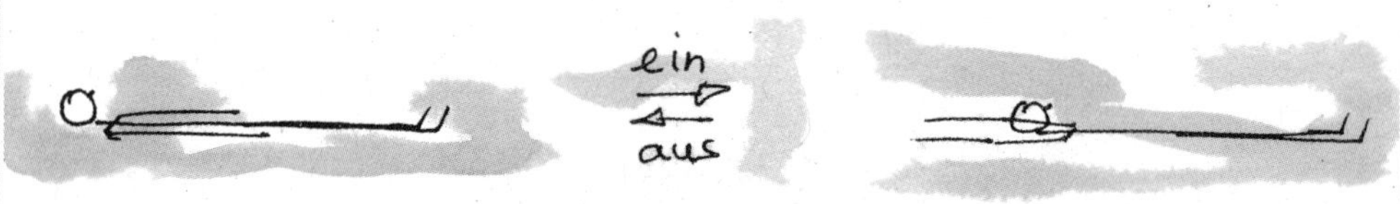

4. • Legen Sie sich auf den Rücken: Handflächen auf dem Boden, Augen geschlossen.

6-mal

• Führen Sie die ausgestreckten Arme über den Kopf in einem Halbkreis nach hinten. Verweilen Sie einen Augenblick in der Haltung, bevor Sie in die Ausgangsposition zurückkehren. Ziehen Sie bei der Bewegung die Schultern nicht hoch, halten Sie die Arme bequem auseinander, nicht verkrampft parallel.

Sequenz 2

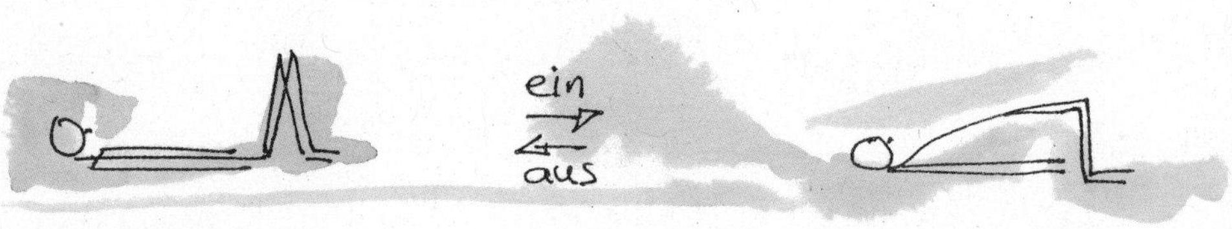

5. • Legen Sie sich auf den Rücken: Beine aufgestellt, Knie und Füße hüftweit auseinander, Arme seitlich am Körper, Füße mit Ballen und Fersen fest auf dem Boden, Handflächen auf dem Boden, Augen geschlossen.

• Heben Sie langsam das Becken an (Schultern bleiben auf dem Boden). Das Körpergewicht sollte im Wesentlichen auf den Füßen ruhen. Verspannen Sie nicht den Nacken oder das Gesicht. Verweilen Sie einen Augenblick in der Haltung, kehren Sie dann in die Ausgangsposition zurück.

6-mal

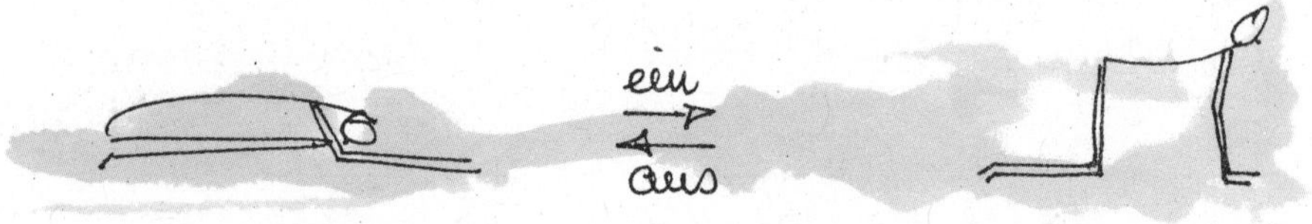

6. • Knien Sie sich hin, legen Sie Ihren Oberkörper auf die Oberschenkel: Ellbogen liegen gerade vor den Knien; Knie und Füße hüftbreit auseinander, Hände schulterbreit; Augen geschlossen. (Wenn die Haltung unbequem ist, legen Sie eine gefaltete Decke unter die Knie.)

• Bewegen Sie den Kopf und die Hüfte so weit nach vorne, gestützt auf Knie und Hände, bis Sie in den Vierfüßlerstand kommen. Verweilen Sie einen Augenblick in der Haltung, bevor Sie in die Ausgangsposition zurückkehren.

6-mal

Sequenz 2

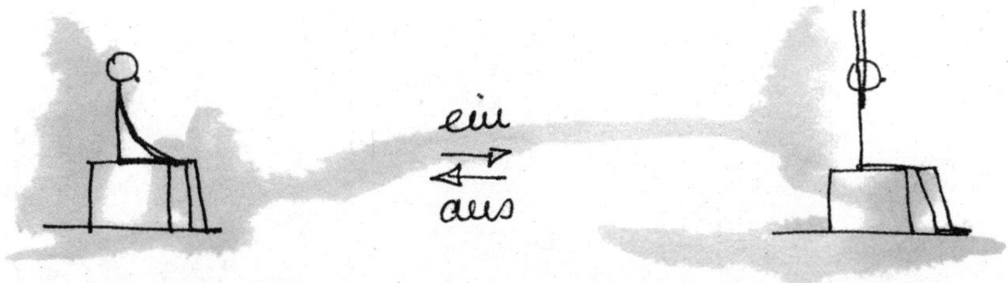

7. • Setzen Sie sich auf einen Stuhl: Rücken aufrecht, Hände auf den Oberschenkeln, Füße etwa hüftweit auseinander, Unterschenkel etwas nach vorne, Schultern entspannt, Kopf leicht geneigt, Augen offen.

• Heben Sie den Kopf und die Arme gleichzeitig hoch; die Arme seitlich vom Körper. Verweilen Sie einen Augenblick in der Haltung, kehren Sie dann in die Ausgangsposition zurück.

6-mal

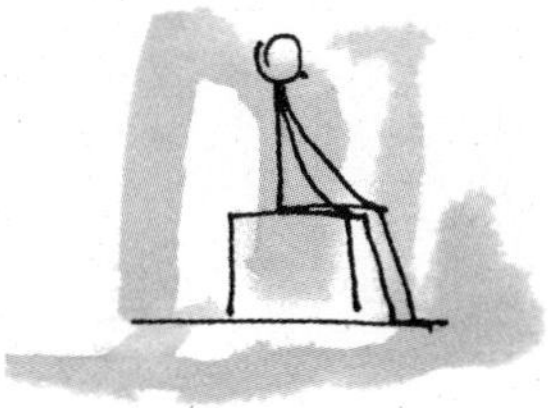

8. • Setzen Sie sich auf einen Stuhl:
Rücken aufrecht, Füße hüftweit auseinander,
Unterschenkel etwas nach vorne,
Schultern entspannt, Arme locker,
Kopf leicht geneigt, Augen geschlossen.

3 Minuten ausruhen

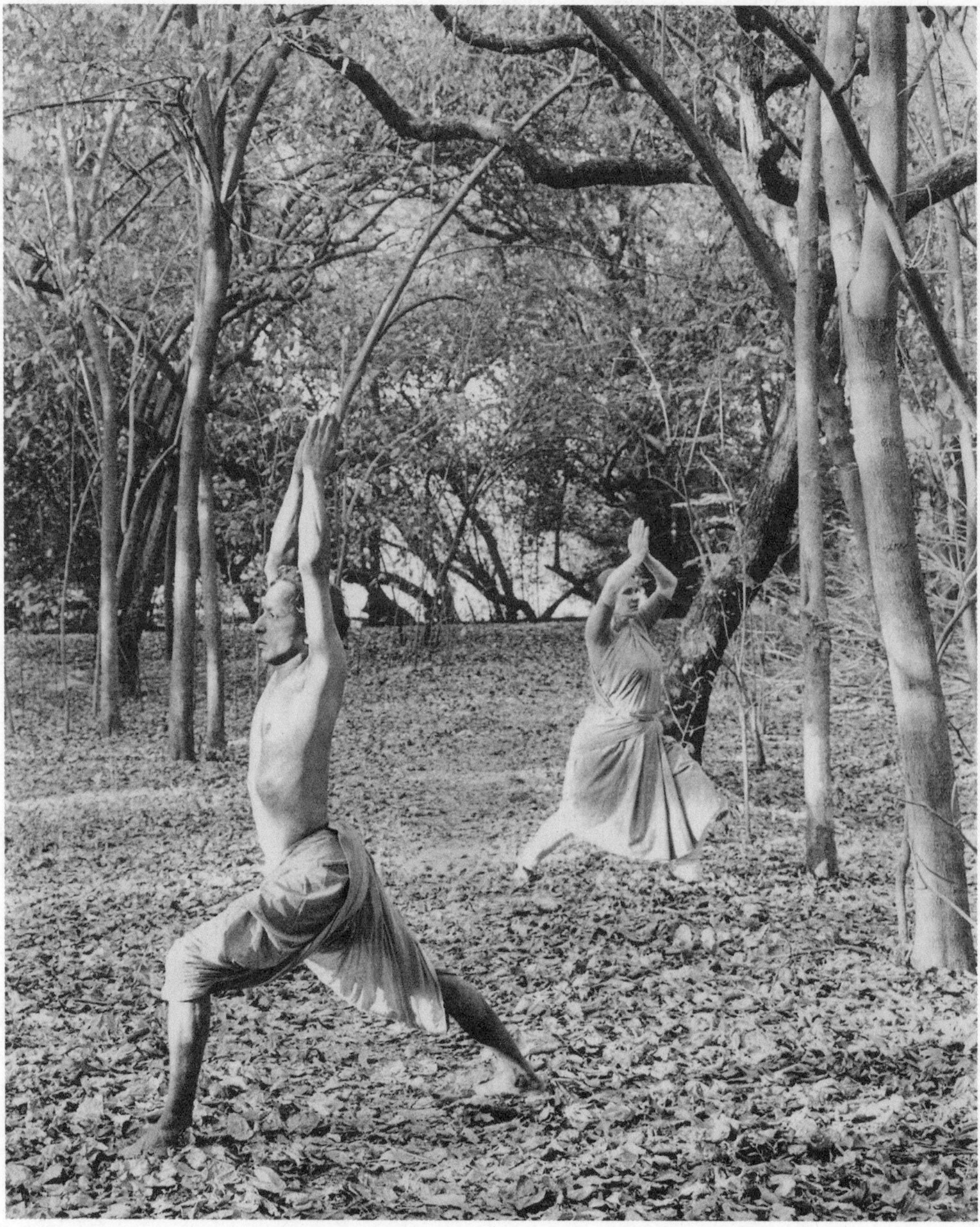

Wenn wir Atmung und Bewegung koordinieren, üben wir entsprechend unseren Möglichkeiten. Eine Bewegung des Körpers mit einer konträren Bewegung des Atems zu verbinden kann dagegen zu Verspannungen führen.

Zweites Kapitel

AN DIE WURZEL VON KRANKHEIT

Auch das ist gut

Im Süden Indiens herrschte einst ein König, der einen vernünftigen Minister hatte, den er sehr schätzte. Bei allen Entscheidungen war dieser Mann für den König ein sehr weiser und kluger Ratgeber. Wenn ein Ratschlag des Ministers nicht ganz den Erwartungen des Herrschers entsprach, konnte der Minister ihm die positiven Seiten der Dinge darlegen und ihn davon überzeugen, dass letztlich alles gut sei.

Am ersten Tag jeden Monats ritten der König und der Minister auf Jagd. Einmal durchsuchten sie viele Stunden ein dichtes Waldgebiet, um einen Tiger zu fangen. Nach langer Zeit erblickten sie das Tier, umzingelten es, doch im letzten Moment wurde der Herrscher vom Tiger angegriffen. Bevor das Raubtier überwältigt werden konnte, verlor der König einen Finger. Verzweifelt wandte er sich an seinen Minister. »Auch das ist gut«, sagte der kluge Mann tröstend. Diesmal wurde der König aber wütend. »Wie kann das für mich gut sein, du Narr«, schrie er und ließ den Minister ins Gefängnis werfen. »Auch das ist gut«, sagte der und nahm lächelnd sein Schicksal an.

Einen Monat später ritt der König wieder zur Jagd – ohne seinen Minister. Auf einem schnellen Pferd preschte er voraus und ließ die Hofjäger zurück. Als es immer heißer wurde, stieg der König ab, um sich auszuruhen. Da schlich sich eine Gruppe von Banditen an und nahm ihn gefangen. »Du bist ideal für das Menschenopfer, das wir heute Abend vollstrecken wollen, damit uns unsere Kampfgötter schützen«, sagten die Banditen und schleppten den Herrscher zu ihrem Führer. Sie wuschen den König sorgfältig und entdeckten, dass ihm ein Finger fehlte. Da jagten sie ihn fort: »Du bist ein nutzloser Krüppel, ungeeignet für unser Opfer.«

Der König war froh um sein Leben und machte sich zu Fuß auf den Heimweg. Voller Reue ging er zu seinem früheren Freund, dem Minister, befreite ihn aus dem Gefängnis und erzählte ihm alles über die schrecklichen Ereignisse. »Auch das ist gut«, sagte der Minister lächelnd, »sonst würde ich den Rest meines Lebens hier im Verlies sitzen.« Der König stimmte seinem Freund zu und fragte ihn: »Wozu aber kann es gut gewesen sein, dass du einen ganzen Monat hier im Gefängnis gesessen hast?« »Lieber König«, sagte der weise Minister, »auch das ist gut gewesen, sonst wäre ich mit Euch vorausgeritten und die Banditen hätten mich an Eurer Stelle geopfert!«

Grundlagen der Yogalehre: Sraddha – Das Vertrauen

Sraddha ist das unerschütterliche Vertrauen.
Sie schenkt uns Energie, uns an unsere Visionen zu erinnern.
(Yoga Sutra I. 20)
Sraddha ist die Weisheit des Geistes, die Klugheit des Herzens,
die Mutter der Liebe.
(»dha« – zugewandt sein)

In der Yogaphilosophie gilt eine junge Mutter als Beispiel für *Sraddha*. Obwohl Schwangerschaft und Geburt für eine Frau schmerzhaft sind, wendet sie sich nach der Entbindung sofort freudig dem Kind zu und gibt ihm alles, was es verlangt: Trost, Liebkosungen oder Milch, auch wenn ihr der Schlaf geraubt wird. Die junge Mutter wird von einer derartigen Kraft angetrieben, dass es dem Neugeborenen an nichts mangelt. Sie erwartet keine Belohnung für ihren Einsatz; er ist für sie selbstverständlich.

Unumstößlicher Glaube, nie endende Hoffnung, festes Vertrauen und eifriges Tun sind Fähigkeiten, die allen Lebewesen zu Eigen sind. Das nennt man *Sraddha*. *Sraddha* ist die Partnerin des Selbst; beide sind wie Braut und Bräutigam. Das Selbst ist ohne diese Partnerin verloren und einsam. So wie jedes Wesen Furcht in sich trägt, die es vor Gefahren schützt, ist auch *Sraddha* immer vorhanden, um uns vor Dumpfheit und Handlungsunfähigkeit zu bewahren. Dieses Vertrauen schenkt uns Energie zum Handeln und schärft unsere Erinnerung, damit wir die Vorsätze, nach denen wir unser Leben ausrichten wollen, nicht vergessen. *Sraddha* ist ein wichtiger Motor auf dem Yogaweg.

Ist die Fähigkeit zu vertrauen nicht eine besondere Tugend, die nur wenige vorweisen können? Nein, jeder Mensch, ob bewusst oder unbewusst, besitzt diese Gabe. Hierzu ein anderes Beispiel: Auf einer Vorfahrtstraße fährt ein Auto. Der Fahrer sieht an einer Kreuzung von rechts einen Lastwagen heranrollen; mit großer Selbstverständlichkeit fährt er jedoch weiter. Er nähert sich der Kreuzung und vertraut darauf, dass der Lastwagenfahrer das Schild beachten wird und dass die Bremsen funktionieren. Aufgrund der Häufigkeit von Unfällen könnte er aber auch misstrauisch sein und an der Kreuzung warten, obwohl er Vorfahrt hat. Doch kaum ein Mensch tut dies, denn jeder besitzt die Fähigkeit zu vertrauen.

Aber nicht jedes Vertrauen wird zum Motor auf dem Yogaweg. Nicht in allen Lebenslagen zeigt sich *Sraddha*, jenes Vertrauen, welches die Menschen unbeirrbar durch den Alltag trägt. So wie eine gesunde Angst, die dem Selbstschutz dient, in maßlose Furcht umschlagen und uns handlungsunfähig machen kann, kann auch gesundes Vertrauen, das die Handlungslust unterstützt, in Übermut ausarten oder zu Gleichgültigkeit und Mutlosigkeit führen: Beispielsweise könnte sich der Autofahrer einen leichtsinnigen Fahrstil angewöhnen, weil er sich der Gefahr für sich und andere Menschen nicht bewusst ist. Oder die Mutter verliert ihren Antrieb, das Kind zu versorgen, wenn es größer geworden ist und scheinbar ihre Fürsoge nicht mehr benötigt. *Sraddha* kann sich nur da entwickeln, wo Vertrauen sich aktiv mit Vernunft und Weisheit verbindet. Und nur dann ist es der geeignete Motor auf dem Yogaweg.

Menschen verlieren ihr Vertrauen, wenn sie wiederholt enttäuscht werden oder ihr Glaube von einem Missgeschick nachhaltig erschüttert wird. Sie zweifeln dann an all ihrem Tun, statt die Richtigkeit ihrer Handlung zu prüfen. Das Vertrauen kann ihnen so weit abhanden kommen, dass sie in eine tiefe Depression fallen, jede Hoffnung und Motivation verlieren.

Lässt sich Vertrauen wieder aufbauen? Ja, denn in jedem Menschen gibt es die Wurzeln des Vertrauens. Der Mensch, der im tiefsten Wald, in der weitesten Wüste oder im dunkelsten Loch verloren geht, gibt nicht auf, an seine Rettung zu glauben, und fiebert ihr entgegen. Die Hoffnung, dass es auch in der allerschwierigsten Situation eine positive Wendung geben kann, verlässt nie das Bewusstsein. Vertrauen ist die Partnerin des Lebens, die Urquelle des Überlebens. Es ist wichtig, den Kontakt zu dieser Quelle aufrechtzuerhalten. Vertrauen ist wie ein Brunnen: Je mehr wir aus ihm schöpfen, desto mehr Wasser fließt nach. Bleibt er unbenutzt, kann er nur mit Mühe wieder aktiviert werden. Wir schöpfen aus dem Brunnen, wenn wir Wasser zum Überleben brauchen. Tun wir das aber nur dann, wenn wir im Notstand sind, also allein für unsere Zwecke, könnte er austrocknen. Wir sollten auch aus ihm schöpfen, um die Tiere zu tränken oder Pflanzen zum Blühen zu verhelfen. So bleibt der Brunnen lebendig und hält Wasser für uns bereit, wenn wir Durst erleiden.

Wie können wir unser Vertrauen erhalten? Wir vertrauen einem Menschen, den wir mögen, und wir mögen den, dem wir vertrauen. *Sraddha* bildet die Grundlage für Hingabe, und sie speist sich aus der Hingabe. Wenn wir lernen, uns hinzugeben, entwickeln wir auch unsere Fähigkeit zu vertrauen. Bedingungslos können wir uns aber nur dem hingeben, das größer und vollkommener ist als wir, das anziehend und erstrebenswert ist. Deshalb ist es unerlässlich für die Entwicklung von *Sraddha*, Visionen zu haben, die dieser Vollkommenheit entsprechen.

Und welche bessere Vision gibt es da, als die unseres inneren, göttlichen Wesenskerns? Das Göttliche, das wir außerhalb unseres Selbst wähnen, ist in Wirklichkeit tief in uns verankert. Wir haben Teil an der göttlichen Vollkommenheit. Auch wenn wir im Lauf des Lebens den Glauben daran vielleicht verlieren, sehnen wir uns doch immer danach zurück. Diese Vision des Göttlichen ermöglicht Hingabe und Vertrauen.

Nun lässt sich mit rationalen Gründen darüber streiten, ob es Gott gibt oder nicht, nicht aber darüber, ob es den Glauben gibt oder nicht. Aus der Weltsicht des Yoga ist Gott ohne Glauben nichts wert.

Der Glaube jedoch, auch wenn er unabhängig von Gottesvorstellungen besteht, ist aus der Sicht des Yoga für das Leben unersetzlich.

Hindernisse und Störungen im Leben sind oft Auslöser für uns, *Sraddha* zu kultivieren. Krankheit ist beispielsweise ein solches Hindernis, das *Sraddha* oft herausfordert. Ärzte aller Heilrichtungen genießen in den meisten Ländern außerordentlich großes Vertrauen. Wenn wir dank eines Arztes von einer Krankheit genesen, wächst unser Vertrauen in die Ärzte und ihre Medizin. Wenn wir einem Arzt misstrauen, hilft oft die beste Medizin nicht; vertrauen wir ihm jedoch, hilft manchmal sogar falsche Medizin. Misstrauen kann die Heilwirkung einer Medizin völlig aufheben, Vertrauen kann sie dagegen sicherstellen. Oft werden aber Krankheiten trotz guter Behandlung und Vertrauen nicht geheilt. Sie zwingen uns, tiefer an die Wurzeln zu gehen und *Sraddha* weiter zu kultivieren. Wie ein Wasserstrom, der seinen Weg findet, indem er Hindernisse überwindet oder sich ihnen anpasst, kann auch der Körper einen Ausweg aus Krankheiten finden. Sich mit dieser Fähigkeit des Körpers zu verbünden ist das wirksamste Mittel gegen Krankheit. Arzt und Medizin, Therapeut und Therapie können dagegen nur Hilfestellung bieten. Nicht weil ich kämpfen will, wird mein Körper eine Krankheit bekämpfen, sondern weil der leidende Zustand nicht zu seinem natürlichen Fluss passt, wird der Körper seine Fähigkeit einsetzen, sich selbst zu heilen. Dieses Vertrauen in den Körper heilt nicht nur die Krankheit, sondern packt sie an ihrer Wurzel. Das Wissen um dieses Vertrauen ist jedoch nicht nur im Körper gespeichert, es ist auch Teil unseres friedlichen, unberührten Selbst. Um in aller Tiefe zur Heilung zu gelangen, ist das Vertrauen in das alles überragende, innerste Selbst der direkte Weg. Das ist Selbstheilung im wahrsten Sinn des Wortes.

Einführung in die Yogatechnik: Koordinierte Bewegung

Yoga ist der Zustand, in dem die verschiedenen Regungen unseres Geistes zur Einheit kommen.
(Yoga Sutra I. 2)

Wenn der Atem gleichmäßig fließt, wird eine gleichmäßige Körperbewegung möglich. Das Forcieren oder Unterdrücken des Atems ist gemäß Ayurveda, der indischen Medizin, gesundheitsschädigend und kann langfristig zu Herzbeschwerden führen. Prinzipiell wird nur durch die Nase geatmet. Wenn aber die Nasenwege verstopft sind, sollte bei den Einatmungen der Mund offen gehalten werden, um den freien Fluss des Atems zu gewährleisten. Das Ziel des Übens ist es, die Bewegungen des Körpers und den Rhythmus des Atems zu vereinen. Wir bewegen den Körper im Einklang mit dem Atem: Wir atmen aus, wenn der Körper »geschlossen« wird, und atmen ein, wenn wir ihn »öffnen«.

Was meinen wir beim Yoga mit »geschlossen« bzw. mit »schließenden« Bewegungen oder Positionen des Körpers? Wenn wir uns nach vorne beugen oder in der Rückenlage die Beine näher zum Brustkorb führen, schmälert sich der Bauchraum und die Rückseite des Körpers wird dadurch gedehnt.

Diese Haltungen heißen *Akuncana-Asanas* (*Akuncana* – schließen). Da auch beim Ausatmen der Atemraum geschmälert wird und der Bauch sich einwärts bewegt, führen wir alle *Akuncana-Asanas* während des Ausatmens durch – wir senken die Arme oder beugen uns vor.

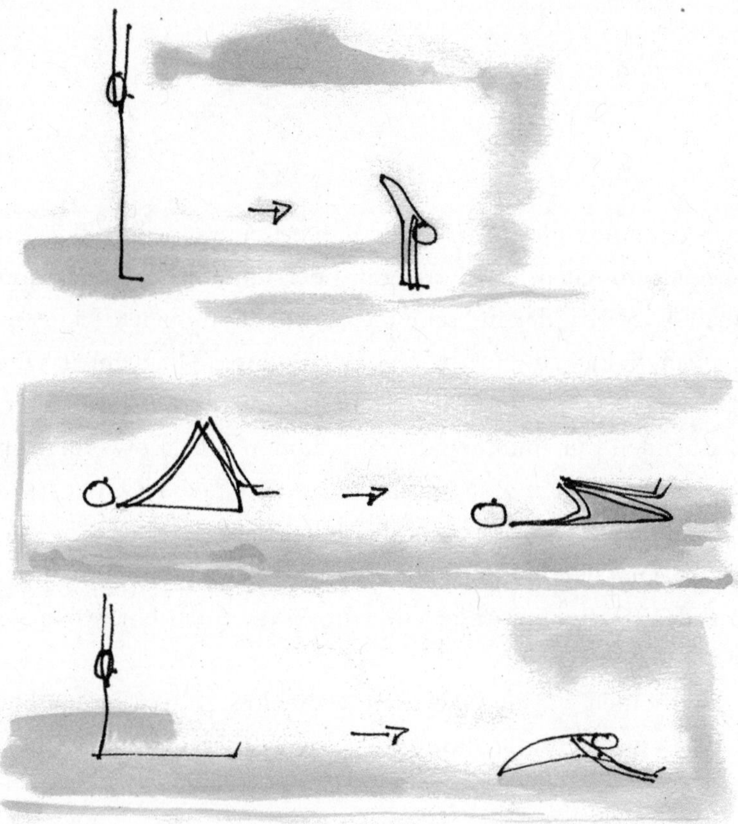

Was bedeutet es, den Körper zu »öffnen«? Wenn wir den Körper rückwärts beugen oder den Kopf heben, weitet sich der Bauchraum, und die Vorderseite des Körpers wird gedehnt.

Diese Haltungen heißen *Prasarana-Asanas* (*Prasarana* – öffnen). Da sich auch beim Einatmen der Brust- und Bauchraum weitet, werden Bewegungen zu *Prasarana-Asanas* mit der Einatmung verbunden.

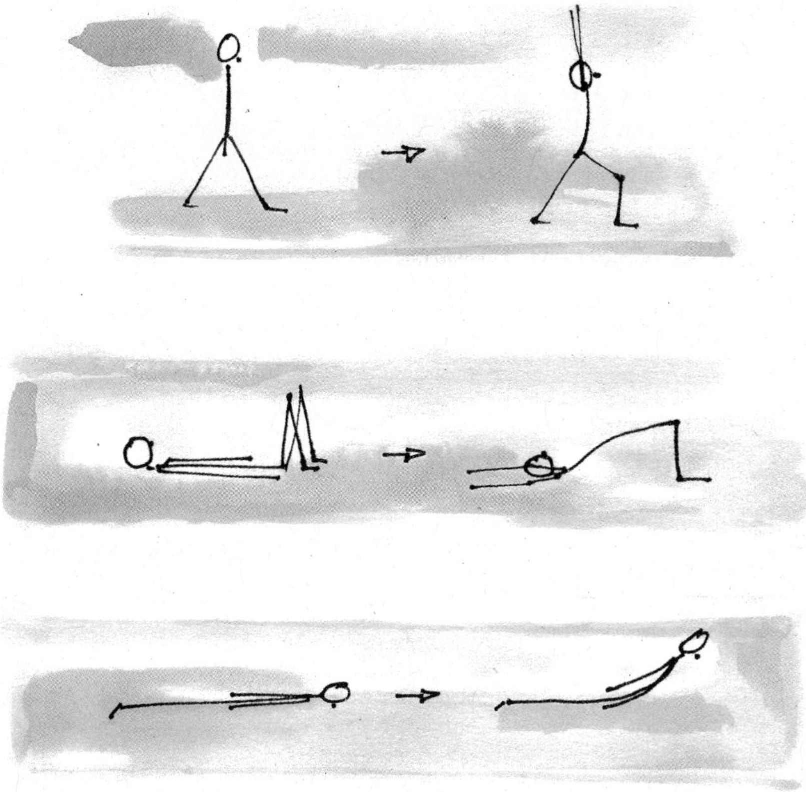

Die Koordination von Atem- und Körperbewegung beim Üben bringt viele Vorteile mit sich:

1) Die Bewegung wird nicht vom Willen, sondern vom Atem gesteuert. Wenn wir aus dem Stillstand eine Bewegung beginnen, neigen wir dazu, »Anlauf« zu nehmen, mit einem »Ruck« zu beginnen oder auf andere Weise in eine Ungleichmäßigkeit zu kommen. In-

dem wir mit dem Atem beginnen und ihn die Bewegung führen lassen, unterbinden wir solche Unebenheiten. Wir atmen aus, und erst einen Augenblick später beginnt die entsprechende Bewegung. Wenn das Ausatmen zu Ende ist oder nicht mehr fließend erfolgt, sollte auch die Bewegung zu Ende sein. In dieser Weise ordnet sich die Bewegung dem Atem unter und lässt sich vom Atem führen. Dann beginnt das Einatmen, gefolgt von der Bewegung. Wenn die Luft beim Einatmen nicht mehr gleichmäßig »einströmt«, sollte nicht versucht werden, sie »einzuziehen« oder die Bewegung zu einer angestrebten Endhaltung weiterzuführen. Rechtzeitig mit dem Ende des Einatmens oder kurz davor endet die entsprechende Bewegung. Die Länge unseres Aus- und Einatmens entscheidet, wie langsam wir die Bewegungen ausführen. Wir vermeiden es, den Körper zu bewegen, wenn der Atemfluss beendet ist. Durch diese Rücksicht auf den Atem bleibt der Körper im Einklang mit seinen eigenen Grenzen und Möglichkeiten.

2) Der Atem ist unser Spiegel, in dem wir unser Befinden erkennen können: Jede Nuance einer körperlichen oder psychischen Verspannung spiegelt sich im Atem wider. Jede körperliche Überforderung, Schwäche oder Verspannung beeinflusst den Atem unmittelbar: Er wird kurz, stockend oder verhalten; die Bauchdecke spannt sich an, oder die Schultern werden angehoben, so dass der Atem nicht fließen kann. Indem wir aber die Bewegung mit der Atmung koordinieren, kontrollieren wir den möglichst ausgewogenen Umgang mit dem Körper. Körperliche Überforderungen oder Verspannungen, die wir übersehen, zeigen sich. So macht der Atem die Qualität der Bewegung deutlich.
3) Der Atem hilft uns, besser und intensiver in die Endhaltung zu kommen. Er arbeitet nicht gegen den Körper, sondern im Einklang mit ihm.
4) Verbindet man eine Körperbewegung mit einer konträren Atembewegung kann das muskuläre oder organische Verspannungen

verursachen. Durch die richtige Koordination verhindern wir, dass wir uns während des Übens schaden.

5) Eine geschulte Koordination verbessert auch die Konzentration beim Üben.

Mittelpunkt einer gleichmäßigen Atmung ist der Bauch. Mit jedem Aus- und Einatmen sollte er sich »schließen« und »öffnen«. In der Rückenlage senkt und hebt sich die Bauchdecke durch die gleichmäßige Atmung, ohne dass wir dies bewusst steuern. Diese Atmung nennt man Abdominalatmung; mit ihr fangen wir an, unsere Atmung und Bewegung zu vereinheitlichen.

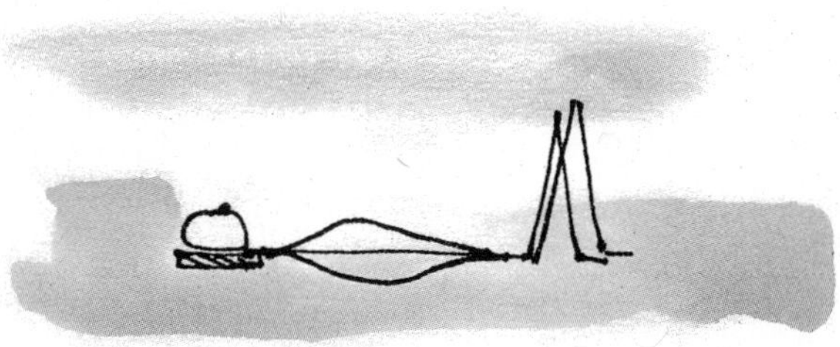

Abdominalatmung lässt sich leicht bei folgender Übung erfahren: Legen Sie sich auf den Rücken, wobei Sie Kopf und Nacken auf einer gefalteten Decke betten. Ziehen Sie die Knie an, wobei die Füße etwa hüftweit auseinander aufgestellt bleiben, und legen Sie die Hände auf den unteren Bauch. Versuchen Sie nun, gleichmäßig auszuatmen und die Luft beim Einatmen wie von allein hineinströmen zu lassen, ohne sie hineinzuziehen. Vorausgesetzt, Sie haben keine Atembeschwerden, wird sich allmählich die Abdominalatmung einstellen. Diese ruhige Grundatmung sollte in den Pausen zwischen den Übungen praktiziert werden. Das hilft, die Atmung ins Gleichgewicht zu bringen.

Sequenz 3

Leitmotiv

Atmen Sie jedesmal langsam und gleichmäßig aus, warten Sie einen Augenblick, lassen Sie dann die Luft ruhig in sich hineinfließen, ohne sie einzuziehen.

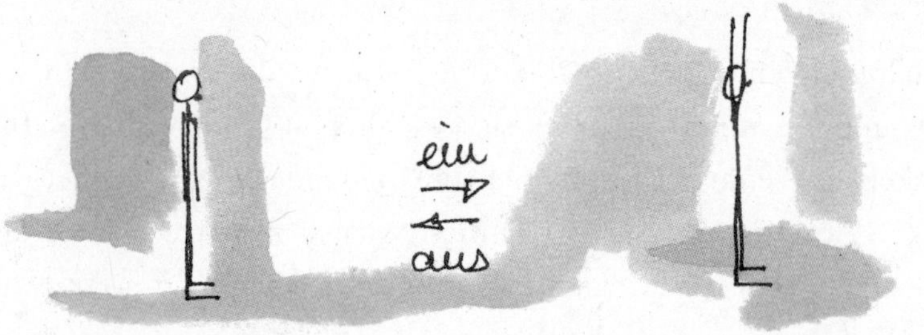

1. • Stand: Füße hüftweit auseinander, Körpergewicht gut verteilt, Kopf leicht geneigt, Augen offen. Bleiben Sie in der Haltung, bis Sie vollständig ausgeatmet haben. Beginnen Sie erst dann mit der Übung bzw. den Wiederholungen. Dies gilt für alle Übungen!

6-mal

• Atmen Sie langsam ein, heben Sie dabei die Arme und den Kopf hoch; die Arme seitlich vom Körper. Lassen Sie den Atem vollständig und ruhig hineinfließen, ohne Luft einzuziehen. Verweilen Sie einen Augenblick in der Position. Atmen Sie langsam aus, senken Sie dabei die Arme und den Kopf in die Ausgangsposition.

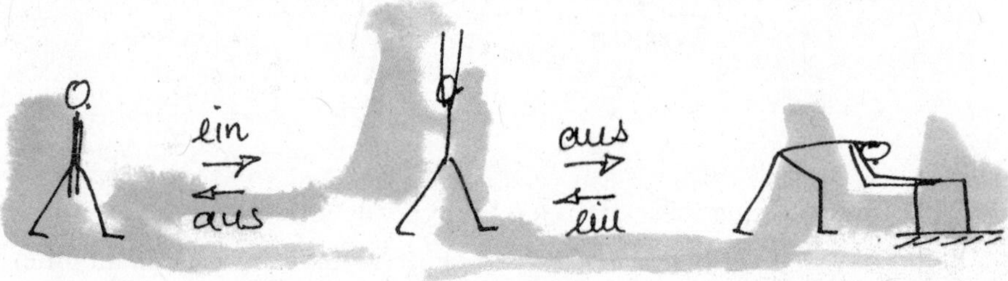

2. • Schrittstellung: Füße hüftweit auseinander, Körpergewicht gleichmäßig verteilt, so dass der Stand stabil ist. Der hintere Fuß leicht nach außen gedreht, der vordere geradeaus, Kopf leicht geneigt, Augen offen.

• Atmen Sie langsam ein, heben Sie dabei die Arme und den Kopf hoch – die Arme vor dem Körper –, ohne die Schultern oder den Nacken zu verspannen. Lassen Sie den Atem vollständig hineinfließen, verweilen Sie einen Augenblick in der Haltung.

6-mal mit jedem Bein

Prüfen Sie, ob das Körpergewicht wie am Anfang gut verteilt ist und ob Sie aufrecht stehen.

• Atmen Sie langsam aus, beugen Sie dabei den Oberkörper langsam und gleichmäßig nach vorne. Die Bewegung beginnt in der Hüfte, im Verlauf beugen Sie die Knie so, dass der untere Teil des Rückens nicht zu rund wird oder schmerzt. Mit den Händen stützen Sie sich leicht auf einen Stuhl. Halten Sie die Ellbogen etwas gebeugt, um die Schultern zu entspannen. Atmen Sie vollständig aus, und verweilen Sie einen Augenblick in der Position. Einatmend richten Sie den Körper wieder auf, dann kehren Sie in die Ausgangsposition zurück.

Sequenz 3

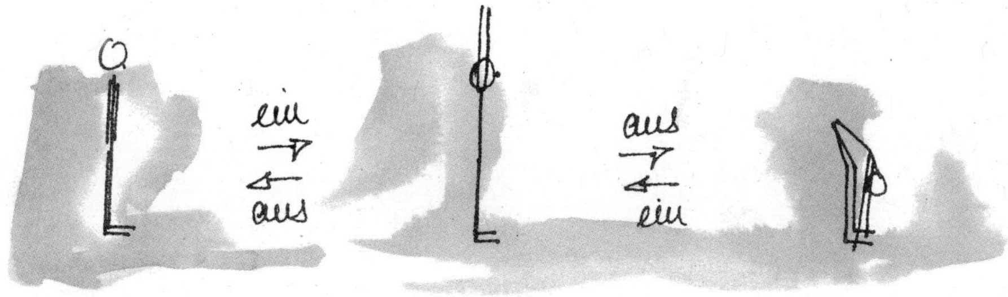

3. • Stand: Füße hüftweit auseinander, Körpergewicht gut verteilt, Kopf leicht geneigt, Augen offen.

Atmen Sie langsam ein, heben Sie dabei die Arme und den Kopf hoch; die Arme vor dem Körper.

6-mal

• Atmen Sie langsam aus, beugen Sie dabei den Oberkörper langsam und gleichmäßig nach unten. Beugen Sie die Knie so, dass der Oberkörper ohne Verspannungen im Rücken nah an die Oberschenkel kommt. Atmen Sie vollständig aus, verweilen Sie einen Augenblick in der Position. Atmen Sie langsam ein, richten Sie dabei den Körper wieder auf. Verweilen Sie einen Augenblick in der aufgerichteten Haltung, atmen Sie wieder aus, während Sie in die Ausgangsposition zurückkehren.

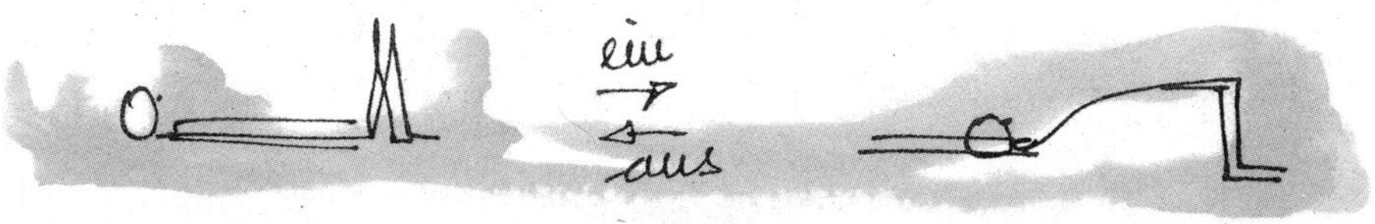

4. • Rückenlage: Beine aufgestellt, Knie und Füße hüftweit auseinander, Füße mit Ballen und Fersen fest auf dem Boden, Arme seitlich am Körper, Handflächen auf dem Boden, Augen geschlossen.

6-mal

• Atmen Sie langsam ein, führen Sie dabei die Arme über den Kopf in einem Halbkreis nach hinten, gleichzeitig heben Sie das Becken an (die Schultern bleiben auf dem Boden). Lassen Sie den Atem vollständig hineinfließen. Verweilen Sie einen Augenblick in der Haltung. Ausatmend kehren Sie in die Ausgangsposition zurück.

Sequenz 3

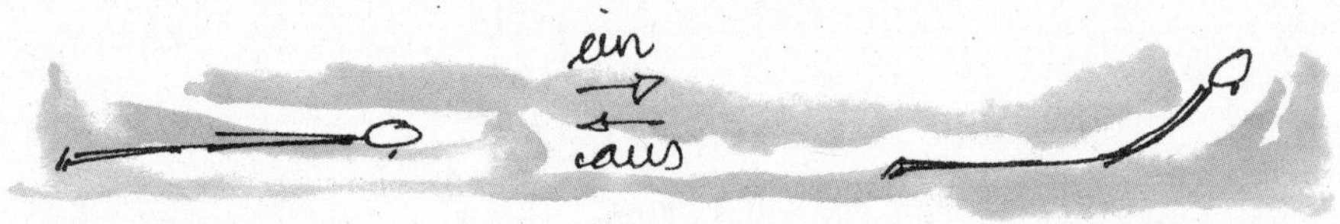

5. • Bauchlage: Wange oder Stirn auf dem Boden, Füße etwas auseinander, Augen geschlossen.

6-mal

• Atmen Sie langsam ein, heben Sie dabei den Brustkorb an, halten Sie den Kopf in einer Linie zum Nacken. Lassen Sie den Atem vollständig hineinfließen. Verweilen Sie einen Augenblick in der Haltung. Atmen Sie langsam aus und kehren in die Ausgangsposition zurück.

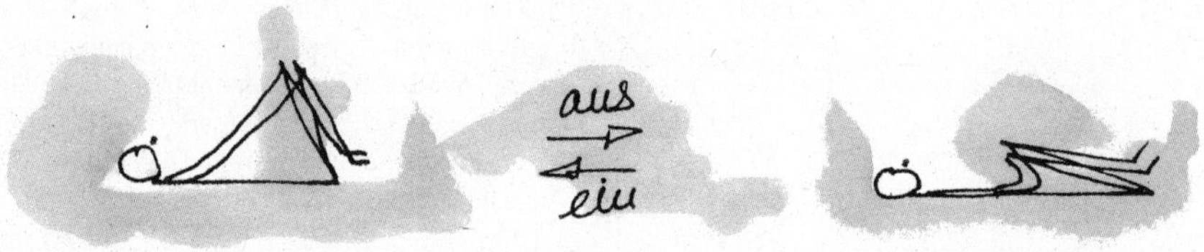

6. • Rückenlage: Knie angezogen und etwas auseinander, Handflächen auf den Knien, Augen geschlossen.

6-mal

• Atmen Sie langsam aus, winkeln Sie dabei die Ellbogen so an, dass die Oberschenkel Richtung Oberkörper bewegt werden. Ziehen Sie nicht mit den Schultern, sondern beugen Sie die Ellbogen, um die Knie zu senken. Lassen Sie den Atem vollständig ausströmen. Verweilen Sie einen Augenblick in der Haltung. Atmen Sie langsam ein, strecken Sie dabei die Ellbogen so, dass Sie in die Ausgangsposition zurückkehren.

Sequenz 3

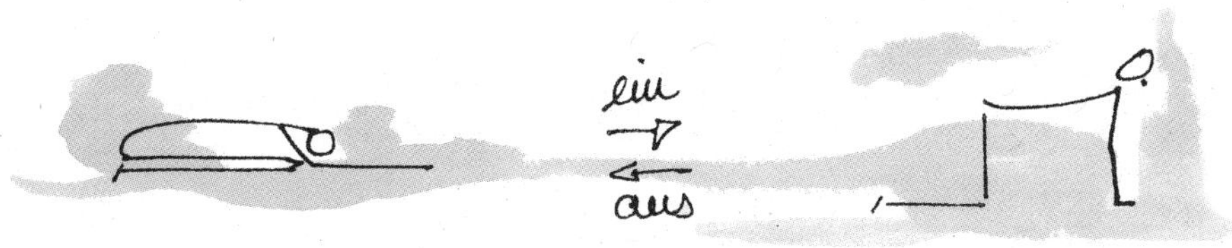

7. • Knielage: Ellbogen liegen gerade vor den Knien; Knie und Füße hüftweit auseinander, Hände schulterbreit. Augen geschlossen.

6-mal

• Atmen Sie langsam ein, bewegen Sie den Kopf und die Hüfte so weit nach vorne, gestützt auf Knie und Hände, bis Sie in den Vierfüßlerstand kommen. Lassen Sie den Atem vollständig hineinfließen. Verweilen Sie einen Augenblick in der Haltung. Ausatmend bewegen Sie sich dabei mit Hüfte und Kopf zurück in die Ausgangsposition.

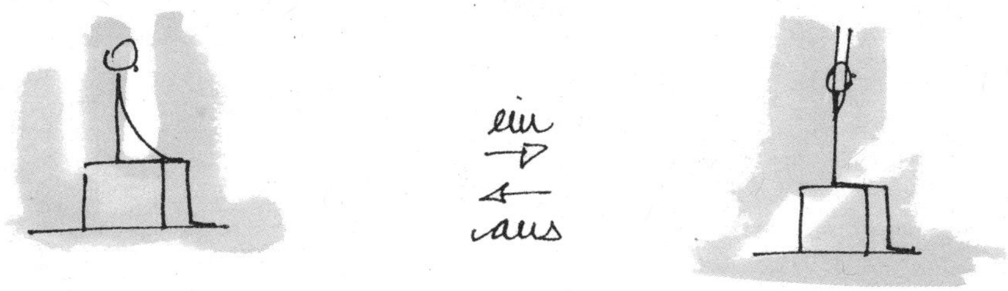

8. • Sitzen: Rücken aufrecht, Hände auf den Oberschenkeln, Füße hüftweit auseinander, Unterschenkel etwas nach vorne, Schultern entspannt, Kopf leicht geneigt, Augen offen. *Nach jeder Wiederholung verweilen Sie einen ganzen Atemzug in dieser Haltung.*

6-mal

• Atmen Sie langsam ein, heben Sie dabei die Arme und den Kopf gleichzeitig hoch; die Arme seitlich vom Körper. Lassen Sie den Atem vollständig hineinfließen. Verweilen Sie einen Augenblick in der Haltung. Ausatmend kehren Sie in die Ausgangsposition zurück.

9. • Sitzen: Möglichst aufrecht und entspannt, Augen geschlossen. Lassen Sie den Atem frei von jeglicher Beeinflussung fließen, während Sie sich drei Minuten ausruhen.

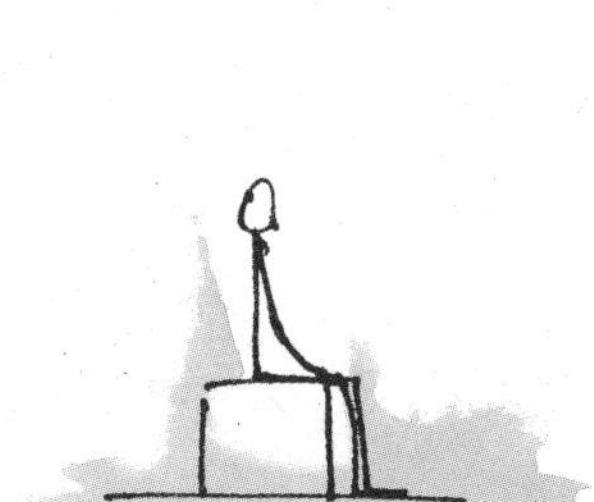

Sequenz 4

Leitmotiv

Bewegen Sie sich so im Einklang mit der Atmung, dass Sie am Ende der Bewegung keine Luft »nachziehen« müssen.

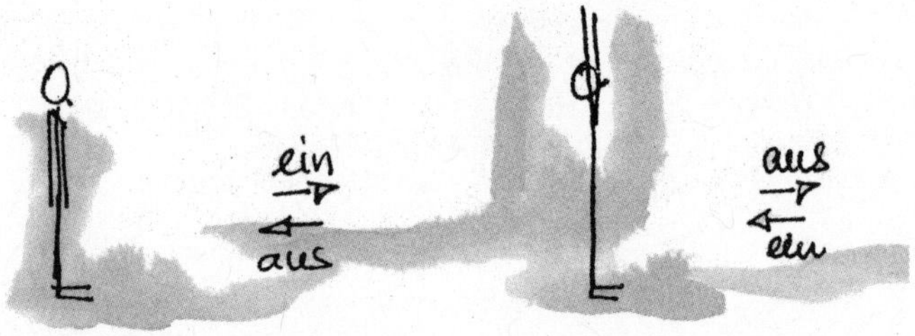

1. • Stand: Füße hüftweit auseinander, Körpergewicht gleichmäßig verteilt, Kopf leicht geneigt, Augen offen.

• Atmen Sie langsam ein, heben Sie dabei die Arme und den Kopf hoch; die Arme vor dem Körper. Lassen Sie den Atem vollständig hineinfließen. Verweilen Sie einen Augenblick in der Haltung.

6-mal

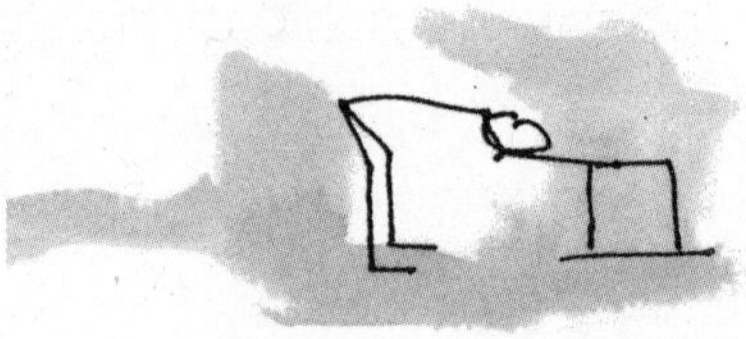

• Atmen Sie langsam aus, beugen Sie dabei den Oberkörper nach vorne. Die Bewegung beginnt in der Hüfte, im Verlauf beugen Sie die Knie so, dass der untere Teil des Rückens nicht zu rund wird oder schmerzt. Mit den Händen stützen Sie sich leicht auf einen Stuhl. Halten Sie die Ellbogen etwas gebeugt, um die Schultern zu entspannen. Lassen sie den Atem vollständig ausströmen. Atmen Sie dann langsam ein, richten Sie dabei den Körper wieder auf. Lassen Sie den Atem vollständig hineinfließen. Verweilen Sie einen Augenblick in der aufgerichteten Haltung. Atmen Sie langsam aus, während sie in die Ausgangsposition zurückkehren.

Sequenz 4

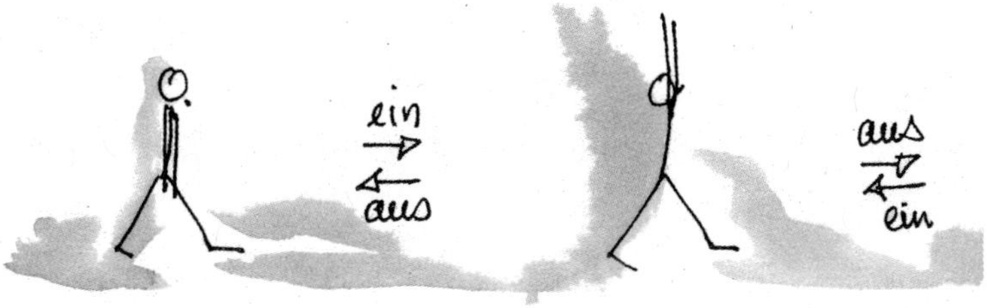

2. • Schrittstellung: Füße hüftweit auseinander, Körpergewicht gleichmäßig verteilt; der hintere Fuß leicht nach außen gedreht, der vordere geradeaus; Kopf leicht geneigt, Augen offen.

• Atmen Sie langsam ein, heben Sie dabei die Arme und den Kopf hoch; die Arme vor dem Körper, ohne die Schultern oder den Nacken zu verspannen. Lassen Sie den Atem vollständig hineinfließen. Verweilen Sie einen Augenblick in der Haltung. Prüfen Sie, ob das Körpergewicht wie am Anfang gut verteilt ist und ob Sie aufrecht stehen.

6-mal mit jedem Bein

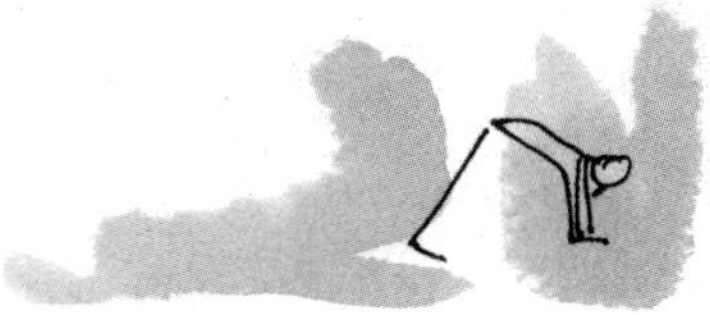

• Atmen Sie langsam aus, beugen Sie dabei den Oberkörper nach unten. Beugen Sie das vordere Knie so, dass der Oberkörper nah an den Oberschenkel kommt. Halten Sie das hintere Bein gestreckt. Lassen Sie den Atem vollständig ausströmen. Verweilen Sie einen Augenblick in der Position. Atmen Sie dann langsam ein, richten Sie dabei den Körper wieder auf. Lassen Sie den Atem vollständig hineinfließen. Verweilen Sie einen Augenblick in der aufgerichteten Haltung. Ausatmend kehren Sie in die Ausgangsposition zurück.

Sequenz 4

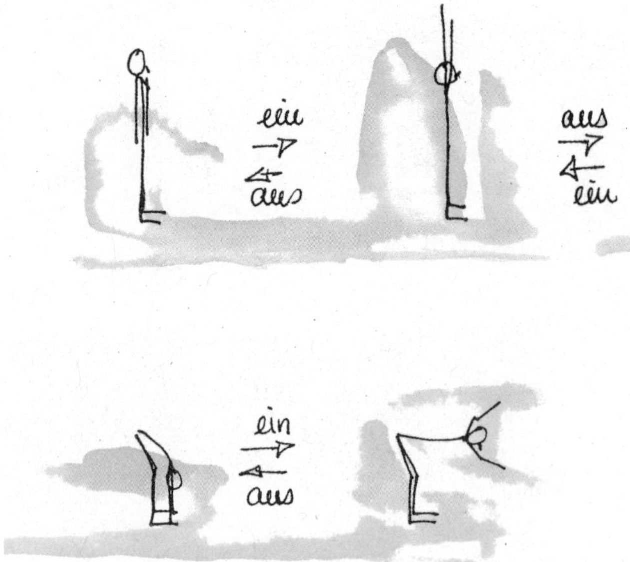

3. • Stand: Füße hüftweit auseinander, Körpergewicht gleichmäßig verteilt, Kopf leicht geneigt, Augen offen.

• Atmen Sie langsam ein, heben Sie dabei die Arme und den Kopf hoch; die Arme vor dem Körper. Lassen Sie den Atem vollständig hineinfließen. Verweilen Sie einen Augenblick in der Haltung.

6-mal

• Atmen Sie langsam aus, beugen Sie den Oberkörper nach unten. Beugen Sie die Knie so, dass der Oberkörper nah an die Oberschenkel kommt. Warten Sie in der Haltung, bis Sie vollständig ausgeatmet haben.

• Atmen Sie langsam ein, richten Sie dabei den Oberkörper auf (vom Kopf beginnend), bis er waagerecht ist. Lassen Sie die Knie gebeugt, so dass der untere Teil des Rückens nicht rund wird. Warten sie in der Haltung, bis Sie vollständig eingeatmet haben, achten Sie jedoch darauf, keine Luft »nachzuziehen«. Beim langsamen Ausatmen kehren Sie in die vorige Position zurück und kommen dann schrittweise in die Ausgangsposition zurück.

Sequenz 4

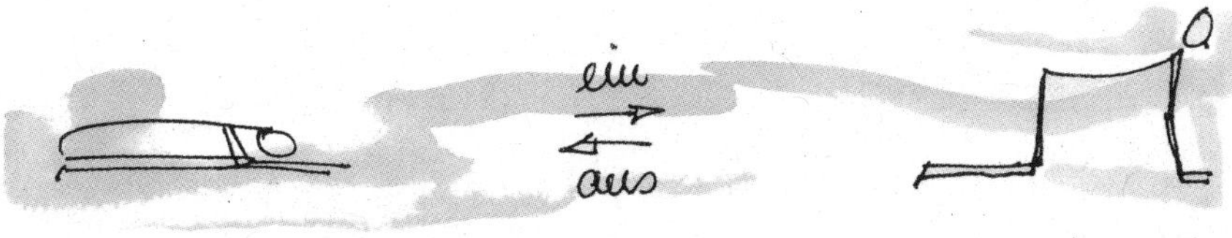

4. • Knielage: Ellbogen liegen gerade vor den Knien; Knie und Füße hüftweit auseinander, Hände schulterbreit. Augen geschlossen.

6-mal

• Atmen Sie langsam ein, bewegen Sie den Kopf und die Hüfte so weit nach vorne, gestützt auf Knie und Hände, bis Sie in den Vierfüßlerstand kommen. Lassen Sie den Atem vollständig hineinfließen. Verweilen Sie einen Augenblick in der Haltung. Atmen Sie dann langsam aus, bewegen Sie sich dabei mit Hüfte und Kopf zurück in die Ausgangsposition.

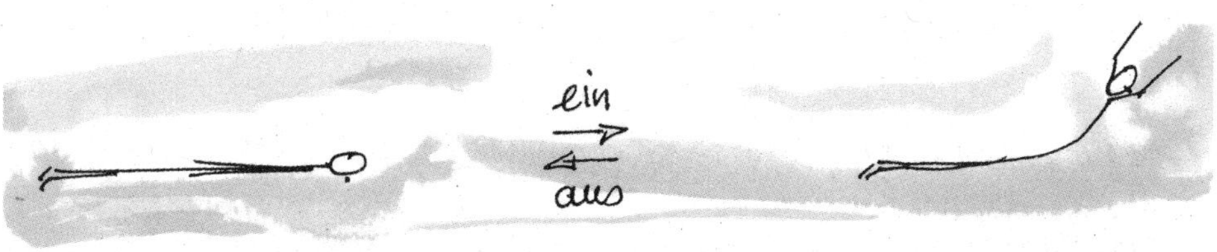

5. • Bauchlage: Wange oder Stirn auf dem Boden, Füße etwas auseinander, Augen geschlossen.

6-mal

• Atmen Sie langsam ein, bewegen Sie Ihre Arme kreisförmig nach vorne, heben Sie dabei den Brustkorb und die Arme an. Halten Sie den Kopf in einer Linie zum Nacken.
Lassen Sie den Atem vollständig hineinfließen. Verweilen Sie einen Augenblick in der Haltung. Atmen Sie langsam aus, während Sie in die Ausgangsposition zurückkehren.

Sequenz 4

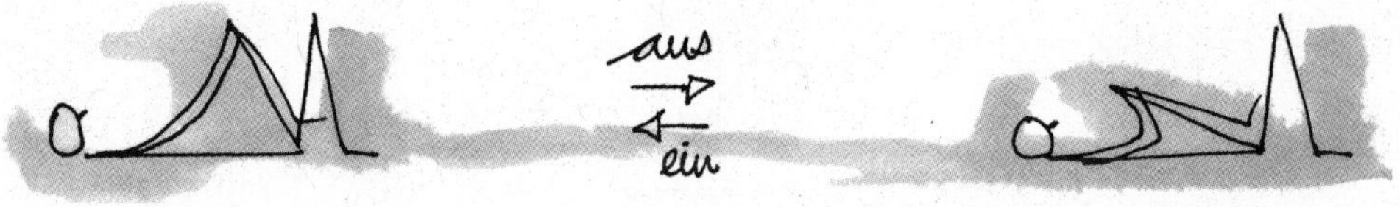

6. • Rückenlage: Ein Bein aufgestellt, ein Knie angezogen, Hände auf dem Knie, Augen geschlossen.

6-mal mit jedem Bein

• Atmen Sie langsam aus, bewegen Sie dabei das Knie durch sanftes Anwinkeln der Ellbogen zum Brustkorb. Lassen Sie den Atem vollständig ausströmen. Verweilen Sie einen Augenblick in der Position. Langsam einatmend kehren Sie in die Ausgangsposition zurück.

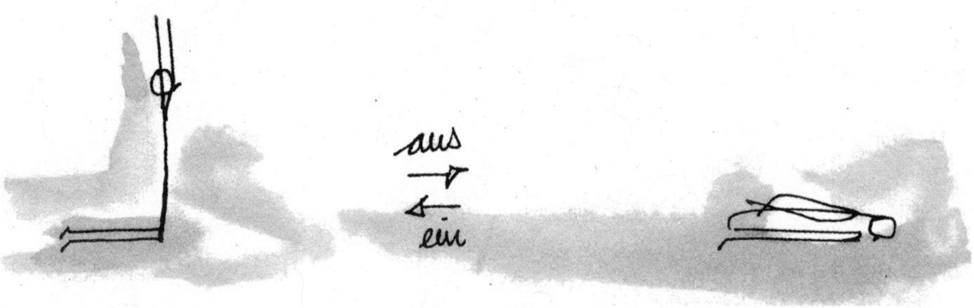

7. • Knien: Knie und Füße hüftweit auseinander, Oberkörper aufrecht; Arme über dem Kopf gehoben.

6-mal

• Atmen Sie langsam aus, beugen Sie den Oberkörper (aus der Hüfte) zum Boden, lassen Sie dabei Ihre Oberschenkel auf den Unterschenkeln ruhen, zugleich bewegen Sie die Arme in einer Kreisbewegung zum Rücken. Ellbogen und Schultern sollten entspannt bleiben, Augen geschlossen. Lassen Sie den Atem vollständig ausströmen. Verweilen Sie einen Augenblick in der Haltung. Atmen Sie langsam ein, während Sie in die Ausgangs-positon zurückkehren.

Sequenz 4

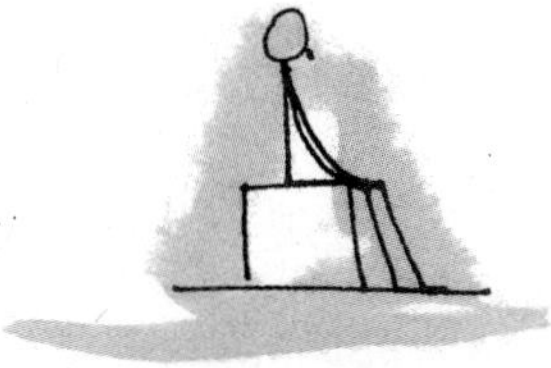

8. • Sitzen: Aufrecht und stabil, Schultern entspannt, Ellbogen angewinkelt, Kopf leicht geneigt, Augen geschlossen. Lassen Sie die Luft langsam und vollständig durch die Nase hineinfließen, ohne sie einzuziehen. Warten Sie einen Augenblick. Atmen Sie dann ganz langsam, gleichmäßig und vollständig aus. Bewegen Sie das Kinn entsprechend der langsamen Atmung: Sie heben es mit der Einatmung, Sie senken es mit der Ausatmung.

12 Atemzüge

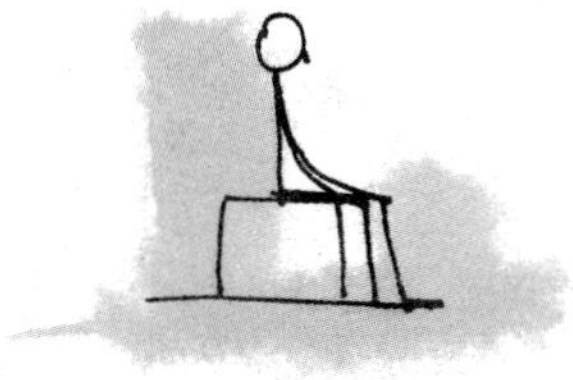

9. • Sitzen: Aufrecht und entspannt, Augen geschlossen. Lassen Sie den Atem frei von jeglicher Beeinflussung fließen, während Sie sich drei Minuten ausruhen.

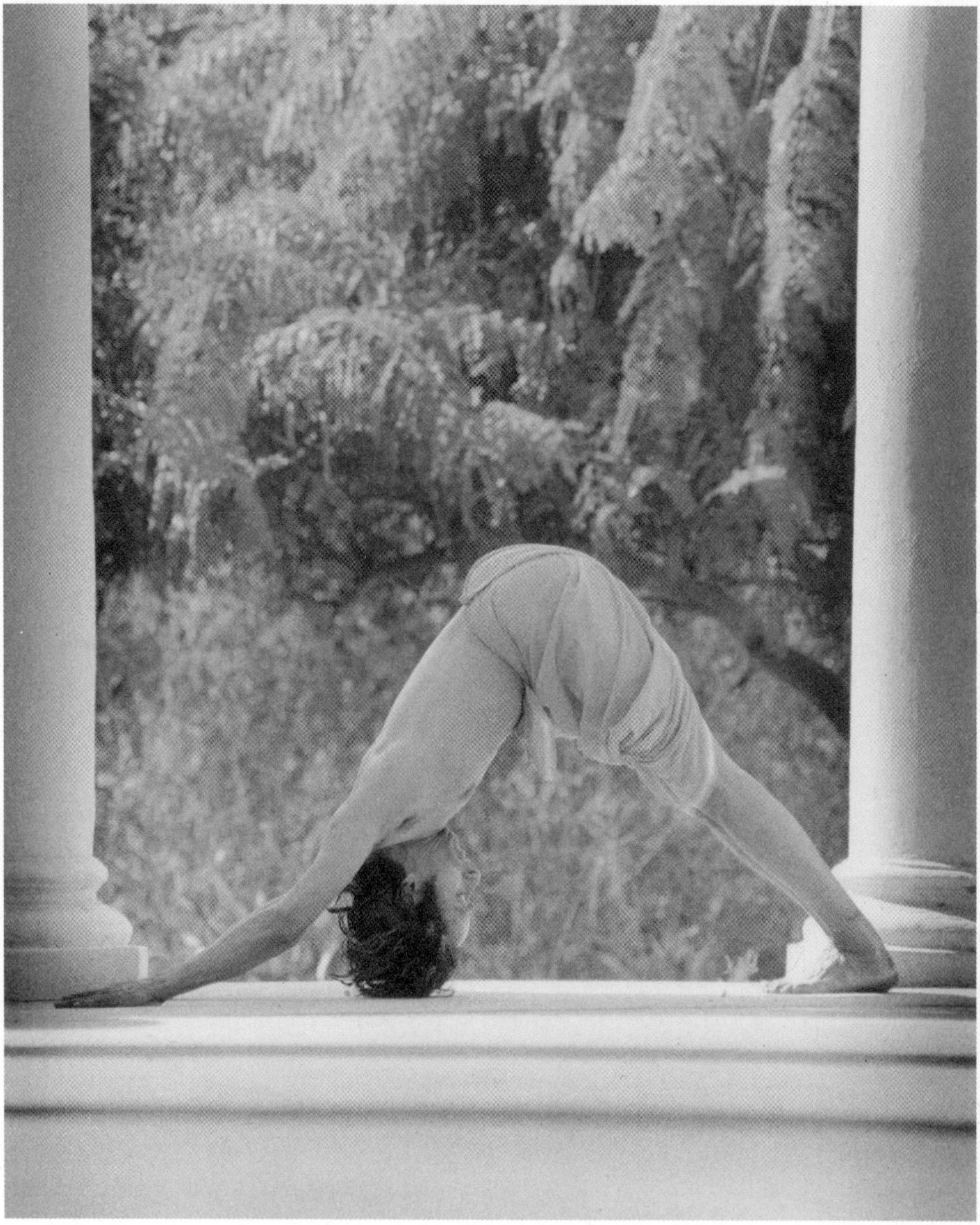

Nach einiger Zeit der Übung wird es uns gelingen, so vollständig auszuatmen, dass sich die Bauchdecke weit zurückbewegt. Diese Bewegung, die nicht durch muskuläre Anstrengung, sondern durch die tiefe Ausatmung verursacht wird, befreit den Körper von Blockaden.

Drittes Kapitel

MACHT MEIN WILLE MICH KRANK?

Der tote Tiger

In alten Zeiten war es in Indien Brauch, dass junge Menschen nach Beendigung ihres Studiums eine Reise unternahmen. Bei dieser Reise sollten sie ihr Wissen in der Welt prüfen. Vier junge Freunde begaben sich auf solch eine Exkursion. Drei von ihnen hatten ihr Studium erfolgreich beendet; der Vierte, der ein wenig einfältig war, hatte es abgebrochen. Eines Tages brachte sie ihre Reise in ein Waldgebiet. Dort entdeckten sie im Gebüsch einen verendeten Tiger. Voller Neugierde betrachteten sie das tote Tier.

»Ich weiß, wie das Knochengerüst eines Tigers zusammengebaut wird«, sagte einer der vier Freunde und fing an, die gebrochenen Knochen und Knochenteile zusammenzufügen. Die Übrigen bewunderten ihn sehr. »Ich weiß noch mehr; ich kann die geschädigten Organe wieder in Ordnung bringen und alle Wunden heilen«, bemerkte der Zweite stolz und bewies seine Behauptung mit großer Geschicklichkeit. »Das Wichtigste kann aber nur ich«, prahlte der Dritte, »ich kann nämlich den Tiger wieder zum Atmen bringen.« Seine beiden Freunde forderten ihn auf, seine anmaßende Behauptung zu beweisen. Nur der einfältige und ungebildete Freund riet ihm davon ab, kletterte auf einen Baum und blieb dort sitzen. Die anderen lachten ihn aus, und der Ehrgeizige wagte sich an sein unglaubliches Vorhaben heran. Während ihm seine zwei Freunde, starr vor Bewunderung, zuschauten, beschwor er den Atem des Tigers wieder herauf. Und tatsächlich: Der wieder belebte Tiger sprang vor Schmerz und Wut auf – und tötete ihn sowie seine beiden Gefährten. Der einfältige Junge auf dem Baum behielt also Recht, verlor aber seine Freunde.

Grundlagen der Yogalehre: Abhyasa und Vairagya – Der innere Antrieb

Fortwährend auf das Gleiche ausgerichtet zu sein,
das ständige Bemühen um die Verwirklichung der gleichen Aufgabe
ist Abhyasa. Vairagya ist der Gleichmut,
der Abstand schafft; die Fähigkeit, sich nicht unmäßig zu erregen.
(Yoga Sutra I. 13–15)
Abhyasa und Vairagya sind die Willenskraft
und die Herzensgüte der Weisen.
(»abhi« – gerichtet auf, »as« – bleiben;
»raga« – Erregung, »Vai« – entgegen)

Nachdem die Menschheit sich jahrhundertelang bemüht hat, Zeit zu gewinnen, macht sie heute die Erfahrung, dass sie weniger Zeit hat als zuvor. Die gleiche Erfahrung macht jeder Mensch im Verlauf seines kurzen Lebens: Je mehr man Zeit spart, desto mehr scheint es, als verlöre man sie. Und je beharrlicher man seinen Zielen nachjagt – angetrieben von einer unbekannten Kraft –, desto mehr scheint man sich von ihnen zu entfernen. So droht das Leben in einen Kampf gegen die dahinschwindende Zeit auszuarten. Irgendwann erwachen wir dann, fühlen uns erschöpft, ausgebrannt, gestresst und fragen uns: »Wozu das alles?« Wie aber sollen auch die großen Ansprüche, die der Mensch an sein Leben stellt, verwirklicht werden ohne genügend Zeit? Ist es nicht ein langer Weg, müssen wir uns nicht beeilen?

Yoga bietet hierzu eine Antwort: *Abhyasa* und *Vairagya*, zwei Eigenschaften des Willens, die ihn leiten sollten. *Abhyasa* und *Vairagya* sind nun aber keine Formel für ein glückliches Leben, die man nur auswendig zu lernen bräuchte; Yoga ist eine Philosophie, die gelebt werden muss. Deswegen genügt es nicht, *Abhyasa* und *Vairagya* allein intellektuell zu begreifen, sondern der ganze Mensch mit all seinen Seinsebenen muss sich mit ihnen auseinander setzen. Hierzu gehört die Veränderung des Verhaltens auf körperlicher, emotionaler, psychischer und zwischenmenschlicher Ebene – ein Ziel, welches viel Mühe, Geduld sowie regelmäßige Übung erfordert und ständige Umsetzung der Konzepte voraussetzt. Sonst bleibt alles Wissen nur Theorie.

Abhyasa und *Vairagya* besagen, dass alle Bemühungen im Leben, die auf ein bestimmtes Ziel gerichtet sind – zum Beispiel auf das berufliche Fortkommen –, aus einer ruhig fließenden inneren Triebkraft kommen sollten. So können wir es vermeiden, dem unbewussten, unachtsamen und blinden Streben des Geistes zu unterliegen, das uns von den eigenen Wünschen und Zielen entfremdet.

Abhyasa ist die Kraft, die einen harmonischen und aktiven Geist bezeichnet. Sie stellt sicher, dass die eigenen Ziele erreicht werden, und bewahrt uns davor, sinnlos Wissen anzuhäufen und unser Leben zu vergeuden. *Abhyasa* kann geschult werden durch bewusstes, regelmäßiges und zielgerichtetes Üben. Voraussetzung ist eine offene, positive und geduldige Einstellung gegenüber der Yogapraxis. Offenheit hilft, die einzelnen Schritte immer wieder neu zu überprüfen und Fehler zu korrigieren. Wer die Übung nicht genießt und sie wie ein reines Pflichtprogramm abspult, der erschwert sich das Leben, statt es sich zu erleichtern. Die positive Einstellung führt dazu, die Übung genussvoll anzugehen. Wer sie zu einer rasenden Fahrt macht und das Ziel so schnell wie möglich erreichen will, wird keine Zeit dafür haben, seine Schritte bewusst zu üben und den Weg freudig zu gehen. Je mehr Zeit der Mensch sich nimmt, desto mehr wächst seine Geduld und seine Freude am Üben – so wird das Tempo der Zeit gebrochen.

Geduld und Offenheit sollten keinesfalls zu Trägheit oder Gleichgültigkeit führen und den inneren Antrieb bremsen. Nur durch kontinuierliches Üben können wir das Streben des Geistes lenken. Ein kranker Mensch ist motiviert, gesund zu werden. Die Schmerzen veranlassen ihn dazu, die Ernährung umzustellen, den Energiehaushalt zu kontrollieren und andere der Gesundheit dienliche Maßnahmen zu ergreifen. Er ist beharrlich, offen und geduldig in der Umsetzung von Gesundheitsregeln. Sobald es ihm aber besser geht, fällt er wieder in die alte Passivität zurück. Sein Geist wirkt nicht mehr auf die Erhaltung der Gesundheit hin.

Es ist bedauerlich, dass wir Menschen erst leiden müssen, bevor wir handeln. Wie können wir unser Verhalten ohne Leidensdruck ändern? Indem wir uns, wenn wir krank sind, beispielsweise zum Ziel setzen, gesund und harmonisch zu leben. Und indem wir uns bewusst machen, dass Krankheiten die Folge von Nachlässigkeit gegenüber dem eigenen Körper sind. Wenn wir uns das vor Augen führen, werden wir auch motiviert sein, regelmäßig zu üben und entsprechend zu handeln.

Aber stärkt dieses Ziel nicht gerade jene Willenskraft, die im Alltag das Gefühl des Zeitdrucks erweckt, das Hektik, Stress und Verbissenheit zur Folge hat? Wie erkenne ich, ob bewusste Beharrlichkeit oder blinde Willenskraft mein Tun lenkt?

Der eigene Wille verursacht Stress. Er kommt vom Kopf und lässt das Herz kalt. Er will zum Ziel und misst dem Weg kaum Wert bei. *Abhyasa* unterscheidet sich von diesem Streben. *Abhyasa* ist der Antrieb des Willens, der gewisse Bedingungen erfüllt; er sollte regelmäßig, beharrlich, hingebungsvoll und auf ein angemessenes Ziel ausgerichtet werden. Nur wenn wir die Willenskraft auf diese Art und Weise einsetzen, werden wir davor bewahrt, eitel zu werden oder uns selbst und anderen zu schaden. Aus solchem *Abhyasa* erwächst *Vairagya*. Denn ohne Demut führt Beharrlichkeit zu Hartnäckigkeit, ohne Respekt bewirkt sie Arroganz und ohne Maß Selbstzerstörung.

Vairagya ist der Gleichmut, der Abstand schafft. Auch wenn wir meisterhaft handeln, können wir nicht Meister der Handlung werden. Auch wenn wir auf ein Ziel hinstreben, lassen manchmal Ergebnisse auf sich warten. Äußere Umstände, eigene Gedanken oder unerklärbare Einwirkungen können uns ablenken. Auch wenn wir zu starr auf ein Ziel fixiert sind, kann uns das von unserem Ziel abbringen, weil wir von unserer Wahrnehmungsweise nicht mehr loskommen. Lenken wir in solchen Situationen jedoch den Blick auf unseren inneren Wesenskern, der als ein friedliches, unberührtes Selbst in uns ruht, entsteht Abstand. Abstand bedeutet nicht Abkehr von der Welt, sondern ein Abkommen mit ihr. Wir lernen, uns in der Welt der Dinge zu bewegen, ohne sie beherrschen zu wollen. Wir werden gleichmütiger und lassen uns nicht mehr durch alles beunruhigen. Wir lernen, König und Asket zugleich zu sein. Die Leichtigkeit, mit welcher wir zu diesem Abstand finden, beweist: Unser Ziel und unser Umgang mit der Willenskraft sind richtig. An *Vairagya* entscheidet sich, ob wir Herr oder Knecht unseres Willens sind. *Vairagya* ergänzt *Abhyasa*. Wer im Sinne beider handelt, löst sich vom Druck der Zeit und vergisst nicht, dass der Weg immer auch Teil des Zieles ist.

Einführung in die Yogatechnik: Blockaden lösen

Verlangsamtes Ausatmen und die Atempause nach dem verlangsamten Ausatmen überwinden die Schwerfälligkeit des Geistes. Yoga ist ein Prozess, der innere Blockaden löst.
(Yoga Sutra I. 34)

Von nichts hängt das körperliche Wohlbefinden mehr ab als vom richtigen Ausatmen, und mit nichts anderem kann man das Wohlbefinden so stärken, wie durch fließendes, ruhiges Ausatmen. Körper und Geist reagieren zwar auf jedes einzelne Erlebnis, das uns widerfährt. Wenn wir jedoch mehr darüber wissen wollen, wie wir auf Ereignisse reagieren, so können wir dies nur unzulänglich durch Beobachtung des Geistes und des Körpers erfahren. Der Geist ist sehr subtil und zeigt sich dem Betrachter ungern. Der Körper ist dagegen sehr grob und unempfänglich für die feinen Schattierungen der Eindrücke. Der Atem bietet hier einen sicheren Mittelweg. Er ist hoch empfindsam und zeigt jede Wahrnehmungs- und Gemütsveränderung an. Zudem ist er zugänglicher als der Geist und verrät wesentlich mehr als der Körper.

Täglich, stündlich und minütlich wird die Atmung unbewusst von uns beeinflusst. Wegen Kleinigkeiten unterbrechen wir den Atemfluss und spannen das Zwerchfell an. Ein unbedeutendes Stolpern bewirkt, dass wir den Atem anhalten. Ein unerwartetes Geräusch verändert für einen Moment unsere Atmung nachteilig. Ein vorübergehendes Ärgernis kann dazu führen, dass der Atemfluss ins Stocken gerät. Das Bemühen, sich auf ein Ereignis zu konzentrieren, kann zur Folge haben, dass wir das Zwerchfell angespannt halten. Sogar in einer spannenden

Situation, in der wir eigentlich ruhig sind, kann der Atem unbewusst gehalten werden, so dass die Atemzüge kurz werden. Unser Bauch kann wegen der Kleidung eingeengt oder der Magen wegen Verdauungsstörungen verspannt sein, und schon kommt uns die Atemharmonie abhanden. Und wenn wir Angst haben, setzt die Atmung für kurze Zeit völlig aus.

Viele Anlässe verändern ungünstig die Atmung. Angst und Ärgernis, Spannung und Störung verändern sie, doch weder Angst noch Ärgernis, weder Anspannung noch Störung werden dadurch beseitigt. Im Gegenteil: Mit der veränderten Atmung verlieren wir auch die notwendige Gelassenheit, um Probleme zu lösen.

Normalerweise findet der Atem seinen Rhythmus von allein wieder. Ein Schrei nach einem Schrecken, ein Seufzen nach einem Aufhorchen oder ein Gähnen nach einer Anspannung lösen die Spannung. Auch gemächliches Gehen oder eine andere gleichmäßige Tätigkeit können dem Atem dabei helfen, wieder seinen normalen Rhythmus zu finden.

Wer allerdings die Atmung wiederholt strapaziert – und das ist leider bei den meisten Menschen so –, entwickelt sehr schnell und unmerklich Gewohnheitsmuster, die diese Selbstregulierung behindern. Dann muss eingegriffen werden. Dann hilft nur noch regelmäßiges Üben der richtigen Atmung. Das ist die einfachste und beste Methode, das Befinden positiv zu beeinflussen und Heilkräfte zu aktivieren.

Was ist ideale Atmung? Bei der Atmung spielt der Raum zwischen Hals und Hüfte eine wichtige Rolle. Dieser Raum »schließt« sich beim Ausatmen: Brustkorb und Zwerchfell ziehen sich zusammen. Beim Einatmen »öffnet« sich dieser Raum: Brustkorb und Zwerchfell weiten sich. Diese rhythmische Bewegung des Atemraumes lässt sich gut beobachten bei einem ruhig schlafenden Menschen; sie weist auf eine ungestörte Atmung hin.

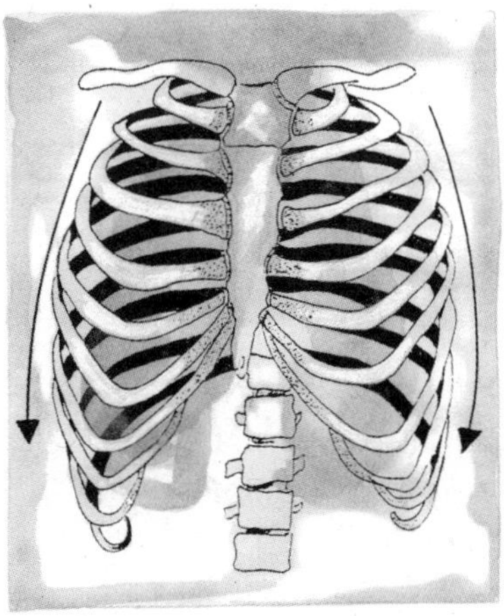

Einatmung

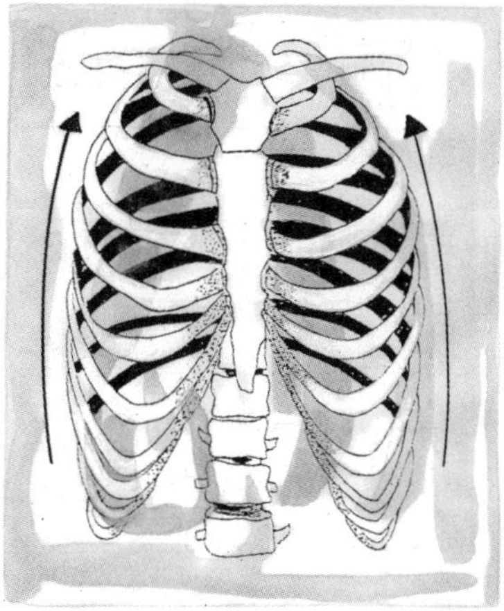

Ausatmung

Das Zwerchfell spielt bei dieser Bewegung eine Schlüsselrolle. Unter Spannung wird auch es angespannt. Dadurch wird der Atemfluss behindert: Die Luft kann nicht ausreichend aus den Lungen hinausströmen. Aufgrund der verkürzten Ausatmung verbleibt aber Restluft im Atemraum, wodurch die nächste Einatmung beeinträchtigt wird: Die verkürzte Einatmung wird den Atemraum nur wenig ausdehnen, so dass das Zwerchfell sich nur minimal senken und der Bauchraum sich kaum weiten kann. Atemstau ist die Folge.

Beim falschen Atmen leidet stets die Ausatmung; die Einatmung wird nur passiv in Mitleidenschaft gezogen. Solange man lebt, wird man Luft holen, aber nur solange man gut ausatmet, wird man tief Luft holen. Die Ausatmung ist weniger selbstverständlich und zum Teil ein aktiver Prozess, denn den Drang auszuatmen, spüren die meisten Menschen nicht. Wenn aber die Ausatmung sich verkürzt, bekommt man nicht genügend Luft, beziehungsweise hat das Gefühl, nicht genügend Luft zu bekommen. Deshalb ist es völlig verkehrt, bei Anspannung tief Luft holen zu wollen. So vermehrt man noch die Spannung und auch der Luftstau wird verstärkt. Wer dies dennoch versucht, dem ergeht es so wie einem Menschen, der nervös ist, weil er die Lösung, nach der er sucht, nicht findet, und die Lösung nicht findet, weil er immer nervöser wird. Man rate also nie jemandem, der unter Spannung steht: »Hole tief Luft!«, sondern: »Atme ruhig und langsam aus.«

Wie lernt man richtiges Ausatmen? Versuchen Sie den Atem langsam durch die Nase auszuhauchen. Dies wird möglich durch ein feinfühliges Zusammenziehen des Atemweges im unteren Halsbereich. Dabei entsteht in diesem Bereich ein feiner Ton, an dem Sie hören können, ob die Atmung gleichmäßig und fein bleibt oder grob und erzwungen ist. Der richtige Grad ist erreicht, wenn Sie nur so viel Luft ausströmen lassen, dass es zu keiner Verspannung im Hals- und im Mundbereich kommt und die Einheitlichkeit der Bewegung im Bauch und Hals spürbar wird. In den ersten Sekunden des Ausatmens sollte nicht zu viel Luft ausströmen, dann wird ein langsameres Ausatmen möglich. Das verlängerte Ausatmen ist beendet, wenn es nicht mehr gleichmäßig und in Begleitung des feinen Tons erfolgt. Mit etwas Übung wird es Ihnen gelingen, so vollständig auszuatmen, dass sich die Bauchdecke durch die Atmung weit zurückbewegt. Diese Bewegung, die nicht durch muskuläre Anstrengung, sondern durch die tiefe Ausatmung verursacht wird, löst innere Blockaden.

Yoga lehrt, dass der untere Teil des Bauchbereichs der Sitz aller Unreinheiten – genannt *Mala* – ist. Alle körperlichen Schlacken und den Körper belastenden Stoffe sowie mentale Trägheiten und Konflikte lassen diese Körpergegend schwer werden. Der obere Teil des Bauchbereichs dagegen ist das Energiezentrum des Körpers. Hier befindet sich der Sitz des Feuers – *Agni* genannt –, das Gleichgewicht verschafft, indem es Unreinheiten verbrennt und die für den Körper notwendigen Kräfte aus allem, was wir zu uns nehmen, herausholt – zum Beispiel aus Speisen. Jede vertiefte Ausatmung ist ein Hinführen der Unreinheiten, Mala, zum Feuer, Agni, hin. Sie verbrennt somit Schlacke und löst Blockaden körperlicher und psychischer Art in uns. Deshalb spielt das tiefe Ausatmen eine zentrale Rolle in der Yogapraxis.

Das Einatmen ist naturgemäß etwas kürzer als das Ausatmen. Die Technik des langsamen Einatmens ähnelt der des Ausatmens. Lassen Sie die Luft nur dosiert hineinströmen; Hals, Kiefer und Schulterraum bleiben dabei ruhig und unverkrampft. Die Atembewegung im Hals-, Brust- und Bauchraum sollte einheitlich sein. Beim Einatmen achten Sie besonders darauf, dass Sie nicht noch Luft nachziehen, nachdem der gleichmäßige Fluss sein Ende erreicht hat. Versuchen sie auch nicht, die Luft einzuziehen, sondern sie langsam hineinfließen zu lassen. Ein ruhiger und gleichmäßiger Ton weist auf ein richtiges Einatmen hin. Bevor sich kein langsames Ausatmen eingestellt hat, sollte nicht mit der Verlangsamung des Einatmens begonnen werden. Und denken Sie daran: Einatmen darf nicht länger dauern als Ausatmen.

Sequenz 5

Leitmotiv

Achten Sie auf einen gleichmäßigen feinen Ton im Halsbereich bei jeder Aus- und Einatmung während der Asana-Übung.

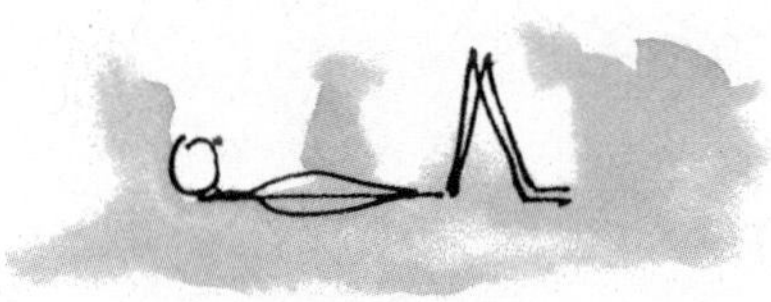

1. • Rückenlage: Beine aufgestellt, Füße hüftweit auseinander, Hände auf dem unteren Teil des Bauches. Atmen Sie gleichmäßig und langsam aus und ein. Spüren Sie dabei das Heben und Senken des Atemraumes.

6 Atemzüge

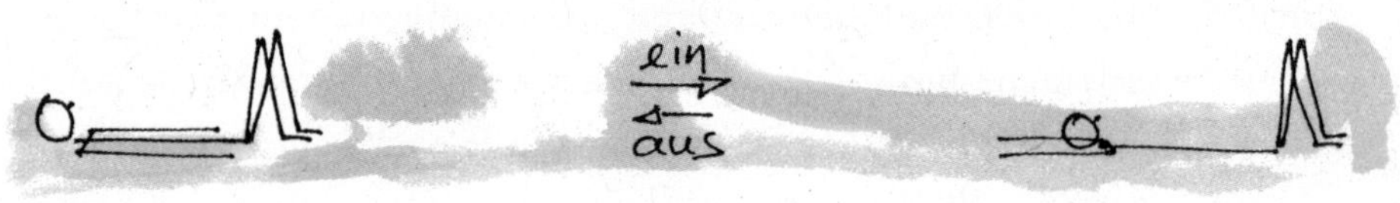

2. • Rückenlage: Beine aufgestellt, Arme seitlich am Körper, Füße hüftweit auseinander.

6-mal

• Einatmend führen Sie die Arme über den Kopf in einem Halbkreis nach hinten. Beim Ausatmen führen Sie die Arme zurück in die Ausgangsposition.

Sequenz 5

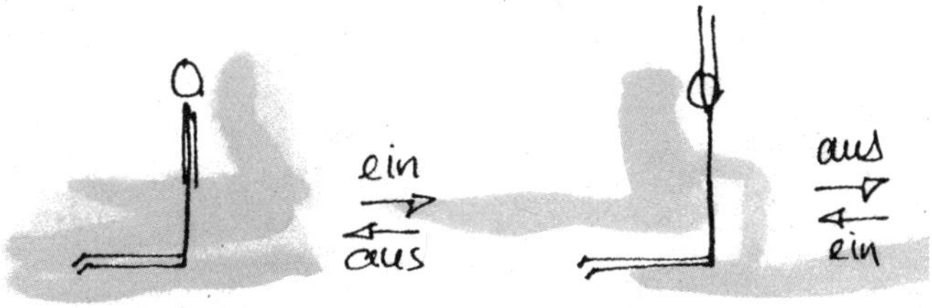

3. • Knien: Oberkörper aufrecht, Knie hüftweit auseinander.

• Einatmend heben Sie die Arme und den Kopf hoch.

6-mal

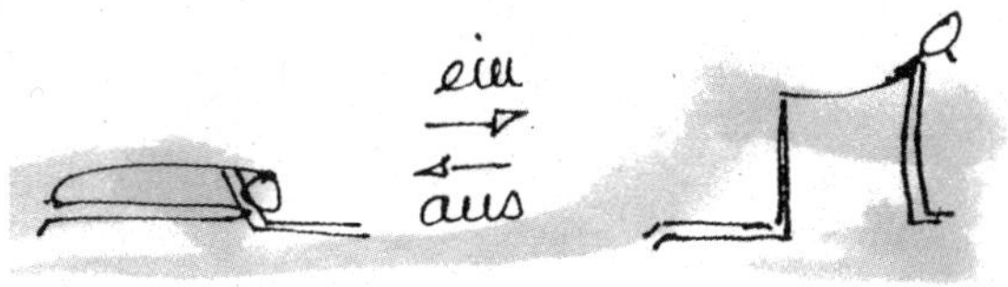

• Ausatmend beugen Sie den Oberkörper (aus der Hüfte) nach vorne. Ellbogen liegen gerade vor den Knien.

• Einatmend bewegen Sie sich so weit nach vorne, bis Sie in den Vierfüßlerstand kommen. Kehren Sie mit den entsprechenden Atmungen und Bewegungen in die Ausgangsposition zurück.

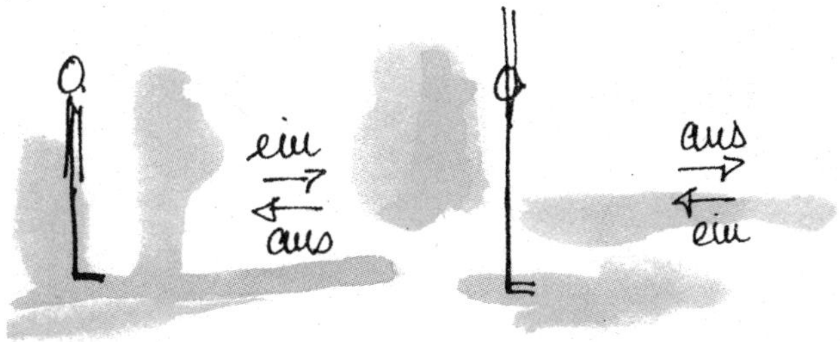

4. • Stand: Füße hüftweit auseinander.

• Einatmend heben Sie die Arme und den Kopf hoch.

• Ausatmend beugen Sie den Oberkörper nach unten. Beugen Sie die Knie so, dass der Oberkörper ohne Verspannungen im Rücken nah an die Oberschenkel kommt. Atmen Sie in dieser Haltung vollständig aus.

6-mal

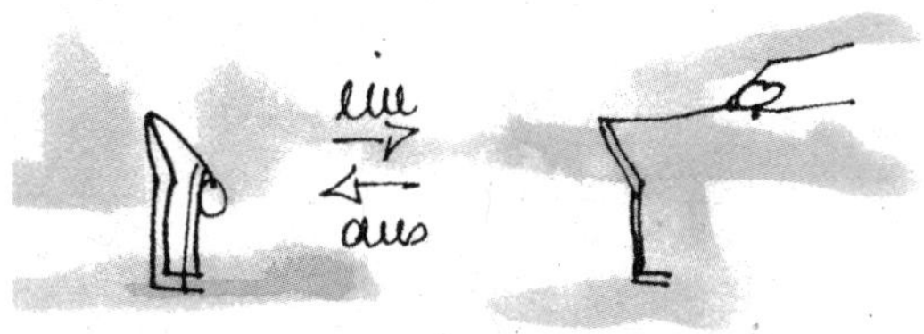

• Einatmend richten Sie den Oberkörper, vom Kopf beginnend, auf. Die Kraft soll aus dem unteren Teil des Rückens kommen. Halten Sie Schultern, Arme und Hände locker. Mit den entsprechenden Atmungen und Bewegungen kehren Sie in die Ausgangsposition zurück. *Machen Sie, wenn nötig, eine Zwischenatmung.* Dann wiederholen Sie die Übung.

Sequenz 5

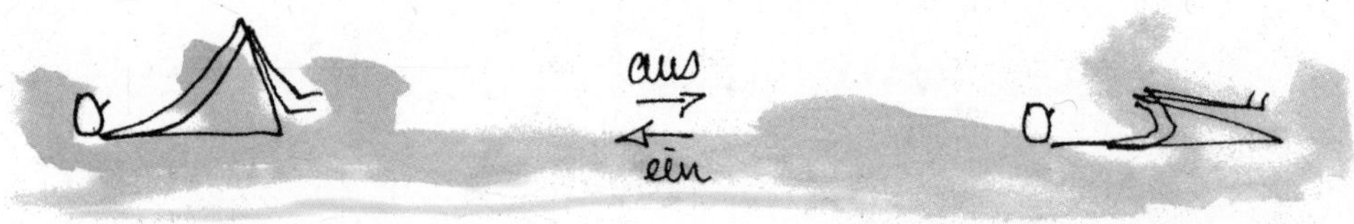

5. • Rückenlage: Knie angezogen und auseinander, Hände auf den Knien.

6-mal

• Ausatmend winkeln Sie die Ellbogen so an, dass die Oberschenkel zum Oberkörper bewegt werden. Beim Einatmen strecken Sie die Ellbogen so, dass Sie in die Ausgangsposition zurückkehren.

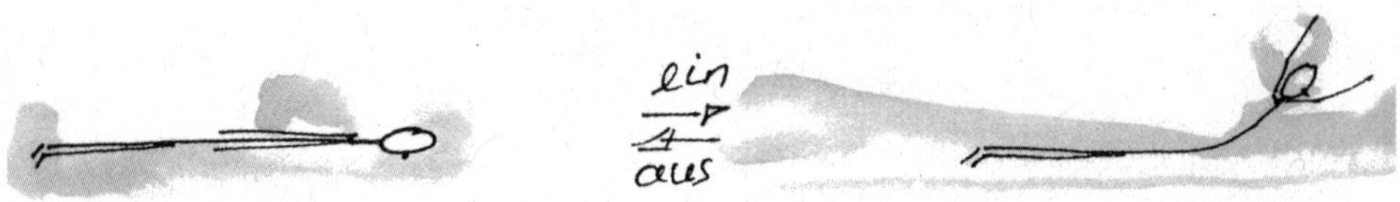

• Bauchlage: Wange oder Stirn auf dem Boden, Füße auseinander.

6-mal

• Einatmend heben Sie den Brustkorb an und bewegen zugleich die Arme im Halbkreis nach vorne. Die Kraft soll aus dem Rücken kommen. Halten Sie Schultern, Arme und Hände locker. Beim Ausatmen kehren Sie in die Ausgangsposition zurück.

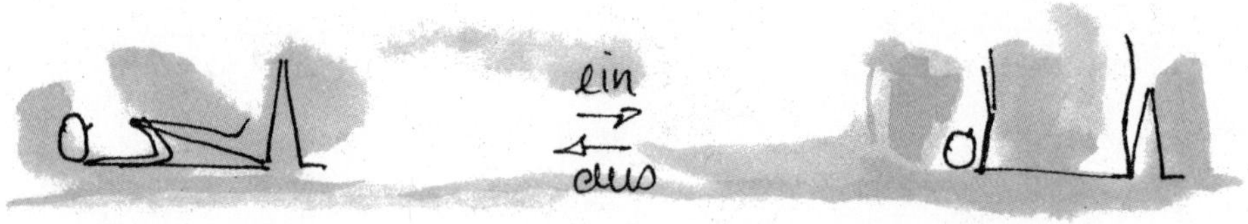

7. • Rückenlage: Linkes Bein aufgestellt, rechtes Knie mit den Händen zum Brustkorb geführt, Ellbogen am Körper.

6-mal mit jedem Bein

• Einatmend lassen Sie das rechte Knie los, strecken das rechte Bein und die Arme nach oben. Hüfte und Schultern sollten auf dem Boden bleiben. Beim Ausatmen kehren Sie in die Ausgangsposition zurück.

Sequenz 5

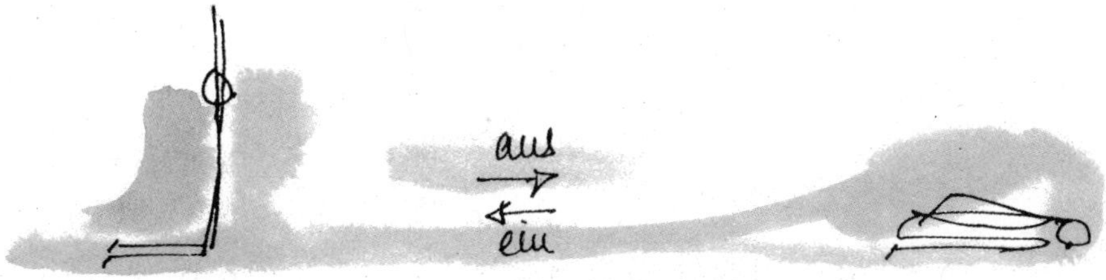

8. • Knien: Knie und Füße hüftweit auseinander, Hände schulterbreit. Arme nach oben gestreckt.

6-mal

• Ausatmend beugen Sie den Oberkörper (aus der Hüfte) zum Boden, lassen Sie dabei Ihre Oberschenkel auf den Unterschenkeln ruhen, zugleich bewegen Sie die Arme in einer Kreisbewegung zum Rücken. Lassen Sie die Schultern entspannt. Beim Einatmen kehren Sie in die Ausgangsposition zurück.

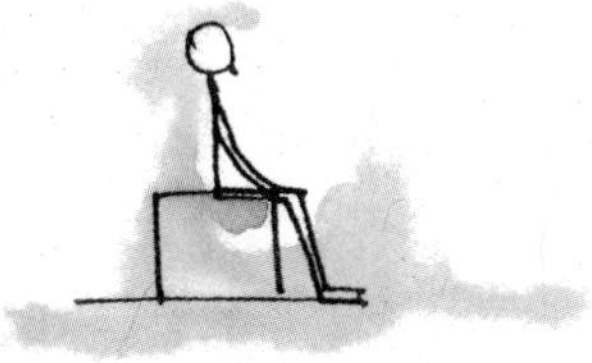

9. • Sitzen: Aufrecht und entspannt. Atmen Sie mit einem gleichmäßigen feinen Ton im Halsbereich aus und ein, ohne die Luft zu »pressen«. Senken und heben Sie den Kopf ein wenig – ohne die Haltung nachteilig zu verändern –, um den Atem gleichmäßig zu verlangsamen.

12 Atemzüge

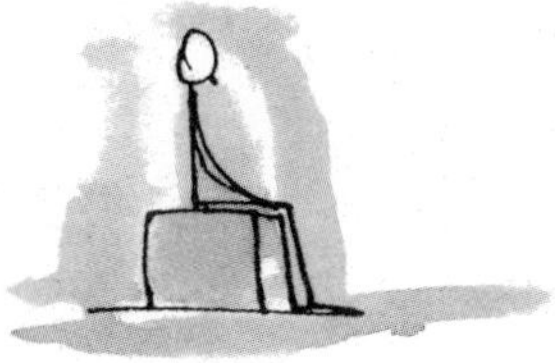

10. • 5 Minuten stillsitzen.

Sequenz 6

Leitmotiv

*Atmen Sie jedesmal sehr langsam und vollständig aus.
Um die Restluft auszuatmen, sollten Sie am Ende der Ausatmung ein wenig nachhelfen, indem Sie die Bauchdecke langsam zurückbewegen – ohne zu pressen oder zu drücken.*

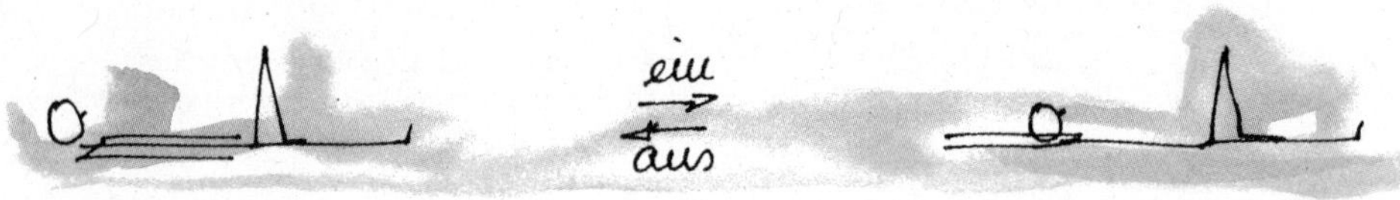

1. • Rückenlage: Ein Bein aufgestellt, Knie und Füße hüftweit auseinander, Arme seitlich am Körper.

6-mal mit jedem Bein

• Einatmend führen Sie die Arme im Halbkreis über den Rücken nach hinten. Verweilen Sie einen Augenblick in der Haltung. Ausatmend kehren Sie in die Ausgangsposition zurück. Verweilen Sie einen Augenblick in der Haltung.

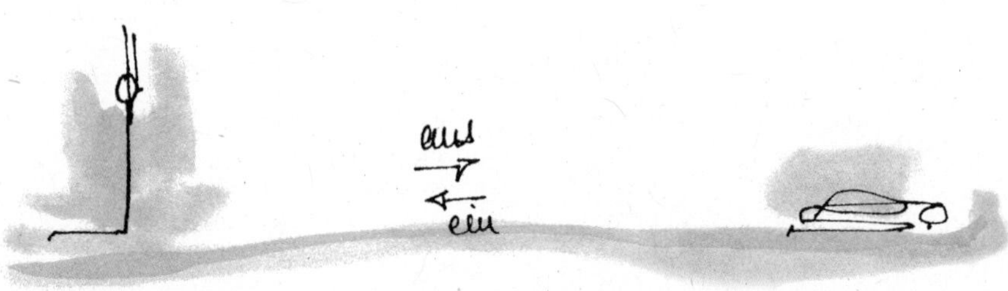

2. • Knien: Knie und Füße hüftweit auseinander, Arme nach oben gestreckt.

6-mal

• Ausatmend beugen Sie den Oberkörper (aus der Hüfte) zum Boden, lassen Sie dabei Ihre Oberschenkel auf den Unterschenkeln ruhen, zugleich bewegen Sie die Arme in einer Kreisbewegung zum Rücken. Lassen Sie die Schultern entspannt. Beim Einatmen kehren Sie in die Ausgangsposition zurück.

Sequenz 6

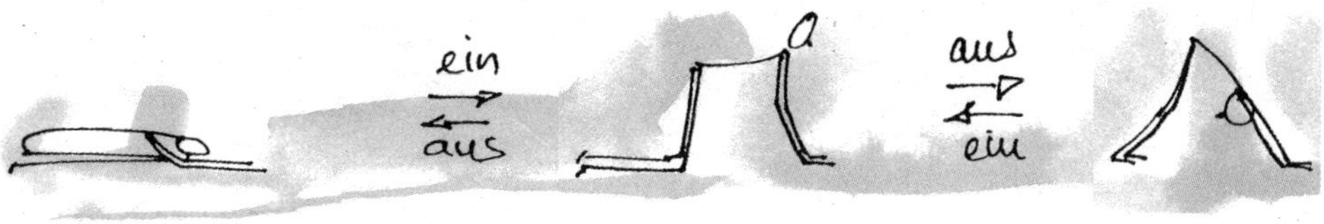

3. • Knielage: Ellbogen liegen gerade vor den Knien; Knie und Füße hüftweit auseinander, Hände schulterbreit.

• Einatmend bewegen Sie sich so weit nach vorne (gestützt auf Knie und Hände), bis Sie in den Vierfüßlerstand kommen.

6-mal

• Ausatmend strecken Sie die Beine und beugen den Oberkörper, indem Sie das Gesäß hochheben. Lassen Sie die Knie leicht gebeugt; den Kopf senken Sie erst am Ende des Ausatmens. Atmen Sie vollständig aus in dieser Position, kehren Sie schrittweise in die Ausgangsposition zurück.

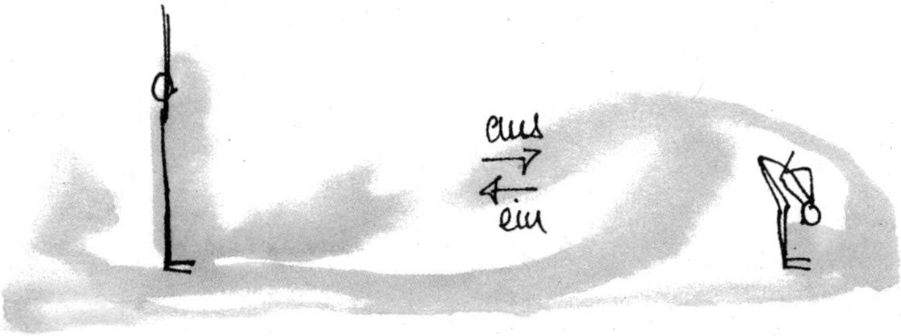

4. • Stand: Füße hüftweit auseinander, Arme nach oben gestreckt (schulterweit auseinander).

6-mal

• Ausatmend beugen Sie den Oberkörper nach vorne, bewegen Sie zugleich die Arme in einer Kreisbewegung auf den Rücken. Ein Handgelenk halten, Schultern locker lassen. Den Kopf erst am Ende des Ausatmens senken. Dann kehren Sie zurück in die Ausgangsposition.

Sequenz 6

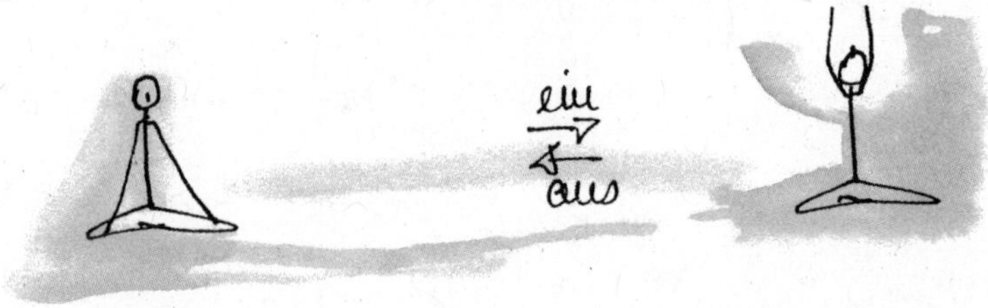

5. • Sitz: Rücken aufrecht, Beine gekreuzt, Schultern und Arme entspannt, Augen geschlossen.

6-mal

• Einatmend heben Sie die Arme und den Kopf an; die Arme seitlich vom Körper. Beim Ausatmen kehren Sie in die Ausgangsposition zurück. Atmen Sie vollständig aus. Verweilen Sie einen Augenblick, bevor Sie die Übung wiederholen.

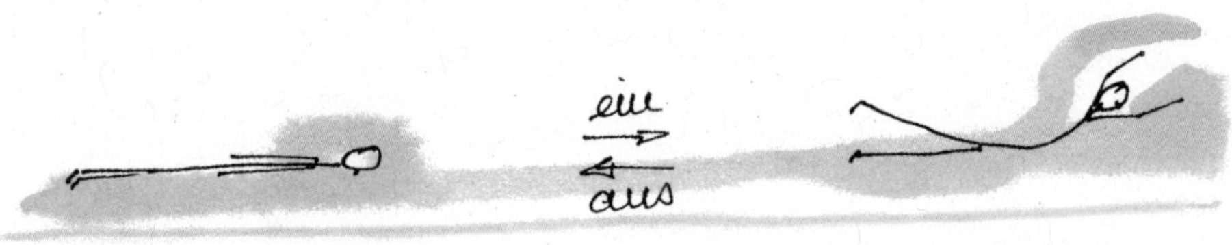

6. • Bauchlage: Wange oder Stirn auf dem Boden, Füße etwas auseinander.

6-mal mit jedem Bein

• Einatmend bewegen Sie die Arme kreisförmig nach vorne, heben Sie dabei den Brustkorb, die Arme und ein Bein an. Die Hüftknochen sollten am Boden bleiben, damit der Körper sich nicht dreht. Beim Ausatmen kehren Sie in die Ausgangsposition zurück.

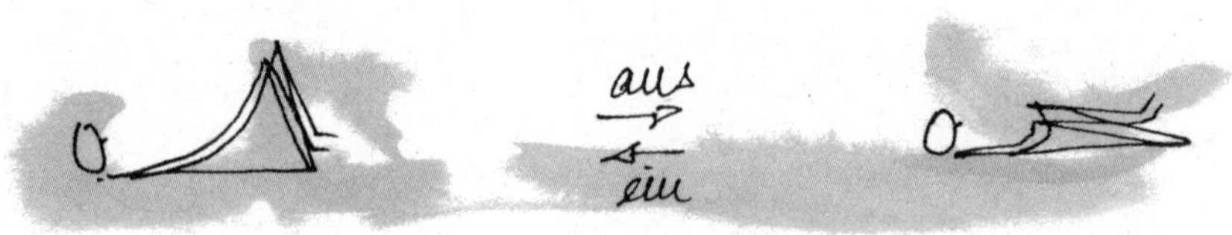

7. • Rückenlage: Knie angezogen, etwas auseinander. Hände auf den Knien.

6-mal

• Ausatmend winkeln Sie die Ellbogen so an, dass die Oberschenkel zum Oberkörper geführt werden. Beim Einatmen kehren Sie langsam in die Ausgangsposition zurück.

Sequenz 6

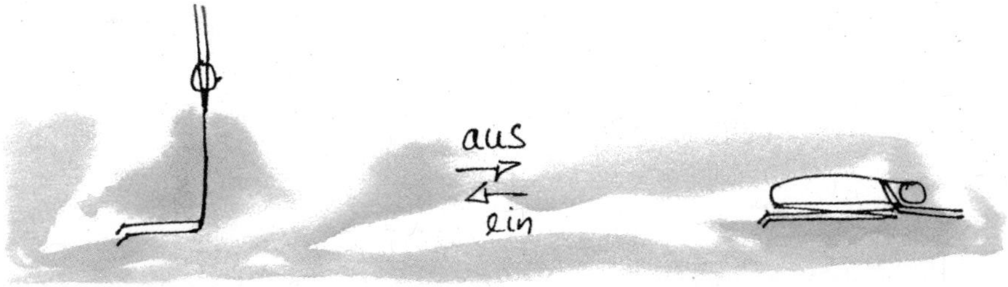

8. • Knien: Knie und Füße hüftweit, Hände schulterbreit auseinander. Atmen Sie in dieser Position einmal langsam aus und ein, bevor Sie die Bewegung beginnen oder wiederholen.

6-mal

• Ausatmend beugen den Oberkörper zum Boden, lassen Sie dabei den Oberkörper an den Oberschenkeln anliegen. Lassen Sie die Schultern entspannt. *Verweilen Sie in der Position und atmen Sie einmal langsam ein und aus*, bevor Sie in die Ausgangsposition zurückkehren.

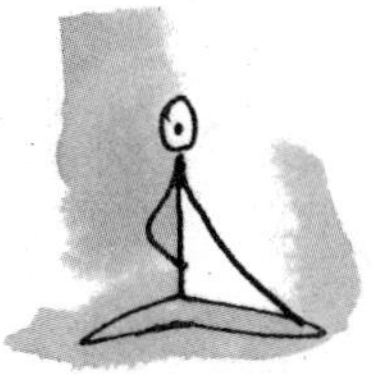

9. • Sitz: Lassen Sie eine Hand am Bauch liegen, um das Heben und Senken des Atemraumes zu spüren. Atmen Sie gleichmäßig und langsam ein, verweilen Sie einen Augenblick, dann atmen Sie sehr langsam und vollständig aus. Am Ende der Ausatmung helfen Sie ein wenig nach, um die Restluft auszuatmen.

12 Atemzüge

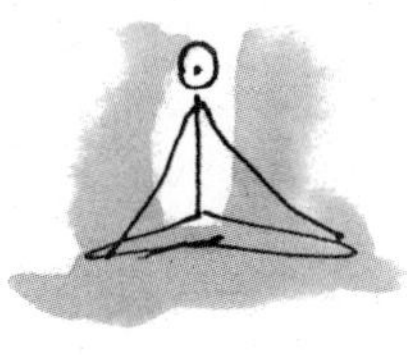

10. • 5 Minuten stillsitzen.

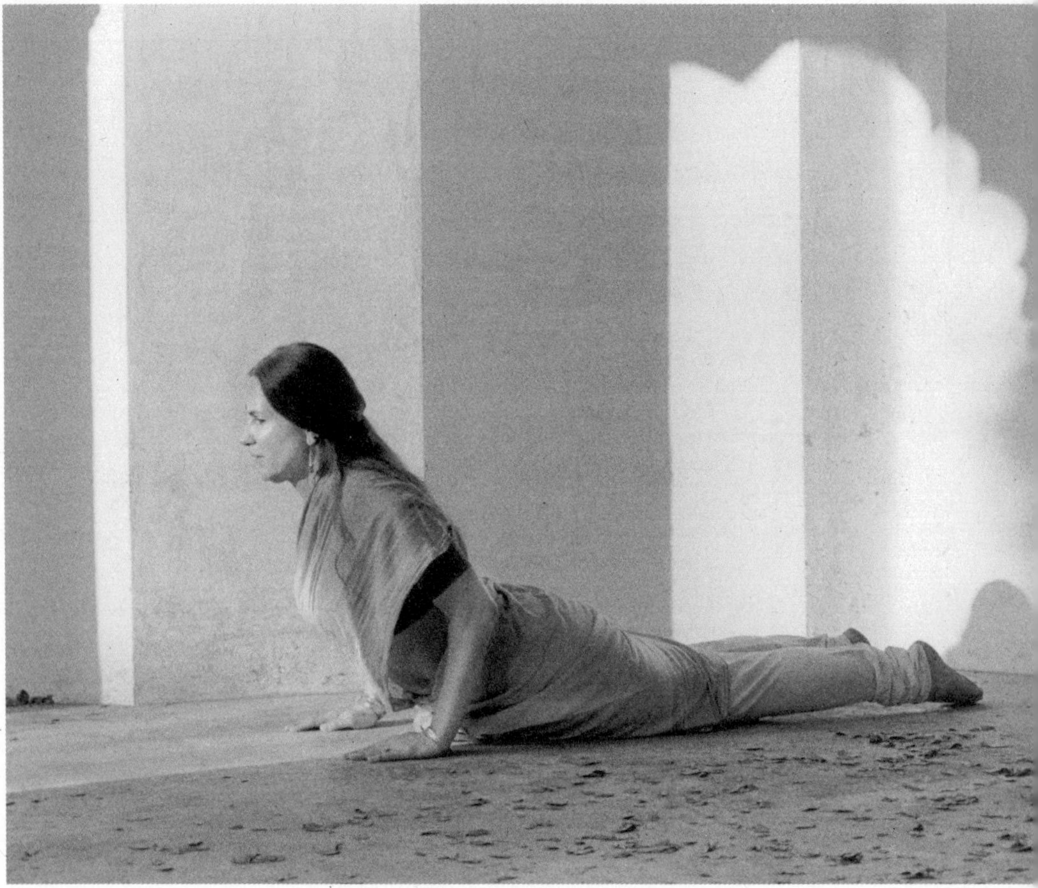

Wenn wir Asanas üben, sollten wir darauf achten,
dass der Rücken das Körpergebäude trägt, nicht die Hände, die Knie, die Füße,
nicht der Hals und auch nicht die Augen, die Wangen oder die Finger.

Viertes Kapitel

WER BIN ICH?

Trisanku

Prinz Trisanku war ein impulsiver »Fürchtenichts«. Er verliebte sich in eine schöne Brahmanentochter, die bereits mit einem anderen verlobt war. Am Tag der Hochzeit stürmte er in ihr Haus, erschlug ihren Vater und ritt mit der geraubten Braut davon. Der König war sehr empört darüber und fragte den großen Meister Vasistha, was er tun solle. »Es ist eine Schande für den Hof, verweise Trisanku aus dem Land«, antwortete dieser dem König.

Der Prinz verbrachte die Zeit der Verbannung mit Askese und mit Meditation. Er erkannte seine Untaten, bat um Verzeihung und wurde vom gnädigen König wieder aufgenommen. Die neuen Kenntnisse aber, die er durch seine Askese erlangt hatte, erweckten in ihm bald neue Sehnsüchte. Er wollte das Himmelreich erleben und zwar gleich. Trisanku wandte sich an Vasistha: »Verrate mir, weiser Mann, wie ich lebend ins Himmelreich komme!« Vasistha schaute ihm fest in die Augen. »Es widerspricht der Natur, dass ein Wesen im irdischen Körper das Himmelreich betritt«, sagte er und weigerte sich, ihm zu helfen.

»Vasistha ist nie zufrieden mit mir, er hat mich schon mal aus dem Königreich fortschicken lassen«, jammerte Trisanku und ging zu Visvamitra, dem zweiten Meister. Visvamitra, der nicht für immer nur zweiter Meister bleiben wollte, nahm die Herausforderung an und unterzog sich einer harten Askese, um Kräfte zu sammeln. Auch Trisanku bestand mit seiner Hilfe schwere körperliche Prüfungen.

Nach langen Jahren der Askese war es so weit. Visvamitra konzentrierte sich auf sein Vorhaben, und dann flog Trisanku wirklich hoch in den Himmel. Von oben schauten die Götter entsetzt auf dieses Spektakel und flohen zu ihrem König Indra. »Ein Mensch hat hier keinen Platz«, sprach Indra und stieß Trisanku – mit dem Kopf voran – zurück zur Erde. Trisanku geriet in Panik, er fürchtete mit dem Kopf aufzuschlagen und schrie um Hilfe. Über diese Feigheit seines Schülers erschrak Visvamitra und rief: »Halt.« Und sofort blieb Trisanku zwischen Himmel und Erde hängen. Weder durfte er hoch, noch konnte er runter; so blieb er im Zwischenreich. Aus Mitleid mit seinem treuen Schüler schuf Visvamitra eine kleine eigene Welt in dieser Ebene; aber für immer bleibt Trisanku ausgeschlossen von Himmel und Erde.

Grundlagen der Yogalehre: Dharma – Identität

Dharma ist das Ureigene jedes Wesens,
das es jederzeit unverwechselbar macht.
(Yoga Sutra III. 14)
Dharma gibt Halt und Identität
und stärkt das Bewusstsein für die eigene Aufgabe.
(»dhar« – halten)

Eine Tigerin in der Wildnis symbolisiert Kraft, Freiheit und Willensstärke. Als Mutter und Beschützerin ihrer Jungen ist sie eine tödliche Gefahr für alles, was sich ihnen nähert. Sind die Jungen jedoch erwachsen, wendet sie sich ab und streift wieder als freie Jägerin herum. Sie tötet nicht aus Hass, sie verlässt ihre Jungen nicht aus Selbstsucht; ihr Handeln wird geleitet vom Instinkt: Es entspricht völlig ihren wechselnden Aufgaben.

Die Tigerin lebt im Einklang mit ihrem *Dharma*: Sie ist instinktsicher, sie wahrt ihre eigenen Interessen, und sie beurteilt ihre Lage richtig. Die vielen Freiheiten, die hingegen der Mensch genießt, rauben ihm ein Stück seiner Instinktsicherheit; seine Wahrnehmung der eigenen Interessen wird getrübt; er beurteilt seine Lage falsch. So werden beispielsweise die vielen Rechte, die Gesellschaft und Staat ihm einräumen, oft mit einer Selbstverständlichkeit beansprucht, als seien das Privatrechte. Eine solche Entwicklung ist gefährlich: Sie könnte dazu führen, dass der Mensch alles beansprucht, was ihm rechtmäßig zusteht – unabhängig davon, ob es ihm nützt oder schadet.

So entfernt der Mensch sich von seinen wirklichen Interessen. Sie verschwimmen hinter einem Schleier von Ersatzhandlungen, die Recht und Freiheit ihm bieten. Ein Mann möchte zum Beispiel

Freundschaften knüpfen, doch statt nun auf die Menschen zuzugehen, setzt er sich in eine Veranstaltung, lässt sie passiv auf sich wirken und spricht den ganzen Abend kein Wort. Er hat seine Instinktsicherheit verloren und damit auch die Verbindung zu seinem Ursprung, seiner Identität und zum *Dharma*. Oder nehmen wir das Beispiel einer Frau, die Lehrerin geworden ist, um Kindern etwas beizubringen, und dabei so erfolgreich ist, dass sie zur Schulrätin aufsteigt. Einige Jahre genießt sie ihre Karriere, dann wird ihr bewusst, dass sie sich von ihrem eigentlichen Interesse weit entfernt hat.

Was ist *Dharma*? Das *Dharma* der Sonne ist es, Licht auszustrahlen; die Helligkeit ist ihr Wesen. Das *Dharma* eines Koches ist es, für andere zu kochen. Die Lehrerin vermittelt anderen ihr Wissen, eine Frau wird Mutter genannt, wenn sie ein Kind versorgt. *Dharma* beinhaltet folglich die Fähigkeiten, Eigenschaften oder Aufgaben eines Wesens, durch die es sich selbst unverwechselbar begreift oder von anderen begriffen wird.

Ein Koch wird als solcher begriffen, wenn er seinen Auftrag erfüllt. Weil jener Stern uns Licht schenkt, heißt er Sonne. Indem wir als Lehrerin, Mutter, Nachbar, Freund, Therapeutin handeln und dadurch unserer Aufgabe gerecht werden, wird die entsprechende Identität als Lehrerin, Mutter, Nachbar, Freund, Therapeutin uns Halt geben und schützen. Eine gestärkte Identität motiviert uns, unseren Auftrag zu erfüllen. *Dharma* hält uns aufrecht, wenn wir es aufrechterhalten. Dies ist das Gesetz des *Dharma*.

Wenn *Dharma* missverstanden, missachtet, vergessen oder vernachlässigt wird, erschüttert das unsere Identität, und unser Selbstbewusstsein schwindet; die Folgen sind innere Konflikte. Wenn die Lehrerin ihr Wissen nicht vermittelt, wird ihr Selbstwertgefühl als Lehrerin geringer. Wenn die Mutter eines erwachsenen Kindes ihre Aufgabe nicht neu definiert, wird sie ihr Selbstwertgefühl als Mutter in Frage stellen. Wenn der Koch versäumt, für andere zufrieden stellend zu kochen, schwächt sich sein Selbstwertgefühl als Koch. Und wenn die Sonne ihre Lichtkraft einbüßt, wird sie nicht länger als Sonne verehrt. Das *Dharma* eines jeden Wesens verpflichtet es zur Erfüllung der ihm gemäßen Aufgaben.

Wie finden wir unser *Dharma*? Wie finden wir die für uns richtigen Aufgaben, so dass unsere Identität gestärkt wird? *Dharma* muss erfühlt werden, und zwar durch Handeln. Durch bewusstes, eigenverantwortliches Handeln lernen wir, im Laufe der Zeit unser *Dharma* intuitiv zu erkennen. So »erhandeln« wir gewissermaßen unsere Identität. Das heißt, wir sollten die Handlungen, von denen diese Identität abhängt, bewusst, überzeugt und einverstanden ausführen; und wir sollten bereit sein, für die Folgen dieser Handlungen einzustehen. Wer so handelt, kann das *Dharma* auch in beruflichen Aufgaben und Tätigkeitsfeldern finden, die sonst nur mit Titel, Stellung oder Gehalt verbunden sind.

Wer jedoch glaubt, dass er zuerst die richtigen Aufgaben finden müsse, um überhaupt tätig zu werden, wird sich nie entwickeln. Das ist so, als wenn man sagte: »Ich zeuge und empfange nicht, weil ich nicht weiß, was aus dem Gezeugten und Empfangenen wird.« Sich für die richtige Aufgabe zu entscheiden, ist zwar wichtig, aber nur diejenigen können sich entscheiden, die auch eine Wahl haben. Erst wenn wir auch die »falschen« Aufgaben annehmen und zur Tat schreiten, werden wir unter all denen, die wir angenommen und ausgeführt haben, die für uns richtigen erkennen können. Nur wenn wir Verantwortung für all unsere Handlungen übernehmen, ob richtige oder falsche, werden wir Selbstsicherheit erlangen. Auf diese Weise wird die angeborene Fähigkeit wachsen, die richtigen Aufgaben allmählich instinktiv und bewusst zu erkennen. Das eigene *Dharma* wird sich offenbaren, das Selbstbewusstsein wird gestärkt.

Führt aber das Annehmen der »falschen« Aufgaben, also der Aufgaben, die uns wesensfremd sind, nicht zu Schuldgefühlen? Nein, denn nur die Aufgaben verursachen Schuldgefühle, die wir zwar ausführen, aber deren Auswirkungen wir nicht verantworten wollen, nicht jene, die wir als »falsche« Aufgaben empfinden. Leider verweisen die meisten Religionen auf eine festgelegte Verantwortung für vorgegebene Aufgaben. Wenn wir diesen nicht nachkommen, weil wir uns fremdbestimmt wähnen, bekommen wir Schuldgefühle, als hätten wir gegenüber einem »Gläubiger« Verstöße zu verantworten. Die Eigenverantwortung kann jedoch nicht von übergeordneten Gesetzen abgeleitet werden; sie ist stets im Wandel und von Zeit, Raum, Situation und vor allem von unserer Eigenart abhängig. Schuldgefühle dieser Art haben nichts mit unserer Eigenverantwortung zu tun. Wenn wir dem *Dharma* gemäß handeln, sind wir ohne Schuld. Wir lernen, unseren Auftrag im Leben zu erkennen, und werden motiviert, ihn zu erfüllen. Statt Schuldgefühle bekommen wir Selbstbewusstsein.

Leiden unsere Gefühle für andere Menschen und dadurch unsere Beziehungen zu ihnen nicht, wenn wir dem *Dharma* gemäß eigenverantwortlich handeln? In unserer heutigen Zeit wird das Gefühl höher bewertet als die Verantwortung; das ist jedoch falsch. Gefühle, die der Mensch nicht verantworten will, werden sich nie erfüllen. Wer Verantwortung in der Liebe scheut, wird nie Liebe finden. Und wer sich ängstigt vor den Folgen seiner Handlungen, wird diese Angst nie überwinden. Insofern haben Ursache und Wirkung von Gefühlen mit Verantwortung zu tun. Wenn die Gefühle dem *Dharma* entsprechen, sind sie im Einklang mit dem Instinkt und können die Beziehung positiv beeinflussen. Wenn die Gefühle dem *Dharma* widersprechen, werden sie hingegen die Beziehung stören.

Verkennen wir den Zusammenhang von Gefühl und Verantwortung, verlieren wir das Gespür dafür, was unser *Dharma* ist und welche Rolle wir zu spielen haben. Eine Rolle zu spielen heißt nicht zu schauspielern, sondern die eigenen Aufgaben spielerisch – wie in einer Rolle – zu erfüllen. Das bewusste Rollenspiel, welches unserem *Dharma* entspricht, stärkt die Intensität der Gefühle oder der Beziehung. Die Verwechslung der sozialen Rollen kann die Beziehung hingegen erheblich stören: Zum Beispiel könnte unsere Identität als

Eltern geschwächt werden, wenn der Mensch, in dem wir instinktiv Kind und Kumpel sehen, uns nur als Kumpel antwortet und nicht als Kind. Und wenn ein Kollege Chef und Freund ist, könnte es uns unglücklich machen, von einem Freund ermahnt zu werden.

Wenn wir im Einklang mit dem Dharma handeln, werden wir unausweichlich unsere Berufung finden unter den vielen äußerlich spürbaren Aufgaben im Leben; werden dahin gelangen, wo Handeln und Denken eine Einheit bilden. Diese Uraufgabe, *Svadharma*, ergibt sich durch unser Menschsein. Menschsein bedeutet, die Sehnsucht nach innerer Freiheit zu hegen und so zu handeln, dass die innere Freiheit in Erfüllung geht. Wer zu *Svadharma* findet, dem schenkt es unerschütterliches Selbstbewusstsein.

Einführung in die Yogatechnik: Üben für die Wirbelsäule

Das Üben entfernt Blockaden und bringt das Wesentliche zum Vorschein. Dieser Prozess, durch den die inneren Gesetze sich offenbaren, ist Yoga.
(Yoga Sutra II. 28)

Durch Yoga entdecken wir verlernte innere Gesetze des Körpers. Diese Gesetze gelten sowohl im Alltag als auch beim Üben von Asanas. Auch ergänzen und beeinflussen sich Übung und Alltag gegenseitig. Deswegen ist das Erlernen von Yoga nur dann sinnvoll, wenn das Erlernte in den Alltag integriert wird. Wenn sich tagtäglich zeigt, dass unsere Lebensqualität besser geworden ist, dann können wir sagen: Wir üben Yoga richtig.

Andererseits beeinflusst die Art und Weise, wie wir uns im Alltag verhalten und wie wir in vielerlei Lebenssituationen mit dem Körper umgehen, die Yogapraxis in starkem Maße. Leider machen wir jedoch im Alltag mit unserem Körper vieles verkehrt: Wir üben Gewalt auf den Körper aus, missachten und überhören ihn. Viele einfache Körpergesetze haben wir verlernt. Wir haben falsche Verhaltensmuster, fehlerhafte Haltungen und Bewegungsabläufe verinnerlicht, die sich auf unsere Asana-Übungen übertragen. Deshalb ist es wichtig, Grundregeln zu befolgen, die sich an der Natur des Körpers orientieren.

Die erste und wichtigste Grundregel betrifft den Umgang mit dem Rücken. Für jedes Gebäude ist das Fundament das Wichtigste. Selbst wenn das Dach einstürzt, bleibt das Fundament stehen. Für den Körper ist die Wirbelsäule bzw. der Rücken das Fundament. Deswegen gilt ihr zunächst unsere ganze Aufmerksamkeit. Wenn Sie Asanas üben, achten Sie darauf, dass der Rücken das Körpergebäude trägt, nicht die Hände, Knie, Füße, nicht der Hals und auch nicht die Augen, Wangen, Finger. Der Rücken hat die Kraft, die Verantwortung und natürlich auch die Fähigkeit, diese Aufgabe zu übernehmen. Dies ist sein *Dharma*.

Wie kann diese Regel umgesetzt werden? Wenn ich zum Beispiel sitze und schreibe, brauche ich Kraft im Rücken. Ich kann lange sitzen, aber irgendwann werde ich müde. Warum? Weil der Rücken nicht genügend Kraft hat und die Arbeit von Knie und Nacken, Finger und Fuß geleistet wird. Gewiss, sie alle unterstützen ein wenig die Stabilität dieser Haltung, aber die Hauptarbeit muss vom tragenden Element geleistet werden, vom Rücken. Vor allem muss die Kraft von der Rückenmuskulatur kommen, um den Körper aufrecht zu halten. Sonst verspannen sich Nacken, Arme oder Knie. Dabei können Hals-, oder Kopfschmerzen, Knie- oder Fußgelenkschmerzen auftreten; möglicherweise verspüren Sie auch einen Druck in den Augen. Durch unsere Yogapraxis können wir lernen, wie wir die Beteiligung der Körperteile vermeiden, die für die jeweilige Tätigkeit unnötig sind.

Nehmen wir die ganz einfache Haltung *Tadasana*: Falsch ist es, wenn Sie so in die Position gehen, dass die Hauptarbeit von den Füßen, Zehen und Händen geleistet wird und Nacken und Schultern steif gehalten werden, damit der Körper stabil bleibt. Richtig ist es hingegen, wenn die Aufmerksamkeit der Wirbelsäule gilt und die Bewegung vom Rücken ausgeht. So erreichen Sie eine viel bessere Haltung. Für völlig Ungeübte mag der Unterschied vielleicht nicht spürbar sein; doch der Anblick lässt deutlich erkennen, ob die Haltung stimmig und ruhig oder verkrampft und erzwungen ist.

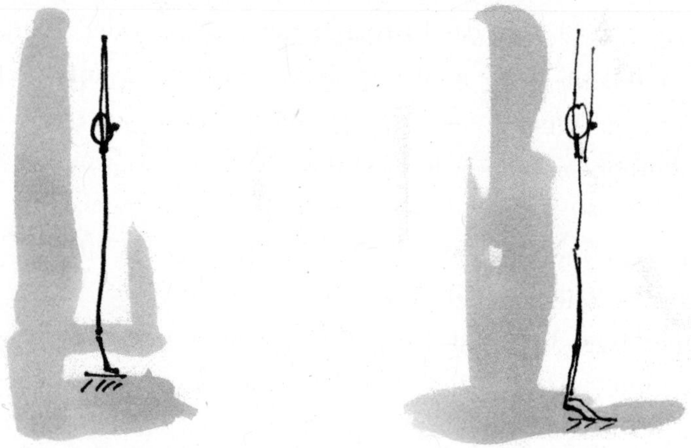

Folgendermaßen kann diese Haltung geübt werden: Stellen Sie sich so hin, dass die Füße etwa hüftbreit leicht auseinander stehen; dann bewegen Sie die Arme seitlich nach oben, während Sie die Fersen vom Boden heben. Vermeiden Sie es, den Kopf zu bewegen. Mit den Augen fixieren Sie am besten einen Punkt, so steht der Körper stabiler. Dann senken Sie langsam die Fersen zum Boden, während die Arme seitlich in die Ausgangsposition zurückkehren. Nehmen Sie auf diese Weise langsam die Position ein; lösen sie sie dann langsam wieder auf. Nehmen Sie die Arme nur so weit hoch, dass die Schultern nicht überanstrengt werden. Achten Sie auch darauf, dass die Bewegung nicht »holprig«, sondern gleichmäßig ausgeführt wird.

Die Hände müssen sich nicht berühren. Wenn die Arme zu weit nach hinten gehen, neigt der Schulterbereich dazu, sich zu verspannen: Der Rücken wird instabil, die Bauchdecke angespannt, der Atem wird blockiert. Damit geht auch die Gelassenheit in der Haltung verloren. Die Füße müssen nicht bis zu den Zehen angehoben werden. Wichtig ist eher, dass keine Kraft vergeudet wird. Je mehr zum Beispiel die Wadenmuskulatur sich anspannt, desto weniger arbeitet der Rücken. Auch dürfen die Kniekehlen nicht überdehnt werden.

Die zweite Grundregel betrifft ebenfalls die Wirbelsäule: Wichtig ist, sie im Lot zu halten; das Körpergewicht sollte in der Grundhaltung gleichmäßig auf den Füßen verteilt sein. Achten Sie auf diese Grundhaltung, *Samasthiti*, noch bevor Sie die Arme heben; sonst sind Rücken und Bauch leicht nach hinten bzw. vorn gebeugt. Dadurch kommt aber das Gewicht mehr auf die Ballen oder Zehen. Stimmt die Gewichtsverteilung nicht, dann ist zumeist die Grundfläche nicht waagerecht. Versuchen Sie, das Gewicht gut zu verteilen. Die Ursache für Hohlkreuz, Körperanspannung oder dafür, sich zu weit nach vorne zu lehnen, kann an einer falschen Gewichtsverteilung liegen. Die ideale und richtige Haltung beim Stehen ist allerdings nur subjektiv zu empfinden; sie ist abhängig vom Körperbau eines jeden Übenden.

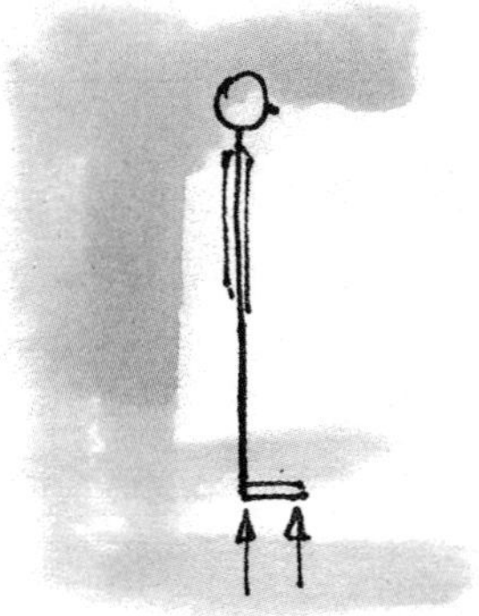

Auch die dritte Grundregel bezieht sich auf die Wirbelsäule: Was mache ich, wenn ich mich beuge oder nach vorne bücke? Wie wirkt sich das auf den Rücken aus? Und welche Regeln muss man hier beachten – im Alltag und in der Asana-Praxis?

Der untere Teil des Rückens ist stabiler und fester, somit maßgeblicher für den Halt des Körpers als der obere. Das ist ähnlich wie bei einem Gebäude. Wenn wir uns nach vorn beugen, beginnen wir mit dem unteren Teil, die Arme und der Kopf folgen langsam. Auf diese Weise kann uns der stärkere Teil Halt für den Körper im Prozess des Beugens geben. Sie bücken sich beispielsweise, um Schuhe anzuziehen. Wenn Sie so hinuntergehen, dass der untere Teil des Rückens die Führung übernimmt, der Brustkorb und dann der Kopf allmählich folgen, trägt der stärkere Teil des Rückens die Beuge und wird gedehnt. Wenn Sie nicht ausreichend geübt sind, sollten Sie hierbei selbstverständlich die Knie beugen. Wichtig ist, dass der untere Teil des Rückens die Führung übernimmt.

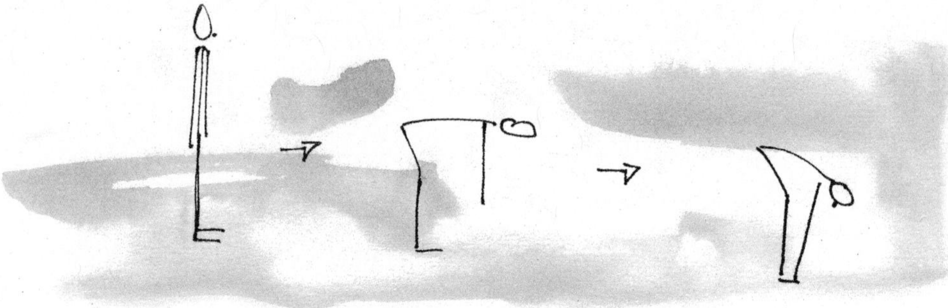

Haben Sie sich aber angewöhnt, beim Schuhe anziehen den Kopf zu beugen, weil Sie ja nur die Hände und die Augen dafür benötigen, werden Sie im Lauf der Zeit Probleme bekommen. Auf diese Weise wird nämlich zuerst der Hals- und der Brustwirbelbereich gedehnt. Da die Halswirbelsäule empfindlich und die Brustwirbelsäule von Natur aus etwas gerundet ist, wirkt diese naturwidrige Beugungsweise belastend für den Rücken. Der untere Teil des Rücken, der seine Rundung und Dehnungsfähigkeit im alltäglichen Tun entwickelt, verliert diese Möglichkeiten und damit auch die Fähigkeit, Kraft zu entwickeln; Sie werden im Lauf der Zeit steif.

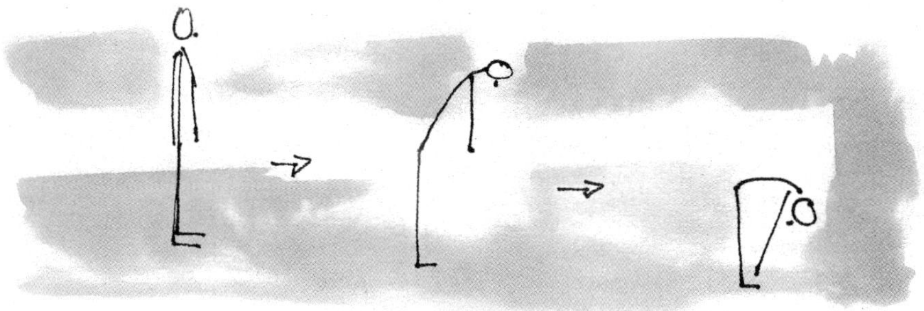

Beim Aufrichten bewegen wir uns in der umgekehrten Reihenfolge. Die Bewegung wird vom Kopf angeführt, der Rücken folgt. Nachdem Sie die Schuhe angezogen haben, richten Sie sich auf, indem Sie den Kopf heben, während Brust- und Bauchraum sich allmählich aufrichten. So kommt die Rückenmuskulatur schrittweise aus der Dehnung heraus und kann die große Aufgabe des Körperhebens meistern.

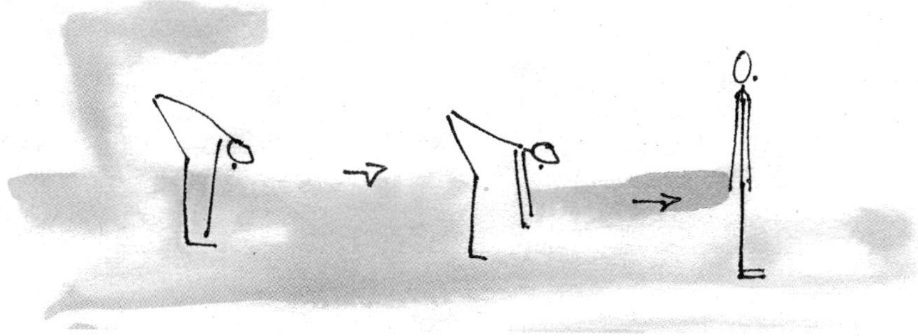

Bewegen Sie sich hingegen zuerst mit dem gedehnten unteren Teil des Rückens nach oben, könnte das zu Rückenschmerzen führen. Bei einem Menschen mit müdem Rücken und vollem Bauch könnte sogar ein Hexenschuss oder Ähnliches die Folge sein. Denn im gedehnten Stadium kann die Rückenmuskulatur nicht genügend Kraft entfalten. Um Verletzungen vorzubeugen, wird deshalb allgemein empfohlen, beim Heben einer Last in die Knie zu gehen; so richtet sich der Rücken gezwungenermaßen zuletzt auf. Diese vereinfachte Weise des Beugens und Aufrichtens wird wichtig für Menschen, deren Rücken etwas steif ist.

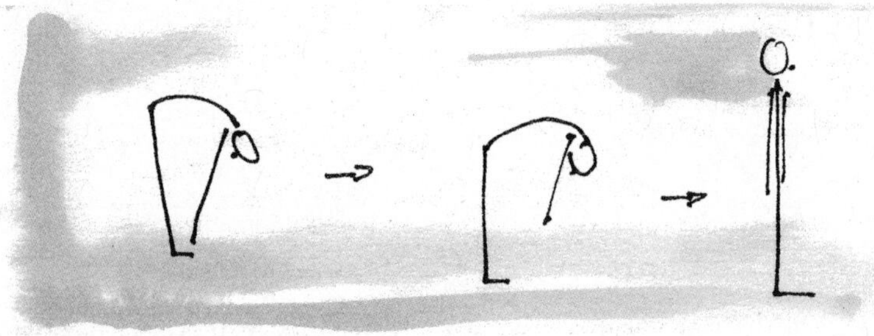

Wenn Sie sich aus dem Stand vorbeugen, wenn Sie also *Uttanasana* üben, führen Sie erst die Arme vor dem Körper hoch, warten einen Augenblick und fangen dann an, den unteren Teil des Rückens zu beugen. Das gelingt, wenn Sie sich mit dem Gesäß ein wenig zurückbewegen und die Knie leicht beugen.

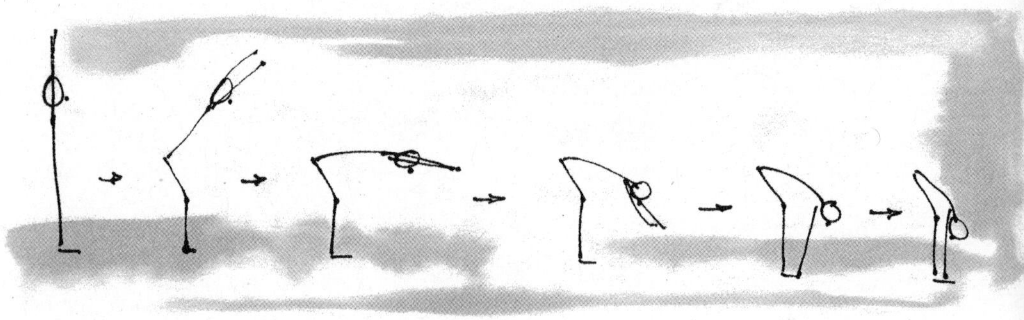

Zuerst beugen Sie den Rumpf nach vorne. Langsam senken Sie dann die Arme, damit sich der Brustraum »schließt«; zum Schluss den Kopf. Beugen Sie die Knie so weit, dass Sie bequem und fließend nach unten kommen. Bleiben Sie einen Augenblick in der Endhaltung. Beim Aufrichten übernimmt der Kopf die Führung. Heben Sie erst den Kopf und im Verlauf des Aufrichtens die Arme; Körper und Knie folgen. Die Armbewegung sollte rechtzeitig einsetzen, so dass der Kopf nicht zu sehr in den Nacken gelegt wird. Falls Sie Probleme mit dem Rücken haben, können die Arme seitlich nach oben geführt werden.

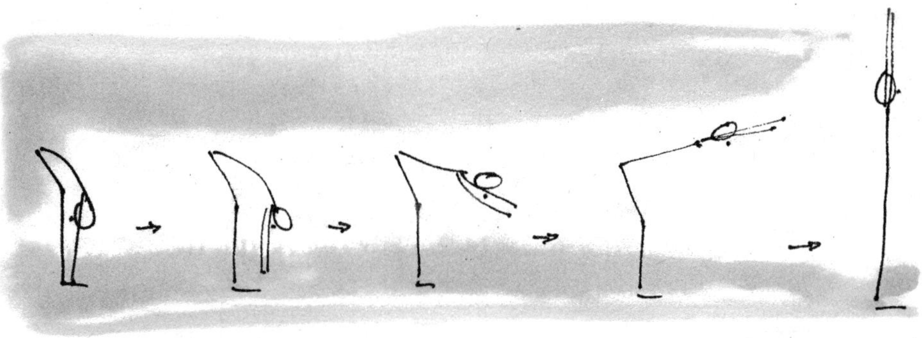

Die vierte zentrale Regel für die Yogapraxis betrifft den Atem. Der richtige Atem unterstützt die Bewegung der Wirbelsäule. Die zwei Komponenten des Atems, die Einatmung und die Ausatmung, entsprechen den zwei Bewegungen des Körpers, dem »Öffnen« und dem »Schließen«. Ein ruhiges, langes Ausatmen bewirkt, dass Bauch-, Brust- und Schulterraum sich »schließen«, sich also zurückziehen. Bei einem langsamen und langen Einatmen »öffnen« sich Schulter-, Brust-, und Bauchraum, sie weiten sich also nach und nach. Eine solche Aus- und Einatmung wird sich einstellen, wenn der Atem lang und gleichmäßig wird. Dieser langsame Fluss des Aus- und Einatems findet seine Entsprechung in der Art und Weise, wie wir uns beugen und aufrichten. Wenn wir uns vorbeugen, verbinden wir das immer mit einem ruhigen und langsamen Ausatmen, wobei der untere Bauchbereich sich zunächst »schließt«, während Zwerchfell- und Brustbereich sich langsam zurückziehen. Während wir uns aufrichten, atmen wir gleichmäßig und langsam ein, Schulter-, Brust- und Bauchraum weiten sich allmählich. So entspricht die Bewegung des Körpers der des Atems.

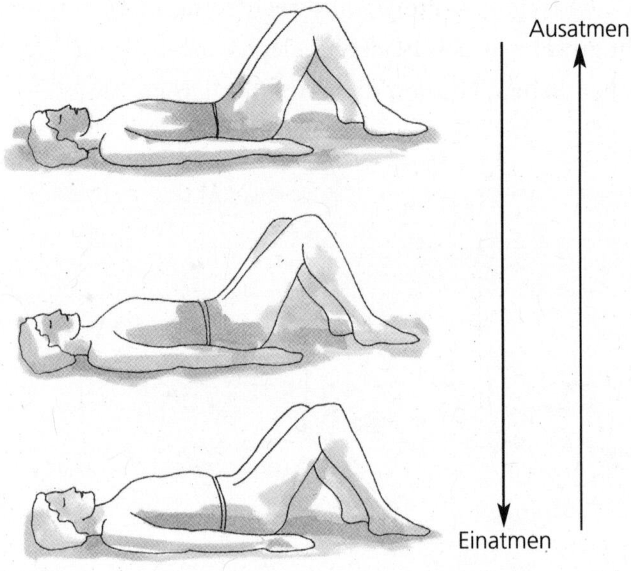

Durch eine solche Verbindung von Bewegung und Atmung werden Ein- und Ausatmung gleichmäßiger, langsamer und tiefer. Der Atem unterstützt uns, so dass wir den Körper leichter in die jeweilige Position führen können.

Als Demonstration soll die Haltung *Cakravakasana* dienen. Die Ausgangshaltung hierfür ist *Vajrasana*, der Fersensitz, wobei das Gesäß auf den Fersen liegt und der Kopf am Boden. Beim Einatmen heben Sie zunächst den Kopf, dann bewegen Sie Ellbogen und Hüfte nach vorne. Im Verlauf der Bewegung heben Sie ein Bein so hoch, dass der

Körper zentriert bleibt und in die Endhaltung kommt, wobei er von beiden Händen und einem Bein getragen wird. Achten Sie darauf, mit dem Kopf zu beginnen, erst dann folgen Ellbogen, Hüfte und Bein, so dass sich die Wirbelsäule vom Nacken über den Brustwirbelbereich bis zum unteren Teil des Rückens langsam »öffnet«. Während des Ausatmens winkeln Sie das gehobene Bein an, bewegen Sie sich mit dem Gesäß zu den Fersen, dann mit den Ellbogen und der Stirn zum Boden.

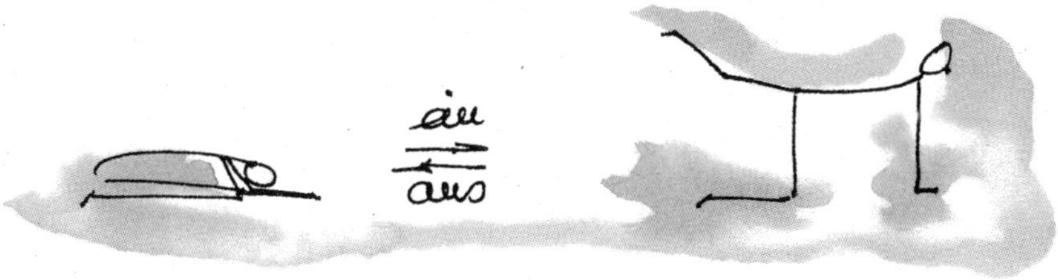

Diese Übungsweise berücksichtigt alle vier genannten Grundregeln der Asana-Praxis. Sie verbinden die Atmung mit den Bewegungen des Rückens und führen die Wirbelsäule auf die richtige Art und Weise in eine Haltung hinein. Dies ist zweifellos die eleganteste Weise, von der Asana-Praxis in die Pranayama-Praxis zu gelangen. *Pranayama* bezeichnet die Atemübungen des Yoga, sie werden üblicherweise im Sitzen, aber auch in der Rückenlage ausgeführt. Das Ziel von *Pranayama* ist es, über den Atem zur inneren Sammlung zu gelangen.

Sequenz 7

Leitmotiv

Wenn Sie sich nach vorne beugen, beginnen Sie die Bewegung immer mit dem unteren Teil des Rückens; der Oberkörper und die Arme folgen langsam; senken Sie zuletzt den Kopf.

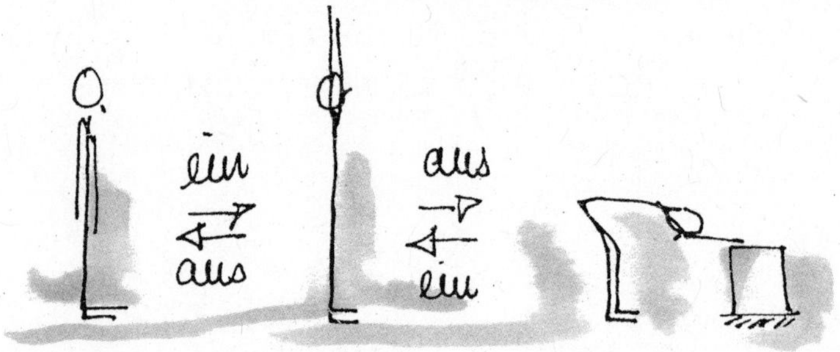

1. • Stand: Arme seitlich am Körper, Füße hüftweit auseinander, Körpergewicht gleichmäßig verteilt, Kopf leicht geneigt.

   • Einatmend heben Sie die Arme und den Kopf hoch.

   • Ausatmend beugen Sie den Oberkörper nach vorne. Die Bewegung beginnt in der Hüfte, im Verlauf beugen Sie die Knie so, dass der untere Teil des Rückens nicht zu rund wird oder schmerzt. Mit den Händen stützen Sie sich leicht auf einen Stuhl.

   6-mal

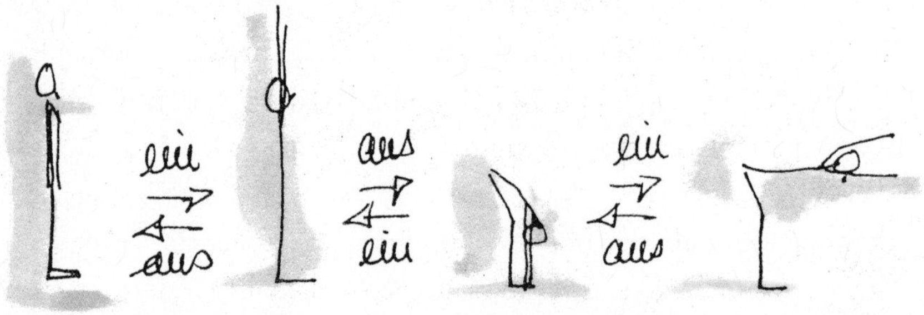

2. • Stand: Füße hüftweit auseinander, Körpergewicht gleichmäßig verteilt, Kopf leicht geneigt.

   • Einatmend heben Sie den Kopf und die Arme hoch.

   • Ausatmend beugen Sie den Oberkörper, von der Hüfte ausgehend, nach unten. Beugen Sie die Knie so, dass der Oberkörper nah an die Oberschenkel kommt. *Bleiben Sie einen Atemzug in dieser Position.*
   • Einatmend richten Sie den Oberkörper auf (vom Kopf beginnend), bis er waagerecht ist. Lassen Sie die Knie gebeugt, so dass der untere Teil des Rückens nicht rund wird. *Verweilen Sie in dieser Position, während Sie langsam und gleichmäßig aus- und einatmen.*

   3-mal

Sequenz 7

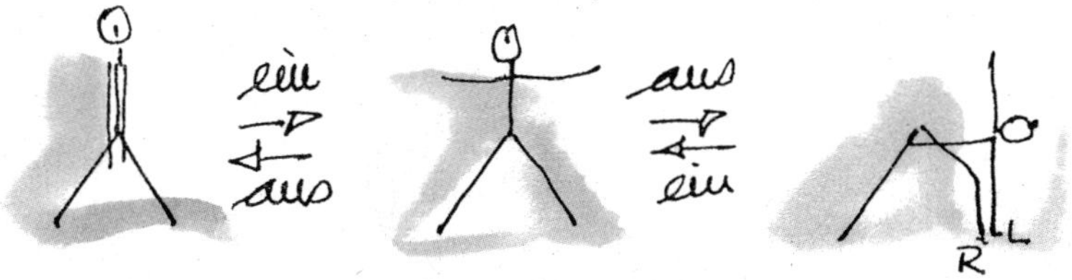

3. • Stand: Beine weit gespreizt, Füße leicht nach außen gedreht, Arme hängen lassen, Körpergewicht gut verteilt, Augen offen.

• Einatmend heben Sie die Arme seitlich hoch, bis sie waagerecht sind. Ziehen Sie dabei die Schultern nicht hoch.

6-mal wechselweise zu jeder Seite

• Ausatmend führen Sie die linke Hand zum rechten Fuß (bzw. die rechte Hand zum linken Fuß), lassen Sie den anderen Arm nach oben gestreckt. Beugen Sie sich erst nach vorne, drehen Sie sich dann langsam im Verlauf des Ausatmens zur Seite. Halten Sie den oberen Arm- und Schulterbereich entspannt, Blick nach hinten.

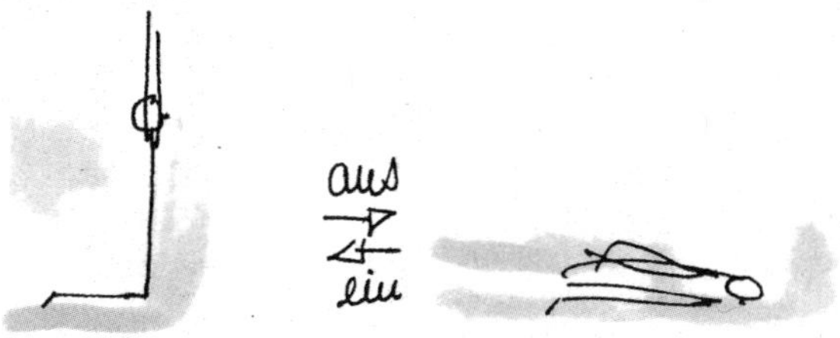

4. • Knien: Oberkörper aufrecht, Knie und Füße hüftweit auseinander, Arme über den Kopf gestreckt.

6-mal

• Ausatmend lassen Sie Ihre Oberschenkel auf den Unterschenkeln ruhen, beugen Sie den Oberkörper (aus der Hüfte) zum Boden, zugleich bewegen Sie die Arme in einer Kreisbewegung zum Rücken.

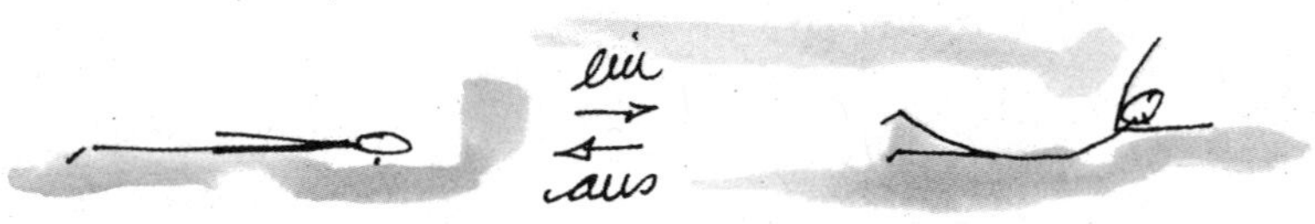

5. • Bauchlage: Wange oder Stirn auf dem Boden, Füße etwas auseinander.

3-mal, wechseln Sie dann das Bein

• Im Verlauf des Einatmens bewegen Sie die Arme kreisförmig nach vorne, heben Sie dabei den Brustkorb, die Arme und ein Bein an. Lassen Sie sich durch langsames, vollständiges Einatmen in die Haltung tragen, ohne die Muskeln unnötig anzuspannen. *Atmen Sie in dieser Position langsam aus und ein.*

Sequenz 7

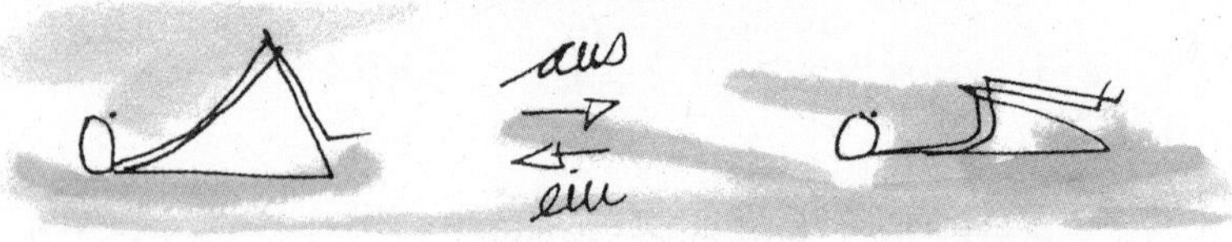

6. • Rückenlage: Knie angezogen und auseinander, Hände auf den Knien.

6-mal

• Im Verlauf des Ausatmens winkeln Sie die Ellbogen so an, dass die Oberschenkel zum Oberkörper bewegt werden.

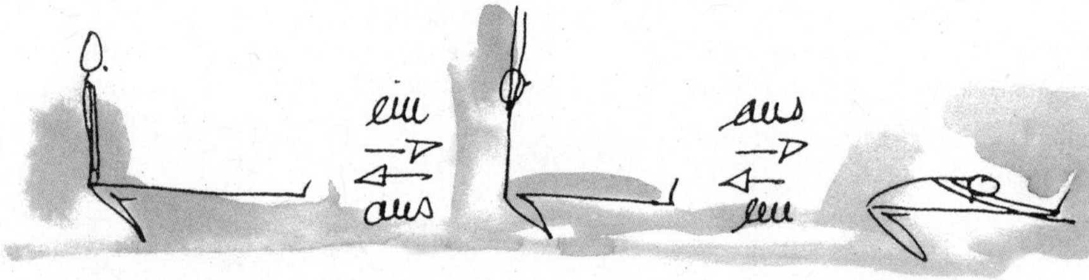

7. • Sitzen: Oberkörper aufrecht, ein Bein angewinkelt, Fuß gegen oder unter den Oberschenkel des anderen Beines (wenn das Bein steif ist, beugen Sie das Knie, um den unteren Teil des Rücken aufzurichten), Kopf gerade. Augen offen.

6-mal, wechseln Sie dann das Bein

• Heben Sie beim Einatmen langsam den Kopf und die Arme hoch.

• Langsam beugen Sie sich beim Ausatmen nach vorne, beugen Sie dabei das Knie so, dass der Oberkörper nah zum Oberschenkel kommt und die Hände neben die Füße.

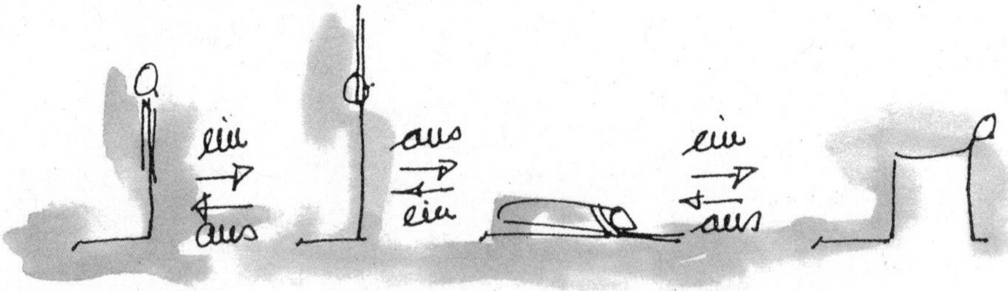

8. • Knien: Oberkörper aufrecht, Knie hüftweit auseinander, Arme seitlich am Körper.

• Langsam, im Verlauf des Einatmens, heben Sie den Kopf und die Arme hoch.

6-mal

• Langsam, im Verlauf des Ausatmens, beugen Sie den Oberkörper (aus der Hüfte) nach vorne. Ellbogen liegen gerade vor den Knien.

• Während Sie langsam einatmen, bewegen Sie sich so weit nach vorne, bis Sie in den Vierfüßlerstand kommen.

Sequenz 7

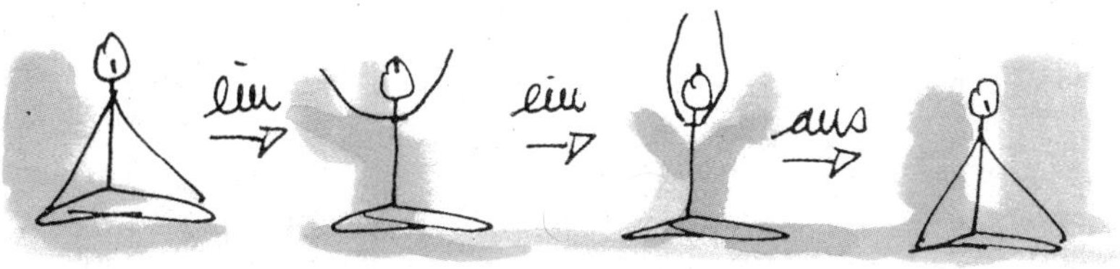

9. • Sitz: Rücken aufrecht, Schultern und Arme entspannt.

• Während Sie langsam einatmen, heben Sie den Kopf und die Arme; die Arme seitlich vom Körper. Schultern locker lassen. *Atmen Sie in der Position langsam aus.*

• Atmen Sie langsam ein, heben Sie die Arme und den Kopf dabei noch höher.

• Während Sie langsam ausatmen, senken Sie die Arme und den Kopf in die Ausgangsposition.

6-mal

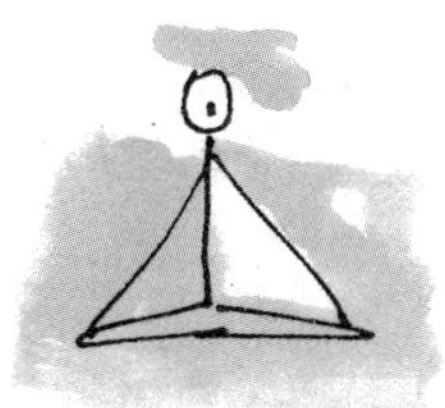

10. • Sitz (Stuhl oder Boden): Oberkörper aufrecht. Atmen Sie mit einem gleichmäßigen feinen Ton im Halsbereich sehr langsam aus und ein. Achten Sie auf die Wirkung der gleichmäßigen Aus- und Einatmung auf die Wirbelsäule.

12 Atemzüge

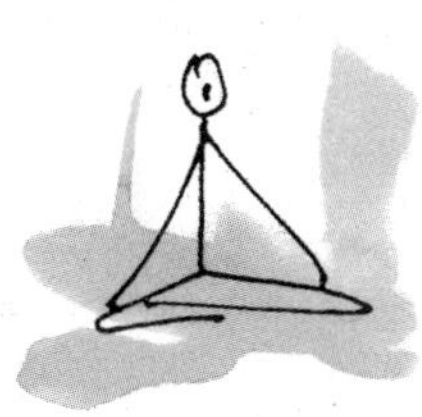

11. • 5 Minuten stillsitzen.

Sequenz 8

Leitmotiv

Wenn Sie sich nach vorne beugen, beginnen Sie die Bewegung immer mit dem unteren Teil des Rückens; der Oberkörper und die Arme folgen langsam; senken Sie zuletzt den Kopf. Wenn Sie sich aus einer Vorbeuge aufrichten, beginnen Sie die Bewegung immer mit dem Kopf; Arme und Oberkörper folgen sogleich; den unteren Teil des Rückens richten Sie zuletzt auf.

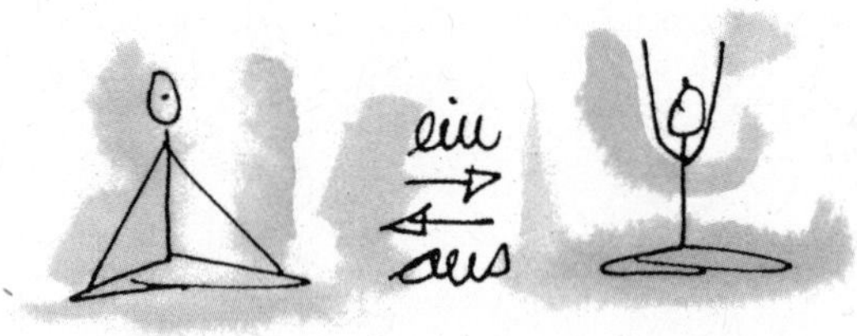

1. • Sitz: Rücken aufrecht, Schultern und Arme entspannt.

• Atmen Sie langsam ein, heben Sie dabei den Kopf und die Arme an.

6-mal

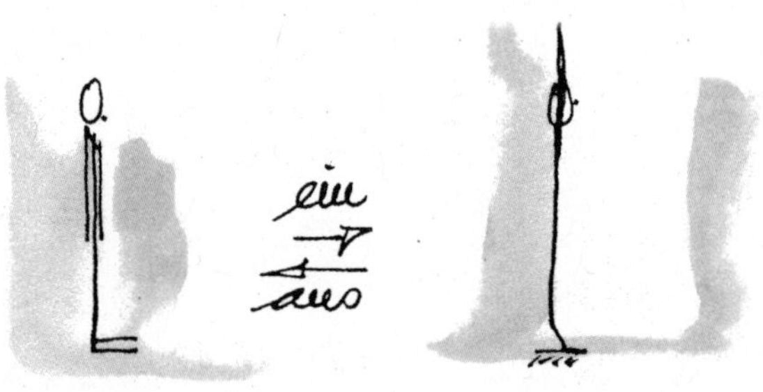

2. • Stand: Körpergewicht gleichmäßig verteilt, Arme seitlich am Körper, Füße hüftweit auseinander.

• Während Sie langsam einatmen, heben Sie zugleich die Arme und die Fersen an; die Arme seitlich vom Körper.

6-mal

Sequenz 8

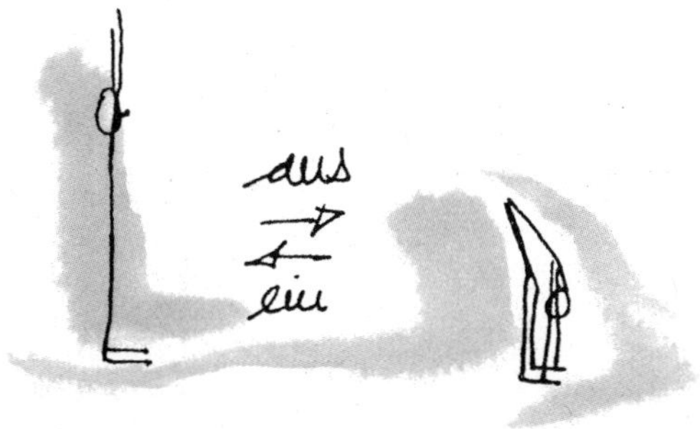

3. • Stand: Füße hüftweit auseinander, Körpergewicht gut verteilt, Arme über dem Kopf gestreckt

3-mal, verweilen Sie dann in der Haltung 6 Atemzüge lang.

• Während Sie langsam ausatmen, beugen Sie den Oberkörper nach unten. Beugen Sie die Knie so, dass der Oberkörper nah an die Oberschenkel kommt. Lassen Sie sich durch langsames, gleichmäßiges Ausatmen in die Haltung hineinführen; zwingen Sie keinesfalls den Körper durch Bein- oder Nackenbewegung in die Position.

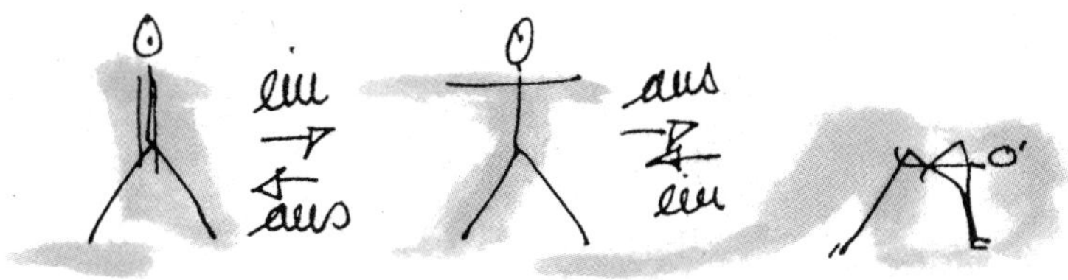

4. • Stand: Beine weit gespreizt, Füße leicht nach außen gedreht, Arme hängen lassen, Körpergewicht gut verteilt, Kopf gerade, Augen offen.

• Atmen Sie langsam ein, heben Sie dabei die Arme seitlich hoch, bis sie waagerecht sind. Ziehen Sie nicht die Schultern hoch.

6-mal, wechseln Sie dann die Seite

• Atmen Sie langsam aus. Führen Sie dabei die linke Hand zum rechten Fuß (bzw. die rechte Hand zum linken Fuß). Führen Sie den rechten Arm (bzw. linken Arm) im Halbkreis auf den Rücken. Beugen Sie sich erst nach vorne, drehen Sie sich dann langsam zur Seite. Halten Sie die Schultern entspannt, Blick nach hinten.

Sequenz 8

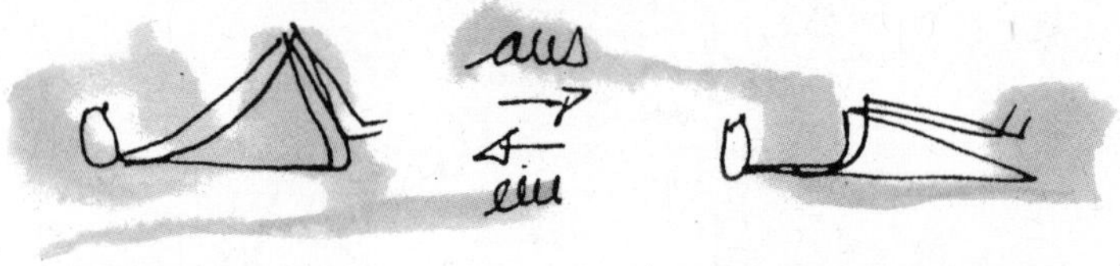

5. • Rückenlage: Knie angezogen und auseinander, Hände auf den Knien.

6-mal

• Langsam ausatmend winkeln Sie die Ellbogen so an, dass die Oberschenkel zum Oberkörper bewegt werden.

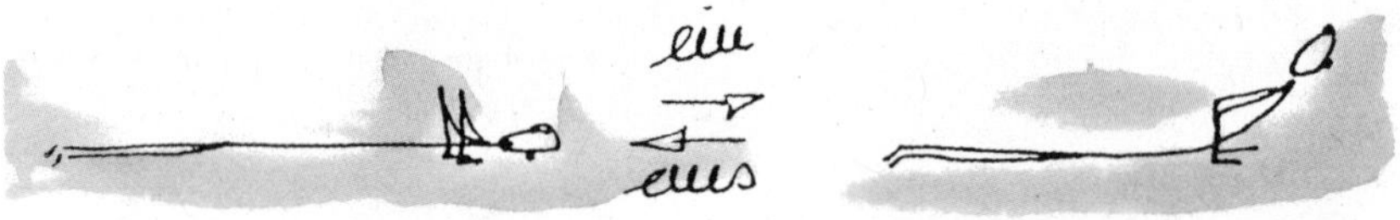

6. • Bauchlage: Oberkörper, Stirn und Handflächen liegen auf dem Boden. Augen geschlossen.

3-mal

• Einatmend heben Sie den Oberkörper an. Lassen Sie sich durch langsames, gleichmäßiges Einatmen in die Haltung tragen, ohne unnötig Muskeln anzuspannen. Stützen Sie sich nicht auf die Hände, halten Sie die Schultern gesenkt. *Atmen Sie in dieser Haltung zweimal langsam aus und ein.*

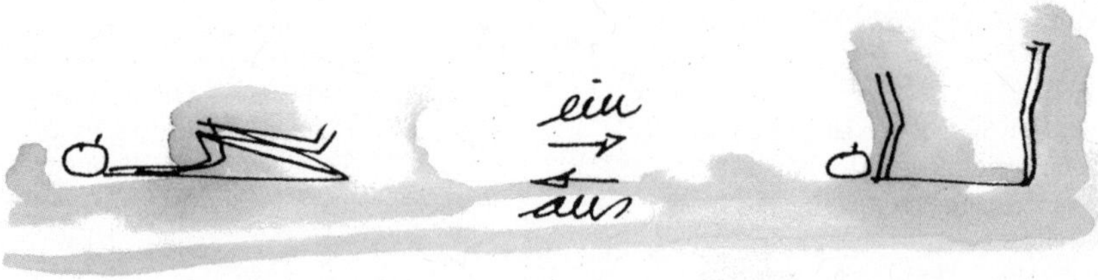

7. • Rückenlage: Knie mit den Händen zum Brustkorb geführt, Ellbogen am Körper. *Verweilen Sie in dieser Haltung einen Atemzug lang.*

6-mal

• Während Sie einatmen, lassen Sie die Knie los, strecken Sie die Arme und Beine nach oben; Hüfte und Schultern sollten auf dem Boden bleiben. *Verweilen Sie in dieser Haltung einen Atemzug lang.*

Sequenz 8

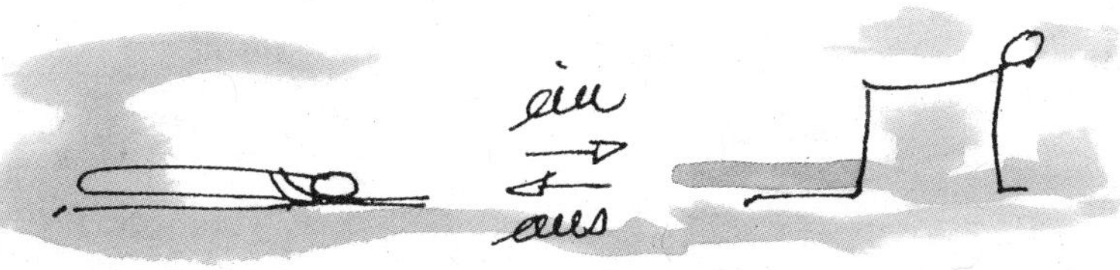

8. • Knielage: Ellbogen liegen gerade vor den Knien; Knie und Füße hüftweit auseinander, Hände schulterbreit.

6-mal

• Langsam, während Sie einatmen, bewegen Sie sich so weit nach vorne (gestützt auf Knie und Hände), bis Sie in den Vierfüßlerstand kommen.

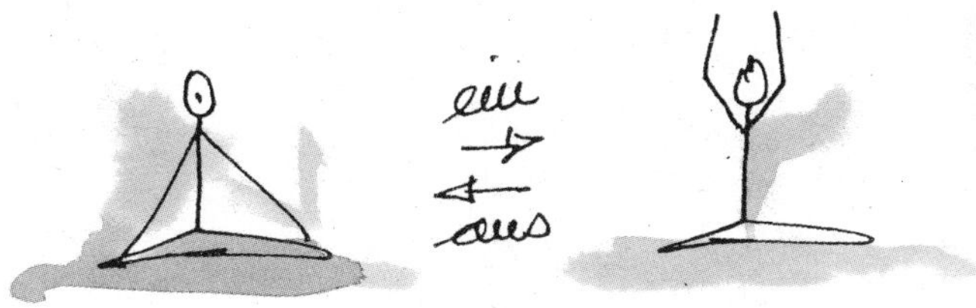

9. • Sitz: Schultern und Arme entspannt, Rücken aufrecht. *Verweilen Sie einen Atemzug lang in dieser Position vor jeder Wiederholung.*

6-mal

• Einatmend heben Sie die Arme und den Kopf an, verweilen Sie einen Augenblick, atmen Sie dann langsam aus, während Sie in die Ausgangsposition zurückkehren.

10. • Sitz: Atmen Sie mit einem gleichmäßigen feinen Ton im Halsbereich ein. Verweilen Sie eine Sekunde. Atmen Sie langsam aus, beginnend im unteren Teil des Bauches – so dass Bauch-, Zwerchfell- und Brustraum sich nach und nach zurückbewegen. Warten Sie eine Sekunde, bevor Sie wieder langsam und gleichmäßig einatmen.

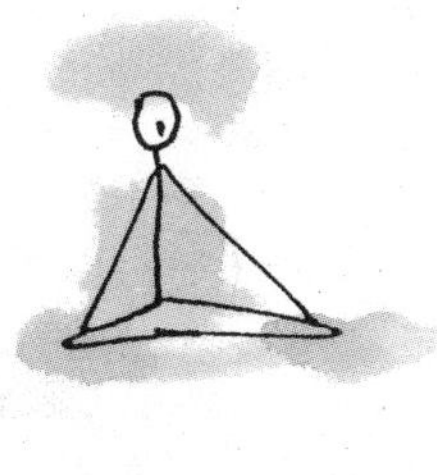

16 Atemzüge

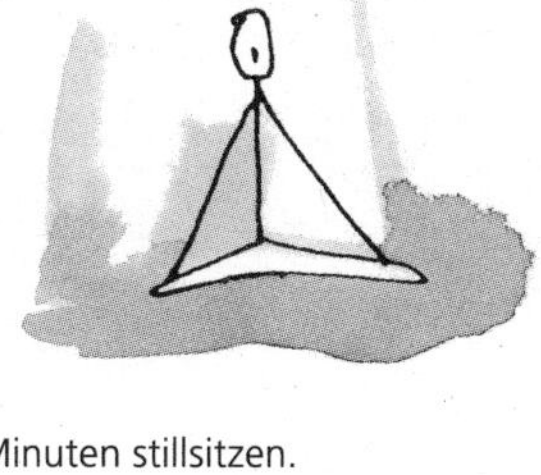

11. • 5 Minuten stillsitzen.

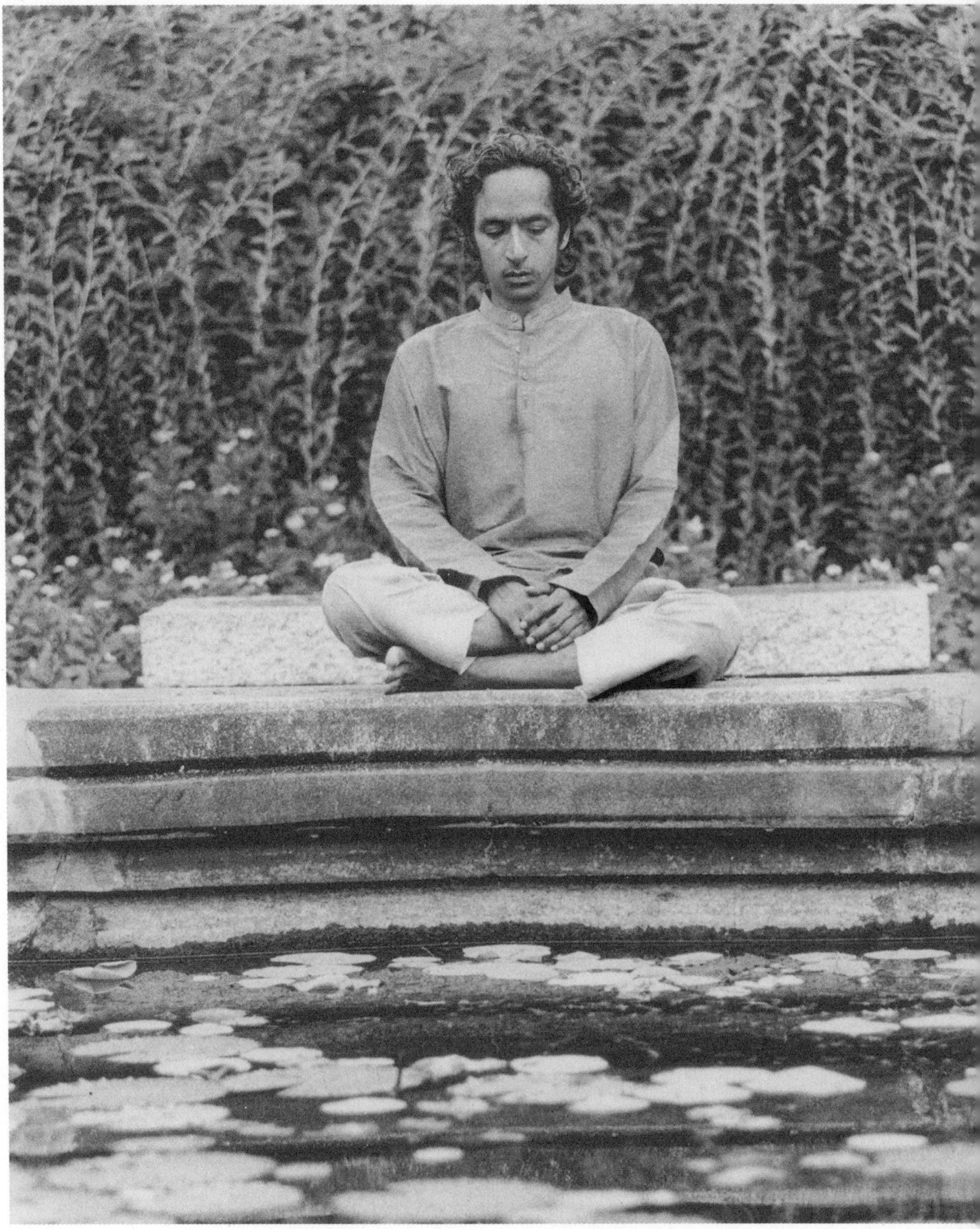

Wo der Geist hingeht, dahin geht auch der Atem; und wo der Atem hingeht, dahin geht auch der Geist.

Fünftes Kapitel

JENSEITS VON SCHULD

Des Brahmanen Traum

In der alten indischen Gesellschaft galt das Betteln als ein angesehener und richtiger Weg für Studierende und Asketen, sich mit dem Notwendigsten zu versorgen. Ein junger Brahmane lernte früh die Enttäuschung kennen, dass sein Vater beruflichen Misserfolg erlitt. Daraufhin wurde er Asket und lebte allein. Er versorgte sich, indem er jeden Morgen betteln ging. An jenem Tag bekam er eine große Portion Getreidemehl geschenkt, viel mehr als er verzehren konnte. Glücklich lief er nach Hause, tat das Mehl sorgsam in einen Krug und hängte ihn vorsichtig über sein Bett. Dann legte er sich zufrieden hin, um zu ruhen. Da fing er an zu träumen.

Heute war ein guter Tag, ich brauche nicht so viel Mehl. Ich könnte daraus Gebäck machen und verkaufen, so könnte ich vom Erlös ein paar Hühner kaufen. Sie werden Eier legen, und die könnte ich verkaufen, um damit zwei Ziegen zu kaufen. Im Verlauf der Zeit werde ich viele Ziegen haben, die ich gegen zwei dicke Kühe tauschen kann. Da wird es viel Milch geben und auch viele Kälber. Mit Milch kann ich leckere Süßigkeiten zubereiten, die ich dann auf dem Markt verkaufe. Das wird bestimmt gut ankommen, und ich werde mit dem Erlös wertvolle Edelsteine kaufen und dem König anbieten, der sie bestimmt für seine Frau haben möchte. Danach kann ich mir bestimmt ein großes Haus mit einem schönen Garten bauen, so dass die reichen Männer mir ihre Töchter zur Heirat anbieten. Ich entscheide mich für die schöne Tochter des Fürsten. Mit ihr werde ich das Leben genießen. Ein Kind wird kommen, und ich werde viel mit ihm spielen. Aber wenn ich müde bin, muss das Kind zu meiner Frau. Falls es nicht gehorcht, gebe ich ihm einen kleinen Fußtritt, träumte der Brahmane und schlug mit seinem Bein in die Luft. Das Bein traf den Krug, der zu Boden fiel und zerbrach. Der Brahmane wurde wach vom Geräusch und schaute umher. Kein Schloss, keine Frau, kein Kind – nur ein zerbrochener Krug und das auf dem Lehmboden zerstreute Mehl.

Grundlagen der Yogalehre: Avidya – Das Trugbild

Avidya ist die Verwechslung der Wirklichkeit mit unserer Vorstellung von ihr.
Avidya ist der Antrieb zu unstimmigen Handlungen,
welche aus falschen Wahrnehmungen kommen.
(Yoga Sutra II. 5, II. 12)
Die Fähigkeit zu unterscheiden ebnet den Weg
zur Freiheit in der Handlung.
(»a« – nicht, »vid« – Gewissheit)

Wie kann ich endgültig aufhören zu leiden und in Freiheit leben? Ist es möglich, sich fortwährend im Zustand des Erfülltseins zu befinden, ohne dass der geringste Schatten eines Leides auf mich fällt? Diese Fragen haben die Menschen aller Kulturen und Zeitalter bewegt.

Was hat die Welt der Materie mit mir zu tun? Ist sie eine große Illusion, die ich ignorieren sollte? Ein Dickicht des Leides, aus dem ich herauskommen muss? Oder das Reich des Glücks, in dem ich schon bin, es aber wegen meiner Verblendung nicht erkenne? Wer die eigenen Triebkräfte und Verhaltensmuster begreifen will, die es ihm erschweren, seine Freiheit zu finden, muss diesen Fragen nachgehen.

Die Welt ist keine Illusion. Das wird durch ein einfaches Beispiel deutlich: Stellen wir uns eine Situation vor, in der wir Hunger haben. Wir betreten einen Raum und nehmen sofort einen Apfel wahr, der unauffällig auf einem Tischchen in einer Ecke liegt. Sind wir hingegen gesättigt, stellt sich die Situation anders dar: Wir durchqueren den Raum und bemerken gar nichts, selbst eine schön gedeckte Tafel übersehen wir unter Umständen. Die Speisen werden nicht wahrgenommen, weil das Bedürfnis nach Essen gestillt ist. Und doch sind sie vorhanden und keine Illusion. Sie können für eine andere Person –

oder auch für die gleiche Person zu einem späteren Zeitpunkt – von großer Bedeutung sein, wenn sie Hunger hat.

Die Wahrnehmung eines Gegenstandes kann uns auch zur Wahrnehmung unseres eigenen Zustandes führen: in diesem Fall des Hungers. Es könnte aber auch vorkommen, dass wir den Apfel wahrnehmen, obwohl wir keinen Hunger haben. Die Wahrnehmung weist uns dann darauf hin, dass eine solche Frucht an jener Stelle zu finden sein wird, sollten wir Hunger bekommen. Die Wahrnehmung der Frucht kann uns aber auch zur Wahrnehmung eines vermeintlichen Hungers führen. In diesem Fall leiten wir aus der Wahrnehmung ein Trugbild unseres Befindens ab. Aber die Wahrnehmung kann den Menschen auch zur Erkenntnis führen, dass der Hunger, den er jetzt wahrnimmt, eine Illusion ist und dass er einer Täuschung unterliegt. Hier leitet der Mensch ein klares Bild seines Befindens aus einem Gegenstand ab. Der Gegenstand steht also immer für sich; es ist der Mensch, der entweder aus diesem Gegenstand ein klares Bild oder ein Trugbild ableitet. Deshalb geht man in der Yogalehre davon aus, dass die Welt der Dinge unabhängig vom einzelnen Menschen existiert und es nur an der Tiefe unserer Wahrnehmung liegt, ob wir sie als Illusion oder Wirklichkeit wahrnehmen.

Eine klare Wahrnehmung motiviert uns zu einer Handlung, die im Einklang mit unserem Befinden steht. Hingegen folgt der unklaren Wahrnehmung eine Handlung, der falsche Erkenntnisse zugrunde liegen und die mit unserem Befinden nicht übereinstimmt. Diese unklare Wahrnehmung, genannt *Avidya*, kann uns dazu führen, dass wir den Apfel essen und genießen, obwohl wir kein wirkliches Bedürfnis danach haben. Wenn wir aber hinterher ein ungutes Gefühl im Magen klar wahrnehmen, sagt das etwas über unsere *Avidya* aus. Diese Sichtweise der Welt sollte uns dazu anregen, nicht nur die Welt, sondern auch unser Selbst wahrzunehmen. *Avidya* kann uns als Mittel und Antrieb dienen, Erkenntnis zu erlangen und uns zu befreien. Schuld daran, dass wir leiden und nicht frei sind, ist jedenfalls nicht die Welt.

Das Leiden wird von etwas anderem verursacht, nämlich unseren Verhaltensmustern. Diese beeinflussen die Ausrichtung und Schärfe der Wahrnehmung. Was sind Verhaltensmuster und wie beeinflussen sie die Wahrnehmung? Um diese Fragen zu beantworten, nehmen wir einige Beispiele, bei denen die Wirklichkeit und unsere Wahrnehmung von ihr nicht miteinander übereinstimmen. Wir verwechseln eine Schlange mit einem Seil und werden gebissen. Jemand lobt unser Kleid, und wir fühlen uns geschmeichelt und von dieser Person anerkannt. Wir leiden unter Rückenschmerzen, setzen uns in einen bequemen Stuhl und meinen, unser Leiden sei behoben. Wir meiden alle bitteren Speisen, weil uns das Bittere an Medizin und daher an Krankheit erinnert. Wir erleben eine für uns ungewohnte Situation, fühlen uns unwohl und bekommen Angst.

Die Verwechslung wird nicht durch die Schlange, das Kleid, den Stuhl, das Bittere oder die fremde Situation verursacht; sie hat ihre Wurzel in uns. Eile und Erwartung lassen uns ein Seil sehen, weil wir es dringend brauchen. Wir sind so sehr ausgerichtet auf unser Aussehen, dass wir ein Lob unseres Kleides als ein Lob unseres Wesens deuten. Weil uns ein bequemer Stuhl hilft, vorübergehend unsere körperlichen Beschwerden zu vergessen, versprechen wir uns Schmerzlinderung oder eine Verbesserung der Haltung durch ihn. Weil die Zeit der Krankheit schmerzlich war, meiden wir alles, was uns an sie erinnert. Und weil für uns ein Gegenstand unbekannt ist, verbinden wir ihn mit Gefahr und Unbehagen. Diese fünf Situationen sind Beispiele für *Avidya* und ihre vier verschiedenen Formen – *Asmita* (Selbstsucht), *Raga* (Gier), *Dvesa* (Abneigung) und *Abhinivesa* (Angst).

Avidya ist wie ein Schleier, der über der Erkenntnis liegt; sie führt zu blinden Handlungen, die sofort oder zu einem späteren Zeitpunkt bereut werden. Wenn wir das gleiche irrtümliche Handeln mehrmals wiederholen, machen wir daraus eine Gewohnheit, oder genauer gesagt, *Avidya* verselbständigt sich im Laufe der Zeit zu einer Triebkraft, die schon zum Zeitpunkt des Wahrnehmens unser Verhalten bestimmt. Dann fällt es uns schwer, unbeeinflusst wahrzunehmen, geschweige denn zu handeln. Wir verlieren unsere Erkenntnisfähigkeit in einem Nebel von unbewusster Unaufmerksamkeit. Wir sind uns der *Avidya* nicht bewusst und finden keinen klaren Weg für richtiges Handeln.

Die Wirkung von *Avidya* ist manchmal wie ein Schlangenbiss, das heißt, der Irrtum kann sofort bemerkt werden. Die tiefe Klarheit über den Irrtum und den Zustand des eigenen Befindens ist reinigend, denn sie bildet das Gegengewicht zu *Avidya* und gibt uns die Kraft, frei und unbeeinflusst zu handeln. So kann ein Wiederholen der Verwechslung vermieden werden. Eine oberflächliche Wahrnehmung des Irrtums wird kein Gegengewicht zu *Avidya* bilden, sondern die Angst stärken, beim nächsten Mal könnten wir wieder die Schlange mit einem Seil verwechseln.

Oft ist aber die Wirkung von *Avidya* so geringfügig oder subtil, dass der Mensch sie erst gar nicht bemerkt und später nicht mehr unmittelbar bis zur verursachenden *Avidya* zurückverfolgen kann. Diese Unklarheit bewirkt, dass der Mensch stetig an den Folgen der alten *Avidya*-Handlung zu leiden hat. Sie hindern ihn daran, frei und unbeeinflusst zu handeln, und so geht er bei der nächsten Gelegenheit wieder unbewusst und unaufmerksam vor. Dadurch verselbständigt sich sein Verhalten, bei dem alte Fehler neue Fehler nach sich ziehen und das Wiederholen eines Irrtums vorbestimmt ist. Es handelt sich hier nicht um eine unbestimmbare Schuld oder um die Macht des Schicksals, die den Menschen zu Taten treibt, die er nicht verantworten möchte. Es geht hier um die Ohnmacht des eigenen Geistes, klar wahrzunehmen, aus der klaren Wahrnehmung des Äußeren den inneren Zustand zu erkennen und dann entsprechend zu handeln.

Trotz dieser Ohnmacht und Unfähigkeit begleitet den Menschen ein unbewusstes Wissen über seine *Avidya* wie eine beunruhigende Erinnerung. Es äußert sich als Unbehagen, als Missbehagen über die mangelhafte eigene Aufmerksamkeit. Wir können nicht ruhen, bevor wir uns nicht Klarheit über unseren Irrtum verschafft haben. Dies bewegt uns, uns unsere Fehler einzugestehen, und dadurch eröffnet sich uns die Möglichkeit, falsches Handeln zu korrigieren. Wenn wir der Unfähigkeit des Geistes, klar und richtig zu sehen, widerstehen und achtsam handeln, gelingt uns die Selbstreinigung, ansonsten verstärkt sich *Avidya*.

Achtsames Handeln führt zum richtigen Handeln. Dies kann nur durch langes, bewusstes Üben erreicht werden, denn die Spuren vergangener Unachtsamkeit täuschen uns Achtsamkeit vor. Der geschulte achtsame Umgang mit dem Körper, dem Atem, unserem Verhalten und unserem Geist sind das Übungsfeld. Das Üben der Achtsamkeit ermöglicht uns, den Zusammenhang zwischen unserem Befinden und den Handlungen, die zu diesem Befinden geführt haben, zu sehen.

Das ist der Anfang eines Weges, der die Verbindung herstellt zwischen *Avidya* und dem Leiden. Ziel ist es, die eigene Kraft zu spüren, die eine Veränderung bewirken kann. Das unbestimmbare Schuldgefühl kann sich dadurch in ein konkretes Gespür für das Ursache-Wirkung-Prinzip im eigenen Leben wandeln. Die Motivation, eigenverantwortlich zu handeln und selbst für die Heilung zu sorgen, kann wachsen.

Zusammenfassend lässt sich sagen, dass die Welt als Mittel partnerschaftlich auf unserer Seite steht und uns an die Aufgabe erinnert, unsere Fragen zu lösen. Wir müssen sie auf eine Weise wahrnehmen, die uns zur Befreiung aus dem Irrweg führt. Es liegt an uns, den Antrieb und den Mut zu haben, unsere Situation zu verändern. Was uns daran hindert, ist weder die Welt noch unsere Schuld – was wir irrtümlich oder unaufmerksam getan oder gelassen haben – sondern das, was wir heute nicht tun oder lassen.

Einführung in die Yogatechnik: Die Kunst der Atemregulierung – Pranayama

Die Praxis von Pranayama löst die Schleier,
die den Geist umgeben. Dadurch wird der Geist fähig zur Sammlung.
(Yoga Sutra II. 52, II. 53)

Wenn der Mensch auf die Welt kommt, gleicht sein Körper einem aufgezogenen Uhrwerk, sagt die Lehrschrift von Nathamuni, *Yogarahasya.* Ein entspannter und gesunder Atemvorgang dauert beim Menschen im Durchschnitt vier Sekunden, so atmen wir 21 600 Mal am Tag. Bei diesem ausgeglichenen Rhythmus ist, so heißt es, das Uhrwerk erst in hundert Jahren abgelaufen. Gute Atmung zahlt sich also in Lebensdauer aus!

Das menschliche System ist ein ganzheitliches System. Alle Abläufe in diesem System wirken als Einheit. Bei einem Fahrzeug bilden die Bewegungen des Lenkrads, des Motors und der Räder eine Einheit. Ähnlich wirken auch beim Menschen Denken, Psyche, Kreislauf, Atmung, Verdauung, Grob- und Feinmotorik als Einheit. Wenn eine dieser Funktionen in Richtung Trägheit tendiert, werden andere auch in diese Richtung mitgezogen, also träge. Und wenn eine in Richtung Erregung geht, gehen auch die anderen Funktionen in diese Richtung, sie werden also erregt.

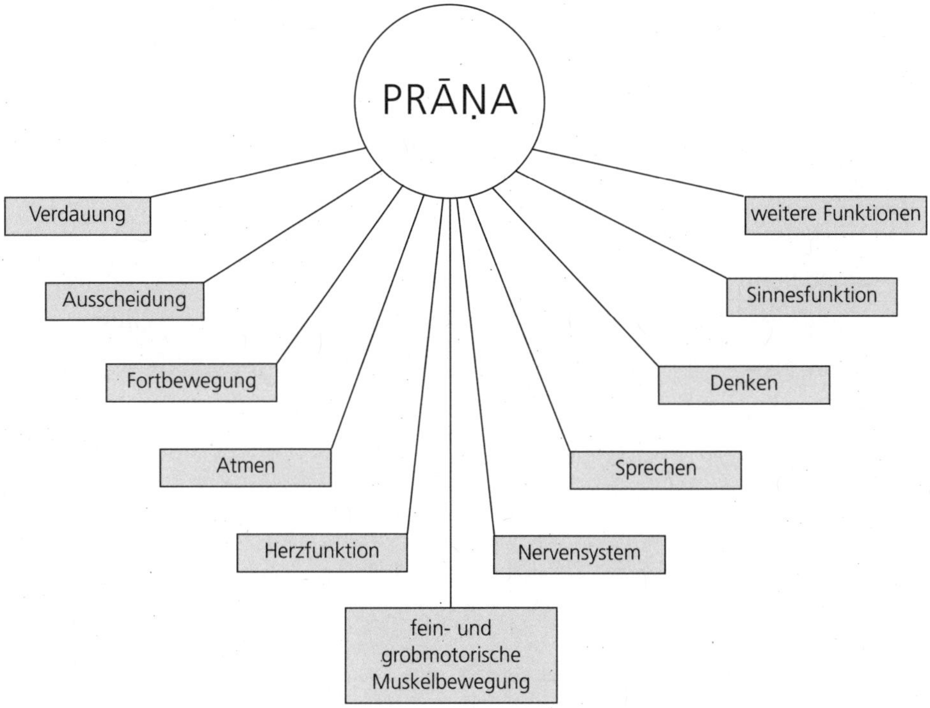

Die Fäden dieses Spiels hält *Prana* in der Hand. *Prana* ist die unsichtbare Kraft, die uns lebendig macht. Sie wird nur durch ihre Wirkung wahrnehmbar. Wenn *Prana* ruhig und gleichmäßig wirkt, können alle Abläufe in unserem System geheilt werden. Die Atemübungen, die *Prana* in dieser Wirkung unterstützen, heißen im Yoga *Pranayama.*

Pranayama, das Ausgleichen des *Pranas*, bildet den Mittelpunkt der Yogapraxis. Geschulte Atmung wirkt nämlich auf die Teile der Psyche, die wir sonst nicht direkt beeinflussen können. Wo der Geist hingeht, dahin geht auch der Atem; und wo der Atem hingeht, dahin geht auch der Geist, heißt es in der *Hatha Yoga Pradipika*, einer lehrreichen Schrift über Yoga. Wenn Sie regelmäßig Asanas üben, sollten Sie deswegen unbedingt Pranayama lernen und praktizieren – darin finden Sie die Essenz des Yoga.

Erste Grundlage für Pranayama ist eine stabile und zugleich bequeme Haltung. Drei geeignete, einfache Stellungen sind der Schneidersitz, die Rückenlage und der Sitz auf einem Stuhl ohne Lehne. Der Lotos- oder der Halblotossitz ist nur sinnvoll für Menschen, die gelenkig sind und ihn gut einnehmen können. Wesentlich ist, dass die Wirbelsäule aufrecht und ohne Verspannung gehalten wird. Denn nur das gewährleistet einen ruhigen Atemfluss.

Prüfen Sie, ob die Bauchdecke entspannt ist. Hierzu ist es hilfreich, beim Sitzen das Körpergewicht ausreichend auf das Gesäß zu verlagern oder in der Rückenlage liegend die Füße aufzustellen. Halten Sie auch die Schultern und den Nacken entspannt. Das Kinn sollte etwas gesenkt sein, ohne dass der Nacken dabei rund wird; im Liegen

kann hierbei eine gefaltete Decke unter dem Kopf und Nacken hilfreich sein.

Zweite Grundlage für Pranayama ist die Qualität der Atmung: Sie sollte gleichmäßig und langsam sein. Die Vorbereitung mit Asanas verhilft der Atmung zu dieser Qualität. Unter der Verlangsamung darf nie die Gleichmäßigkeit des Atems leiden. Falsche Kontrolle ist langfristig sogar schädlich für die Gesundheit. Man erkennt sie daran, dass die Übung häufig durch eine Zwischenatmung unterbrochen werden muss oder dass der Atem am Ende der Übung nicht ruhiger als vorher fließt. An dem möglichst gleichmäßigen Ton, der beim Atmen entsteht, und der gleichmäßigen Spannung der Bauchdecke wird die richtige Atemqualität spürbar. Pranayama ist ein zärtlicher Umgang mit dem Atem, der Freude und spielerischen Genuss bereitet. Wo die Übung sich nicht mit einem Gefühl des Genusses vereinbaren lässt, liegt eine Unterdrückung vor. Bedenken Sie, dass Pranayama das Fundament der Meditation ist. Wer jedoch versucht, die Atmung durch grobe Muskelkontrolle zu beherrschen, gelangt nicht zum Ziel von Pranayama, zur Läuterung des Geistes. Unerlässlich, um die Atemtechnik gut zu erlernen, ist die unmittelbare Unterweisung durch einen Lehrer oder eine Lehrerin.

Beim Pranayama wird der Atemfluss an einer von zwei Stellen verlangsamt: im Hals oder am Nasenflügel. Die Verlangsamung des Atems durch das Schmälern des Atemweges im Hals- und Kehlbereich, genannt *Ujjayi*, kann schon in den Asanas geübt werden. Das Lauschen auf den Halston, der dabei erzeugt wird, hilft, den gleichmäßigen Fluss zu kontrollieren und die Gedanken zu konzentrieren. Die Verlangsamung des Atems an den Nasenflügeln, genannt *Nadisuddhi*, ist eine sehr hilfreiche Technik, um den Atem ganz fein fließen zu lassen. Dabei benutzt man die Finger einer Hand, um die Öffnung der Nasenflügel zu regulieren. Hierzu werden in der Regel der Daumen und der Ringfinger verwendet. Ein Nasenflügel wird mit einem sanften Druck des Daumens im oberen, weichen Bereich der Nase geschlossen. Mit dem Ringfinger wird der andere Nasenflügel mit Feingefühl leicht verengt, so dass die Luft kontrolliert und gleichmäßig ein- und ausströmt. Hierbei entsteht ein gleichmäßiger nasaler Ton, dessen Qualität beweist, ob Sie es richtig ausführen oder nicht. Bei dieser Atemkontrolle ist es wichtig, den Arm entspannt und den Kopf gerade zu halten. Hier darf nicht einmal ein kleiner Ton aus der Kehle zu hören sein, das heißt der Atem wird im Halsbereich nicht im Geringsten kontrolliert. Auch hier verhilft das Lauschen auf diese Atmung und das Fühlen der Luftbewegung dem Geist, sich zu sammeln.

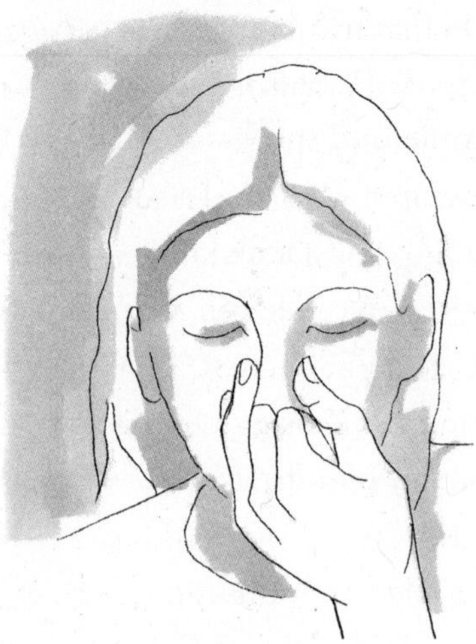

Dritte Grundlage für Pranayama ist die Anzahl der Atemzüge. Wenn Sie den Atem zu sehr kontrollieren, wird nach wenigen Atemzügen ein Gefühl der Erschöpfung oder Überforderung eintreten. Ein Pranayama sollte meines Erachtens aus mindestens sechzehn Atemzügen bestehen. Erst dann kann sich die gewünschte Wirkung einstellen.

Vierte Grundlage für Pranayama ist die Regulierung der Länge der Ausatmung, der Einatmung und des Atemanhaltens. Die Festlegung der Atemlänge ist hilfreich: Sie unterstützt das Konzentrationsvermögen und verhindert, dass die verschiedenen Atemzüge willkürlich lang sind. Außerdem ermöglicht sie die gezielte Anwendung des Atems, um unterschiedliche Wirkungen zu erzielen. Pranayama muss aber nicht immer mit festgelegter Atemlänge geübt werden.

Für Pranayama ist das langsame Ausatmen das Wichtigste. Wenn die Ausatmung langsam und gleichmäßig »fließt«, kann der Einatem verlangsamt werden. Die Einatmung darf grundsätzlich nicht länger als die Ausatmung werden. Erst wenn die Aus- und Einatmung geschult sind, sollte das Anhalten des Atems gelernt werden: zunächst das Anhalten nach der Ausatmung, dann das Anhalten nach der Einatmung.

Am einfachsten ist Pranayama mit der Atemlänge von 1:0:2:0. Die vier Zahlen stehen für das Verhältnis zwischen Einatmung (1) und dem anschließenden Anhalten (0), der Ausatmung (2) und dem folgenden Anhalten (0). Sie atmen beispielsweise fünf Sekunden ein und atmen zehn Sekunden lang aus. Das Atemverhältnis 1:2 ähnelt ungefähr dem eines gesunden menschlichen Atems und ist deshalb als erstes Zeitmaß für Pranayama geeignet. Durch die Festlegung von unterschiedlichen Atemlängen und der Länge des Anhaltens ergeben sich unendlich viele interessante Möglichkeiten für Pranayama. Weitere Ausführungen zu diesem Thema würden jedoch über den Rahmen dieses Buches hinausgehen. Wichtig ist, dass Sie die Fähigkeiten und Kenntnisse, die durch Asana-Übung entstehen, im Pranayama vertiefen können. Außerdem gibt Ihnen Pranayama ein Zeitgefühl, das der Atmung und damit Ihrem Rhythmus angemessen ist. Das ist ein Weg, der aus der Hektik herausführt.

Sequenz 9

Leitmotiv

Nach jedem Atemvorgang verweilen Sie einen Augenblick; beginnen Sie mit der »Atembewegung« und erst dann mit der Körperbewegung.

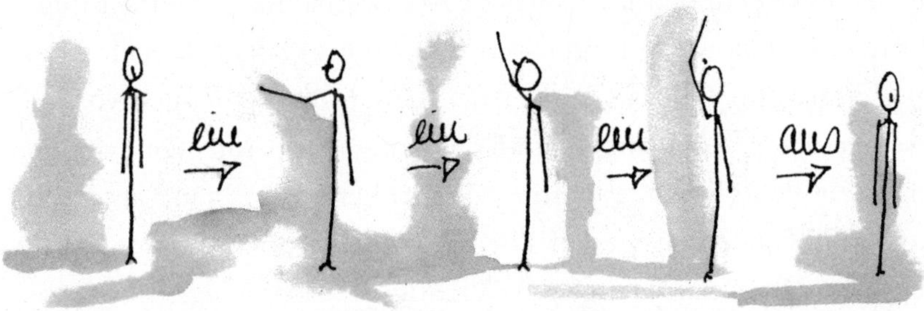

1. • Stand: Körpergewicht gleichmäßig verteilt, Arme seitlich am Körper. Kopf leicht geneigt.

   • Beginnen Sie mit der Einatmung, heben Sie den Kopf und einen Arm bis zur Schulterhöhe. Halten Sie die Ellbogen und Schultern entspannt. *Atmen Sie langsam und vollständig aus.*

   4-mal, abwechselnd zu jeder Seite

   • Einatmend heben Sie den Kopf im Einklang mit dem Arm weiter an. *Atmen Sie langsam und vollständig aus.*

   • Einatmend heben Sie den Kopf und den Arm noch weiter. Der Ellbogen kann leicht gebeugt bleiben.

   • Beginnen Sie mit der Ausatmung, senken Sie dann allmählich den Arm und den Kopf.

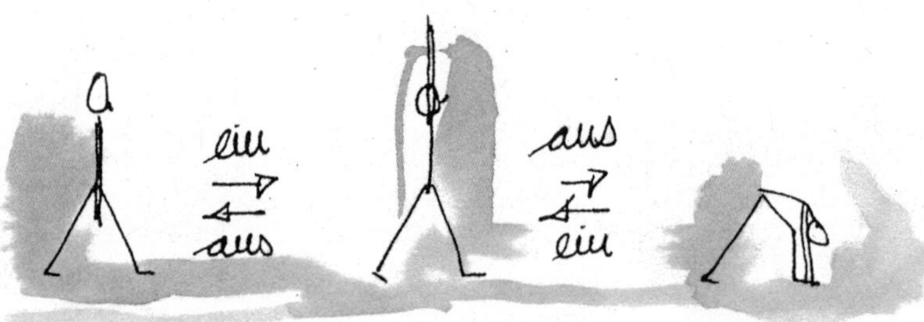

2. • Schrittstellung: Füße hüftweit auseinander, Arme seitlich am Körper. Achten Sie darauf, dass am Ende jeder Wiederholung das Körpergewicht wie am Anfang gleichmäßig auf beiden Füßen verteilt ist.

   4-mal mit jedem Bein

   • Beginnen Sie erst mit der Einatmung, heben Sie dann die Arme vor dem Körper.

   • Beginnen Sie erst mit der Ausatmung, beugen Sie dann den Oberkörper nach unten. *Verweilen Sie einen ganzen Atemzug lang in dieser Position.* Lassen Sie sich durch das langsame Ausatmen tiefer in die Haltung tragen.

Sequenz 9

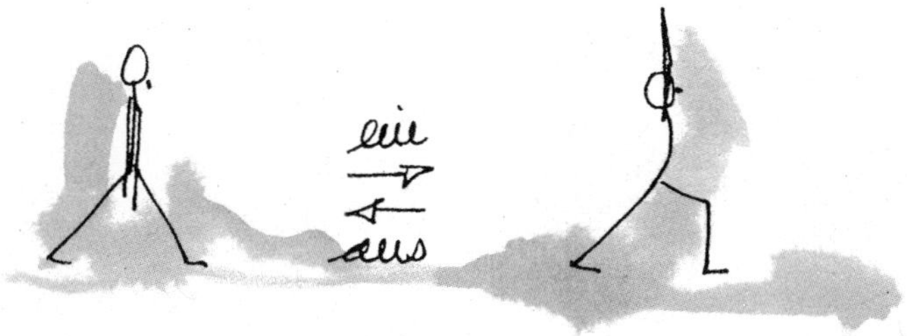

3. • Schrittstellung: Füße weiter auseinander als bei der vorigen Haltung.

4-mal mit jedem Bein

• Nach Beginn des Einatmens heben Sie den Kopf und die Arme und beugen zugleich das vordere Knie bis etwa 90 Grad; das hintere Bein bleibt gestreckt. *Verweilen Sie in der Haltung, bis Sie vollständig ausgeatmet haben.* Warten Sie einen Augenblick. *Atmen Sie dann langsam wieder ein*, so dass Brust- und Bauchraum sich im Verlauf des Einatmens weiten. Kehren Sie mit der nächsten Ausatmung zurück in die Ausgangsposition.

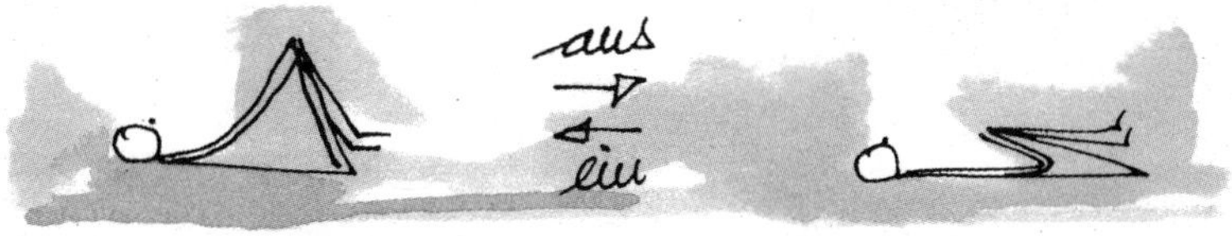

4. • Rückenlage: Knie angezogen und auseinander, Hände auf den Knien.

8-mal

• Nach Beginn des Ausatmens winkeln Sie die Ellbogen so an, dass die Oberschenkel zum Oberkörper bewegt werden.

Sequenz 9

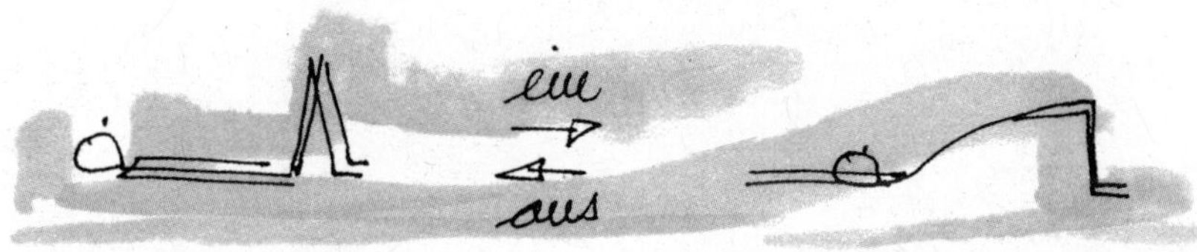

5. • Rückenlage: Beine aufgestellt, Knie und Füße hüftweit auseinander, Füße mit Ballen und Fersen fest auf dem Boden, Arme seitlich am Körper, Handflächen auf dem Boden, Augen geschlossen. Atmen Sie vollständig aus in dieser Position.

8-mal

• Beginnen sie erst mit der Einatmung, führen Sie dann die Arme über den Kopf in einem Halbkreis nach hinten, gleichzeitig heben Sie das Becken an (die Schultern bleiben auf dem Boden). Lassen Sie den Atem vollständig hineinfließen. Verweilen Sie einen Augenblick in der Haltung. Nach dem Beginn des Ausatmens bewegen Sie sich zurück in die Ausgangsposition.

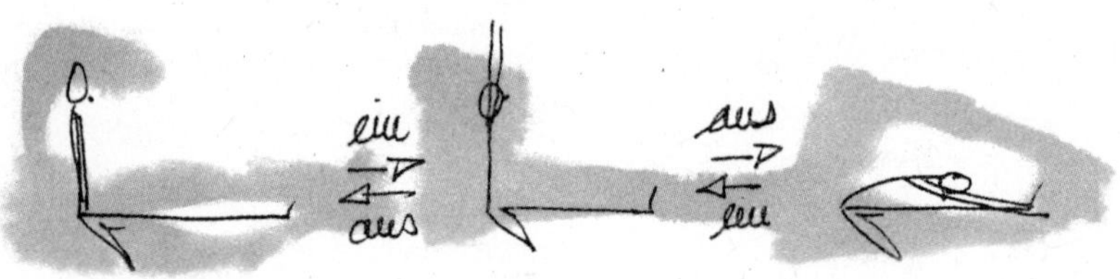

6. • Sitzen: Oberkörper aufrecht, ein Bein angewinkelt, Fuß gegen oder unter den Oberschenkel des anderen Beines (wenn das Bein steif ist, beugen Sie das Knie, um den unteren Teil des Rücken aufzurichten), Kopf leicht geneigt.

• Beginnen Sie mit der Einatmung, heben Sie dann den Kopf und die Arme hoch.

1-mal jedes Bein

• Beginnen Sie mit der Ausatmung, beugen Sie sich vor, so dass der Oberkörper nah zum Oberschenkel kommt, Hände neben die Füße. Winkeln Sie das Knie an, damit der Rücken nicht zu rund wird. Beugen Sie keinesfalls den Nacken stark, um tiefer in die Position zu kommen. *Verweilen Sie nach 4 Wiederholungen 8 Atemzüge lang in der Haltung.*

Sequenz 9

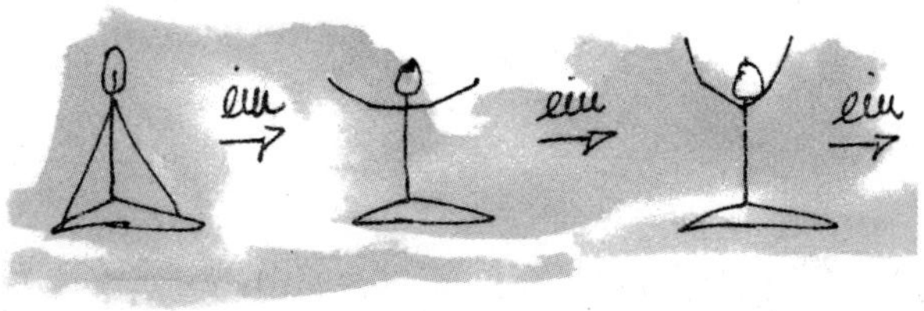

7. • Sitz: Rücken aufrecht, Schultern und Arme entspannt, Kopf leicht geneigt, Augen geschlossen.

• Nach Beginn des Einatmens heben Sie den Kopf und die Arme um etwa 90 Grad an. Atmen Sie vollständig ein. Warten Sie einen Augenblick. Schultern locker lassen. *Atmen Sie sehr langsam aus in dieser Position.*

• Nach Beginn des Einatmens heben Sie den Kopf im Einklang mit den Armen weiter an. Atmen Sie vollständig ein. Warten Sie einen Augenblick. *Atmen Sie sehr langsam aus in dieser Position.*

4-mal

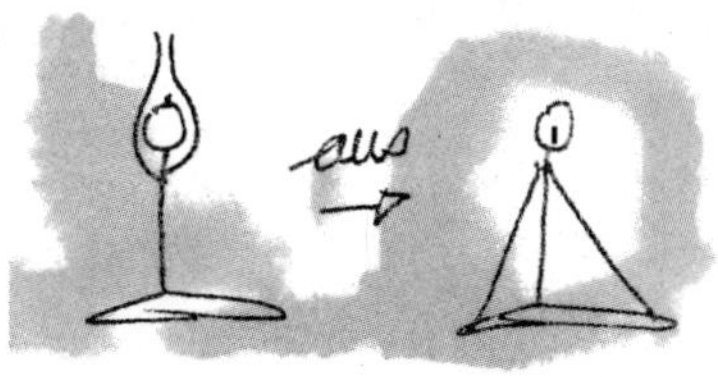

• Nach Beginn des Einatmens bewegen Sie die Hände zueinander hin.

• Nach Beginn des Ausatmens senken Sie allmählich die Arme und den Kopf zurück in die Ausgangsposition.

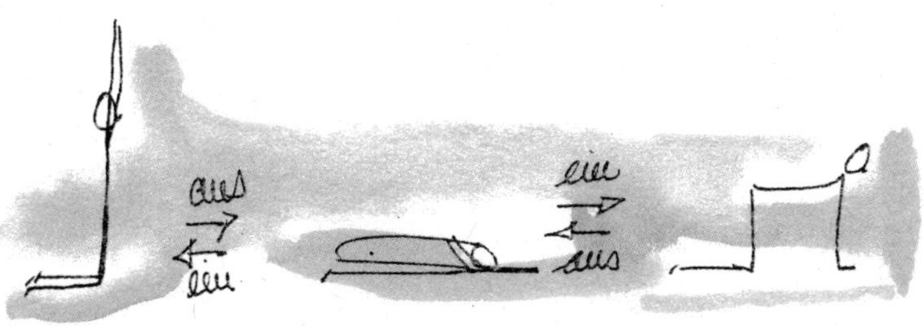

8. • Knien: Oberkörper aufrecht, Knie hüftweit auseinander, Arme über den Kopf gestreckt.

8-mal

• Beginnen Sie mit der Ausatmung, beugen Sie dann den Oberkörper nach vorne. Ellbogen liegen gerade vor den Knien. Atmen Sie vollständig aus in dieser Position.

• Beginnen Sie mit der Einatmung, bewegen Sie sich allmählich in den Vierfüßlerstand.

Sequenz 9

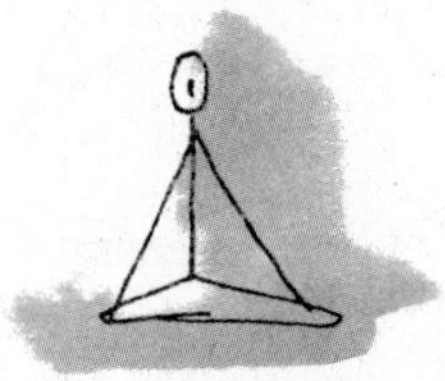

9. • Sitz: Atmen Sie langsam aus, im unteren Teil des Bauches beginnend, so dass Bauch-, Zwerchfell- und Brustraum sich nach und nach zurückbewegen. Warten Sie eine Sekunde, bevor Sie wieder langsam und gleichmäßig einatmen, im oberen Brustraum beginnend, so dass Brust-, Zwerchfell- und Bauchraum sich nach und nach weiten. Verweilen Sie eine Sekunde.

16 Atemzüge

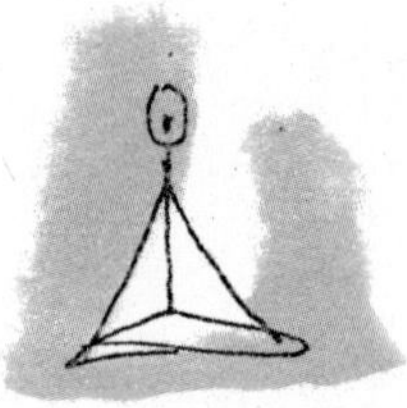

10. • 5 Minuten stillsitzen.

Sequenz 10

Leitmotiv

Die Atmung führt immer die Bewegung: Lassen Sie zuerst den Atem fließen; die Bewegung des Körpers folgt der Bewegung des Atems, so dass beide zu einer Einheit werden.

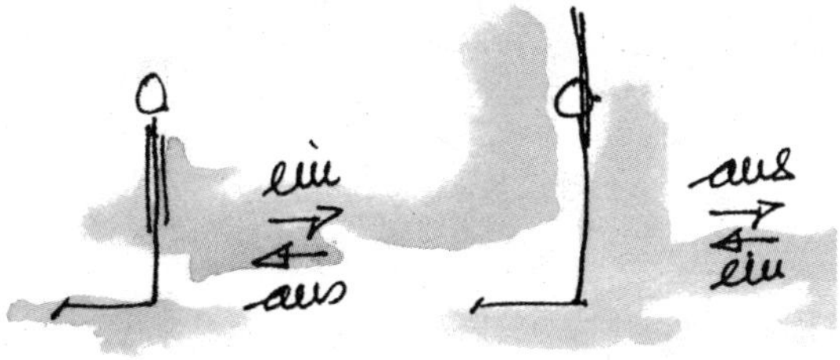

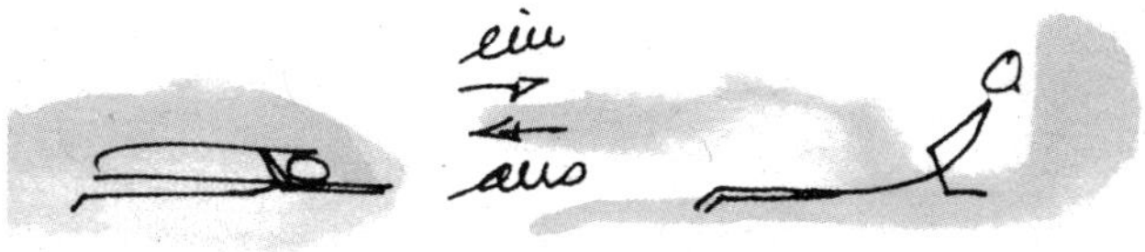

1. • Knien: Oberkörper aufrecht, Knie hüftweit auseinander, Arme seitlich am Körper.

• Nach Beginn des Einatmens heben Sie den Kopf und die Arme hoch.

8-mal

• Nach Beginn des Ausatmens beugen Sie den Oberkörper aus der Hüfte nach vorne. Ellbogen liegen gerade vor den Knien.

• Nach Beginn des Einatmens bewegen Sie sich so weit nach vorne, dass Sie mit der Hüfte auf den Boden kommen, während der Oberkörper mit Hilfe der aufgestützten Hände aufgerichtet bleibt. Halten Sie dabei die Schultern gesenkt.

Sequenz 10

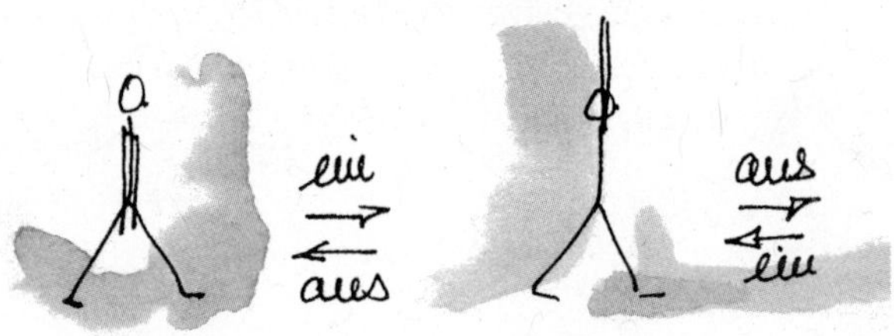

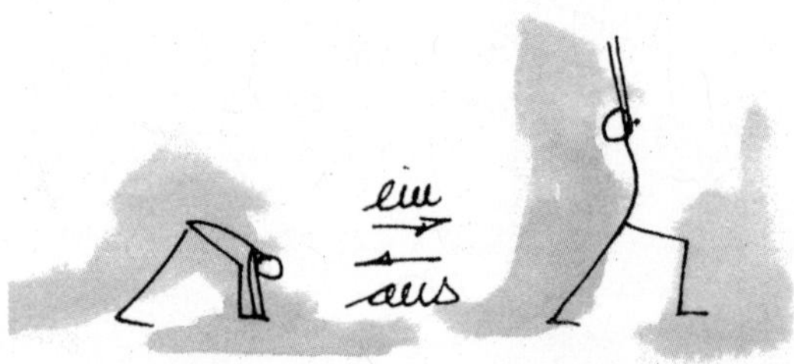

2. • Schrittstellung: Füße hüftweit auseinander, Körpergewicht gleichmäßig verteilt; der hintere Fuß leicht nach außen gedreht, der vordere geradeaus; Arme seitlich am Körper. Verweilen Sie einen Augenblick. *Vor jeder Wiederholung machen Sie in dieser Position eine Zwischenatmung.*

• Beginnen Sie erst mit der Einatmung, heben Sie dann den Kopf und die Arme hoch; die Arme vor dem Körper. Kurz verweilen.

4-mal mit jedem Bein

• Beginnen Sie erst mit der Ausatmung, beugen Sie allmählich den Oberkörper nach unten. *Verweilen Sie in der Position, während Sie einmal ganz langsam ein- und ausatmen.* Kurz verweilen.

• Beginnen Sie erst mit der Einatmung, richten Sie dann den Körper auf, indem Sie allmählich den Kopf und die Arme heben. Beugen Sie zugleich das vordere Knie; das hintere Bein bleibt gestreckt. *Während Sie in der Haltung verweilen, atmen Sie vollständig ein. Atmen Sie aus. Warten Sie einen Augenblick. Atmen Sie dann langsam wieder ein,* so dass der Brustraum und der Bauchraum sich im Verlauf des Einatmens weiten. Im Verlauf des nächsten Ausatmens beugen Sie den Oberkörper wieder nach unten in die vorige Position, und kommen Sie schrittweise zurück in die Ausgangsposition.

Sequenz 10

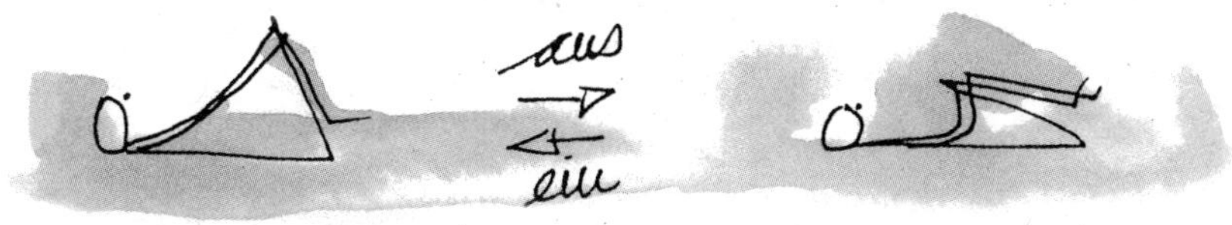

3. • Rückenlage: Knie angezogen und auseinander, Hände auf den Knien.

8-mal

• Nach Beginn des Ausatmens winkeln Sie sanft die Ellbogen so an, dass die Oberschenkel zum Oberkörper bewegt werden.

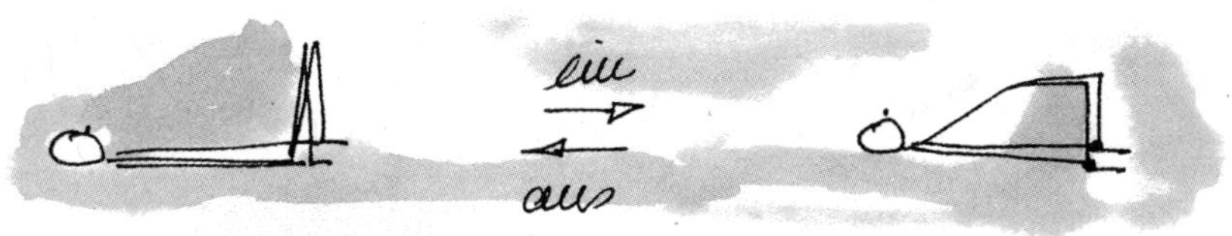

4. • Rückenlage: Beine aufgestellt, Knie und Füße hüftweit auseinander, Arme am Boden, die Hände umfassen die Fußgelenke, Kinn leicht geneigt.

2-mal

• Beginnen Sie mit der Einatmung, heben Sie dann langsam das Becken an (Schultern bleiben auf dem Boden). Das Körpergewicht sollte im Wesentlichen auf den Füßen ruhen. Wangenbereich locker lassen. *Verweilen Sie 2 Atemzüge lang in der Position.*

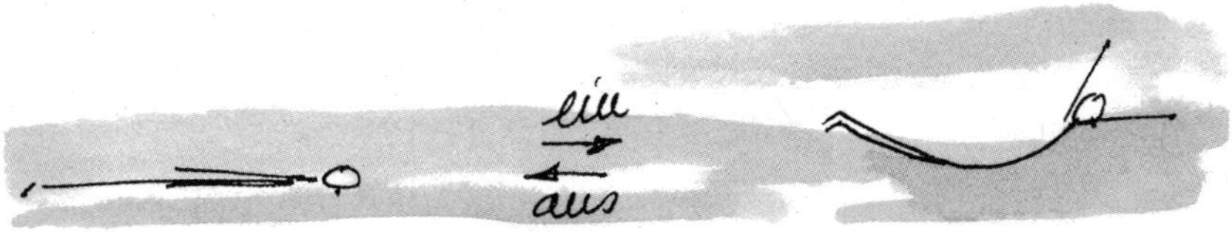

5. • Bauchlage: Wange oder Stirn auf dem Boden, Füße etwas auseinander.

8-mal

• Beginnen Sie mit der Einatmung, bewegen Sie die Arme kreisförmig nach vorne, heben Sie dabei Arme, Brustkorb und Beine an.

Sequenz 10

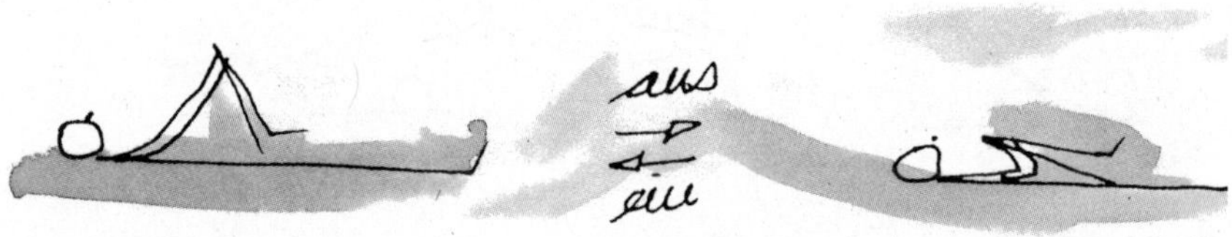

6. • Rückenlage: Ein Knie mit den Händen umschlossen und leicht angezogen.

8-mal, wechseln Sie dann das Bein

• Nach Beginn des Ausatmens bewegen Sie das Knie durch sanftes Anwinkeln der Ellbogen zum Brustkorb. Ziehen Sie dabei die Schultern nicht an.

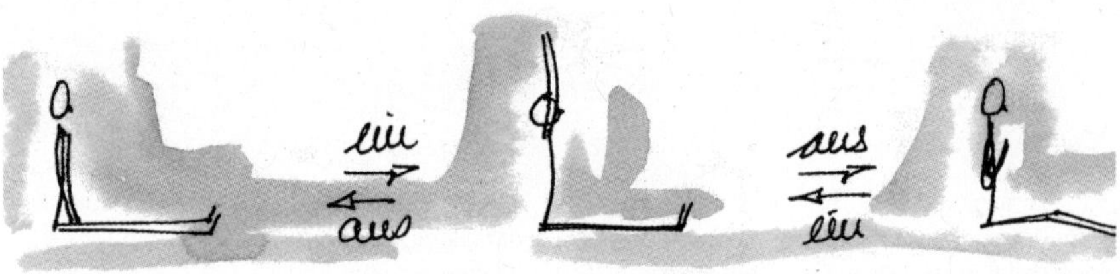

7. • Sitz: Oberkörper aufrecht, Beine etwas gespreizt und ausgestreckt, Hände auf dem Boden neben den Oberschenkeln, Kopf leicht geneigt. (Beugen Sie die Knie, wenn die Beine steif sind.)

4-mal

• Beginnen Sie mit der Einatmung, heben Sie den Kopf und die Arme an.

• Beginnen Sie mit der Ausatmung, senken Sie die Arme, winkeln Sie sie so an, dass die Hände sich in Höhe des Brustkorbs berühren. Schultern locker lassen. Achten Sie darauf, dass der Rücken aufrecht bleibt. *Verweilen Sie in dieser Position einen Atemzug lang*, bevor Sie schrittweise in die Ausgangsposition zurückkehren.

Sequenz 10

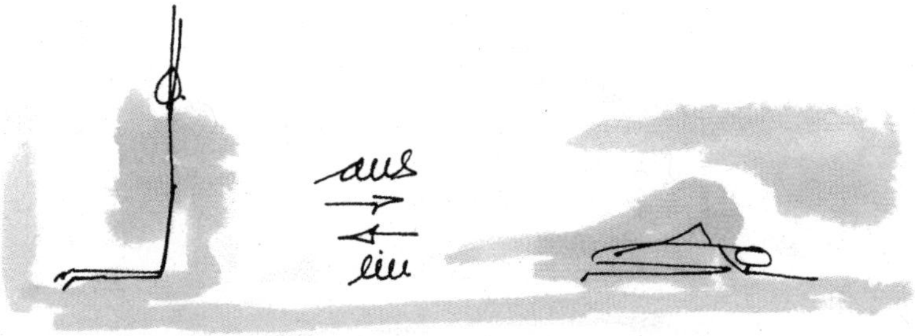

8. • Knien: Knie und Füße hüftweit auseinander, Oberkörper aufrecht; Arme über dem Kopf gestreckt.

8-mal, wechseln Sie jedesmal den Arm

• Nach Beginn des Ausatmens beugen Sie den Oberkörper zum Boden, zugleich bewegen Sie einen Arm im Halbkreis zum Rücken, den anderen nach vorne zum Boden.

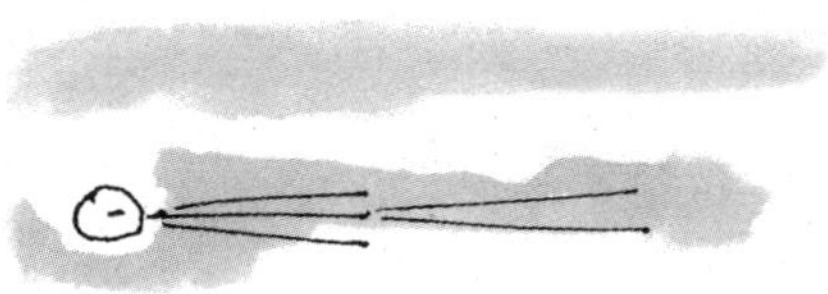

9. • Rückenlage: Beine ausgestreckt und etwas gespreizt, Arme locker neben dem Oberkörper, Kinn leicht geneigt, Augen geschlossen. Atmen Sie ein, ohne die Luft einzuziehen. Bei jeder Atmung fokussieren Sie Ihre Aufmerksamkeit auf die Ausatmung: Lassen Sie sie ruhig und gleichmäßig mit

8 Atemzüge mit der maximalen Länge

einem feinen Halston fließen und steigern Sie dabei schrittweise die Länge. (Um die Ausatmung sehr lang werden zu lassen, achten Sie darauf, dass der untere Bauchraum sich zuerst zurückbewegt, dann der Zwerchfell- und dann der Brustraum)
Einatmen und 4 Sekunden ausatmen.
Einatmen und 6 Sekunden ausatmen.
Einatmen und 8 Sekunden ausatmen, usw.
Jeweils 2 Atemzüge bis zur maximalen Länge des Ausatmens.

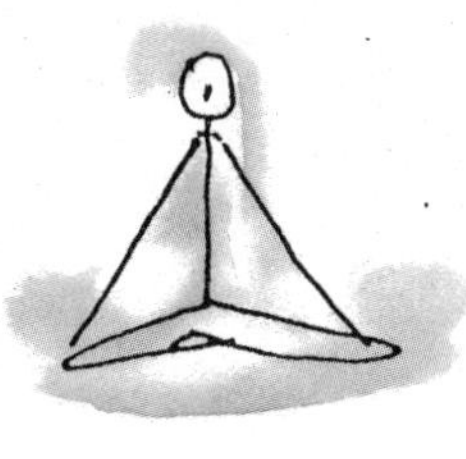

10. • 5 Minuten stillsitzen.

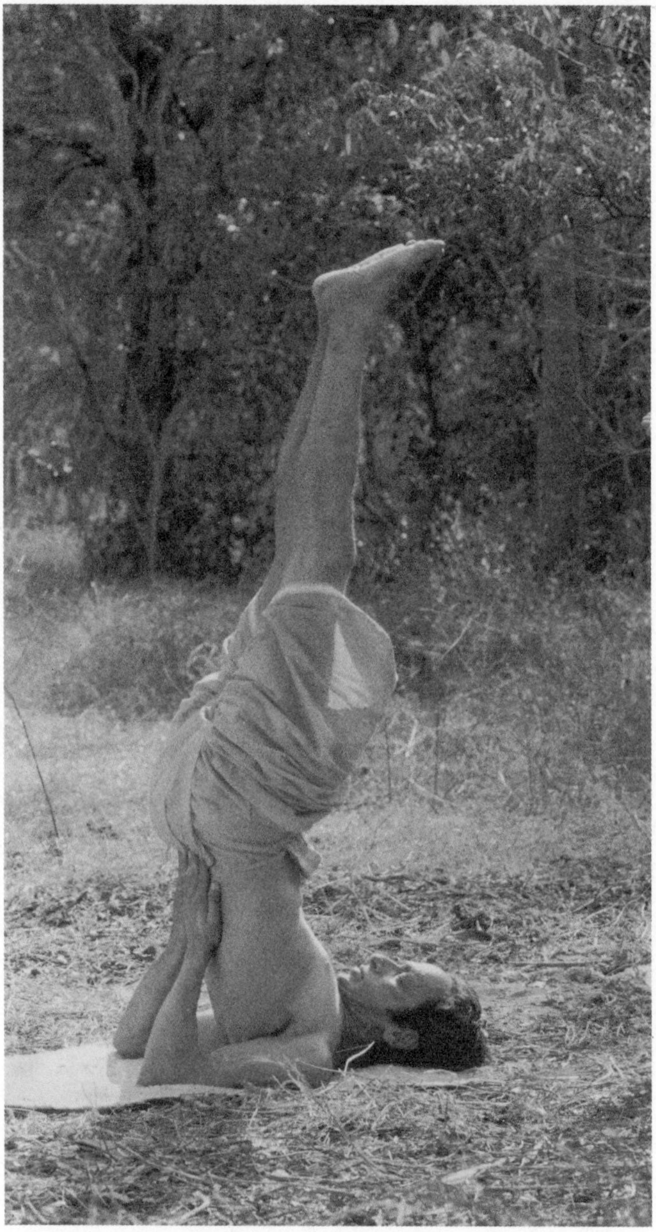

Manchmal sind nach einer Position wie z. B. dem Schulterstand Ausgleichshaltungen notwendig, damit wir uns nicht verspannen und verausgaben. Beachten wir dieses Prinzip des Ausgleichs, fördern wir die Harmonie und Balance des Körpers.

Sechstes Kapitel

IM SCHRITT MIT DER ZEIT

Wer kennt es nicht?

Gautama, dem Buddha, wurden aufgrund seines inneren Leuchtens und seiner Ausstrahlung große Fähigkeiten zugeschrieben. Als er einst bei seinen Wanderungen in ein Dorf kam, wandte sich eine verzweifelte junge Frau an ihn, die gerade an jenem Tag ihr erstes Kind tot zur Welt gebracht hatte. Nun klagte sie dem Buddha ihr Leid: »Sie sprechen von der Güte, aber wo ist die Güte des Schicksals? Sie sagen, Gewalt sei wider die Natur, aber wer bändigt das gewaltsame Schicksal? Sie predigen Mitempfinden, bitte teilen Sie mit mir meine Verzweiflung, und bringen Sie das Leben meines unschuldigen Kindes zurück.«

»Hole mir eine Hand voll Senfkörner«, sprach der Buddha.

»Ich gehe sofort, jede Sekunde ist kostbar«, erwiderte die Frau und sprang auf.

»Halt! Die Körner müssen aus einem Haus kommen, in dem in den letzten fünf Jahren nichts Leidvolles geschehen ist.«

Die Frau rannte auf die Dorfstraße und klopfte an alle Türen.

»Letztes Jahr ist mein Mann bei der Arbeit tödlich verunglückt.«

»Seit drei Jahren müssen wir diese kleinen Enkelkinder großziehen, denn die Eltern sind durch eine Krankheit erblindet.«

»Meine Tochter ist nach der Geburt ihres Kindes an Wochenbettfieber gestorben.«

»Wir trauern, weil unser einziges liebes Kind vom Fluss fortgetragen wurde.«

Die Frau sah sich das unschuldige, fast lächelnde Gesicht ihres eigenen toten Kindes an und beugte sich innerlich vor der Macht des Schicksals. Dann ging sie mit festen Schritten zurück zu Gautama, dem Buddha, und war von ihrer unsäglichen Trauer erlöst.

Grundlagen der Yogalehre: Parinama – Der große Wandel

Alles, was erscheint, erscheint nur im Wandel.
(Yoga Sutra IV. 14)
Das Bewusstsein vom großen Wandel, Parinama, verleiht der kreativen Energie im Menschen Gestalt.
(»pari« – ringsherum, »namyate« – sich beugen)

Eines der reizvollsten und zugleich traurigsten Phänomene im Leben ist der Wandel. Es gibt nichts, was mit den Sinnen wahrgenommen wird, das sich nicht im Laufe der Zeit verändert. Der Wandel der Dinge scheint oft die einzige Wirklichkeit zu sein, denn alles, was wir für wirklich halten, verändert sich oder vergeht.

So wie die Gegenwart sich in Vergangenheit verwandelt, verwandelt sich die Zukunft in Gegenwart. Wer den Wandel annimmt, lässt Dinge vergehen, die ohnehin vergehen werden. Wer dagegen an den Dingen festhält, bringt sich selbst in Bedrängnis und wird leiden. Durch das Festhalten an der Gegenwart kann der Wandel nicht aufgehalten werden. Wer zum Beispiel das Altern nicht akzeptiert und versucht, die Veränderung zu bekämpfen, behindert den Fluss des Lebens. Wenn die Auswirkungen des Alterns nicht mehr beherrscht werden können, wird er zwangsläufig leiden.

Schenken wir dem Wandel keine Beachtung, so ist dies aber auch keine Lösung des Problems. Der Wandel vollzieht sich nämlich nicht immer sanft und allmählich. Wer passiv wird und meint, die Veränderung werde sowieso eintreten, den kann ein plötzlicher und radikaler Wandel gewaltig treffen, so dass er in der neuen, veränderten Situation aus dem Gleichgewicht geworfen wird. Derjenige zum Beispiel, der glaubt, dass er über das Altern völlig erhaben sei, kann vom Leid eingeholt werden, wenn die Auswirkungen des Alterns sich nicht ignorieren lassen und beachtliche Anpassungen vom Lebensstil verlangen. Deshalb sollten sich die Menschen der Veränderung weder aktiv entgegensetzen noch passiv fügen; ihnen bleibt nur die Möglichkeit, sich dem Wandel aktiv zu fügen.

Was bedeutet das, sich dem Wandel aktiv zu fügen? Der Wandel ist ein fester Bestandteil des Lebens. Er vollzieht sich unabhängig davon, ob der Mensch leidet oder nicht. Der Wandel ist allgegenwärtig und löst immer wieder Leiden aus – zu jedem beliebigen Zeitpunkt und in jeder beliebigen Situation. Selbst in einem Moment der großen Freude, empfinden wir plötzlich Trauer über die Vergänglichkeit. Zum Beispiel könnten wir beim Betrachten eines schönen Sonnenuntergangs darüber traurig werden, dass ein Tag zu Ende geht. Oder die Freude über eine lange Reise wird getrübt, weil das Leben nach der Rückkehr nicht mehr dasselbe sein wird. Ein intensives Gespräch über die Vergangenheit könnte überschattet werden von Melancholie, weil die Kindheit für immer vergangen ist.

Weise Menschen erkennen die Tatsache an, dass Wandel zum Leben gehört und Leid hervorrufen kann; sie erkennen aber auch, dass im Prozess des Wandels auch das Leid vergeht, dass das Leid also selbst wandelbar ist. Vor allem aber wissen sie, dass der Mensch am Wandel nur deswegen leidet, weil er die Welt so wahrnimmt, als wäre sie unwandelbar und ewig.

Wer die Freundschaft eines Menschen verliert, ist verzweifelt und leidet. Diese Freundschaft ist vielleicht für immer verloren, aber die Situation des Verlustes wird sich mit der Zeit aufgrund neuer Erlebnisse oder Freundschaften verändern – und somit auch der Schmerz. Eine Freundschaft ist vielleicht nicht ersetzbar, die Schmerzempfindung jedoch, die ihren Verlust auslöst, ist veränderbar. Derselbe Wandel, der das Leiden auslöst, wird eben auch das Leiden verwandeln und beenden. Deswegen lehren weise Menschen: Wenn wir Schritt halten mit dem Wandel, schützt uns das in gewisser Weise vor dem Leiden.

Obwohl es in den meisten Lebenssituationen nicht möglich ist, das Geschehene rückgängig zu machen, verschwenden Menschen unbewusst und ungewollt viel Energie und Zeit, indem sie sich dem Leiden hingeben. Manche neigen auch dazu, fast genießerisch dem leidvollen Geschehen nachzutrauern und in leidvollen Erinnerungen zu schwelgen. Es scheint so, als ob eine innere Energie sie dazu drängt, sich mit dem Leiden zu beschäftigen. Aber anstatt sich aktiv dem Leiden zu stellen, verlieren sie sich in sehnsüchtigen Gefühlen über das Leiden. Wie können Menschen die sie bedrängende Energie nutzen, um schöpferisch zu werden? Was können sie konkret tun, um aus dem Leidenspotential ein Handlungspotential zu machen und sich dem Wandel aktiv zu fügen?

Wie ein Mückenstich, der Schlafende aufweckt, kann das Leiden den Menschen wachrütteln. Das ist eine konkrete Funktion, die das Leiden im Leben eines Menschen haben kann. Dieser Anstoß allein reicht aber nicht aus, um weiterzukommen; er muss uns zu den richtigen Taten führen. Dieses wird möglich, wenn wir den Zusammenhang zwischen Glück und Leid erkennen.

Leid und Glück können einen zufälligen Charakter haben: Wenn wir heute einen Verlust beim Spiel erleiden, sind wir traurig; wenn wir morgen mehr gewinnen, als wir heute verloren haben, sind wir glücklich. Sollten wir übermorgen mehr als unseren Gewinn verlieren, sind wir wieder traurig.

Ähnlich wie beim Spiel verhält es sich in zwischenmenschlichen Beziehungen: Je mehr uns jemand gefällt und Glück bringt, desto unglücklicher sind wir, wenn der Mensch sich von uns abwendet. Je mehr uns jemand beleidigt, desto glücklicher sind wir, wenn er sich von uns entfernt. Im Strom des Wandels treiben Leid und Glück vorbei – wie Erscheinungen kommen und vergehen sie. Je weniger wir jedoch diesen Wandel sehen, desto stärker werden uns die flüchtigen Erscheinungen des Leides und des Glückes in ihren Bann ziehen können.

Menschen, die den Leid-Glück-Erscheinungen verfallen und den Blick für den Strom des Wandels verlieren, fangen an, Leid und Glück wie schwarz und weiß zu betrachten. Entweder sie sind glücklich oder sie leiden. Leid und Glück lassen sich aber nicht immer scharf trennen: Beim Glück ist es wichtig, nicht zu vergessen, dass Glück ein Nichtvorhandensein von Leid ist und sich in Leid verkehren kann. So wie es beim Leid wichtig ist, es als das Nichtvorhandensein von Glück und umkehrbar in Glück zu betrachten. Wenn man sich dessen bewusst wird, werden Leid und Glück nicht länger unser Innerstes beeinflussen und Menschen aus dem Gleichgewicht bringen. Dann werden wir auch die Fähigkeit entwickeln, den Wandel mitzugestalten. Wir werden uns unserer Aufgabe bewusst, wir werden inspiriert zu handeln.

Wird aber eine solche Erkenntnis nicht zur Folge haben, dass wir die Fähigkeit verlieren, uns Gefühlen hinzugeben? Im Gegenteil. Wenn das Glücksgefühl überbewertet wird, verwandelt sich Liebe in Gier so wie Mitgefühl in Wut umschlägt, wenn das Leid überbetont wird. Gier und Hass als tiefe Gefühle zu empfinden, weil sie stärkere innere Regungen hervorbringen als Liebe und Mitgefühl, ist eine armselige Verwechslung von Erregung mit Gefühlsfülle.

Der von Gleichmut getragene Umgang mit Leid und Glück wird uns Menschen leicht fallen, wenn wir die Ergebnisse unseres Handelns nicht überbewerten. Wer bewusst und überlegt handelt, kann es sich leisten, sich dem Handeln hinzugeben, frei von Erwartung zu sein und offen zu bleiben. Diese Hingabe zur Handlung ermöglicht es uns, ein positives Ergebnis der Handlung nicht überzubewerten und von einem negativen Ergebnis nicht entmutigt zu werden. Die nachhaltige Auswirkung von Hingabe als solche wird für uns allmählich mehr bedeuten als die Auswirkung der Handlung, die dem Strom des Wandels ausgesetzt ist.

Die Neigung, an Dingen festzuhalten, ist tief im Menschen verwurzelt. Es wird uns deshalb nicht leicht fallen, trotz unserer Einsichten, zur richtigen Tat zu schreiten. Der Mensch handelt nach Verhaltensmustern. Auch wenn wir wissen, dass diese Verhaltensmuster oftmals die Ursache für schmerzvolle Handlungen sind, können wir uns nicht von ihnen frei machen. Wir haben sie verinnerlicht, damit wir uns orientieren können. Wie können wir dem Sog der Gewohnheit trotzdem standhalten und unser Handeln bewusst gestalten?

Es ist oft einfach nicht möglich, die alten Schriftzüge auf einem Blatt auszuradieren; indem aber neue Texte darauf geschrieben werden, werden die alten fast unsichtbar. So können wir eine Linie, die wir nicht ausradieren können, fast verschwinden lassen, indem wir neben sie eine größere zeichnen. Ähnlich sollten wir mit alten Verhaltensmustern verfahren. Indem wir immer wieder bestimmte Handlungen bewusst und aufmerksam durchführen, prägen sich diese in unserer Psyche fester ein. Die alten Verhaltensmuster werden im Schatten dieser Bewusstheit ihre Kraft verlieren und allmählich selbst abfallen.

Dies ist der einfachste Weg, an alten Mustern zu arbeiten. Damit kann der Mensch »schlechtes« altes Karma abbauen. Er befreit sich damit von »Schuld«. Das ist das Yoga der Handlung, genannt *Karma-Yoga*. Wer mit *Abhyasa* und *Vairagya* auf diesem Weg bleibt, kann *Avidya* hinter sich lassen. Dies gibt unseren Lebensaufgaben eine klare Richtung, so dass die Beziehung zu uns selbst und andern Menschen eine neue Qualität bekommt. Das regelmäßige Üben von Asanam führt zu einem Verhalten, das den Bedürfnissen des Körpers gerecht wird. Die regelmäßige Praxis von Pranayama unterstützt das instinktive Beobachten des Atems und unterbindet dessen unwillkürliche Stressreaktion. Wer in diesem Sinn mit *Sraddha Karma-Yoga* praktiziert, wird sein Wesen wandeln und ins Zentrum des Yogaweges gelangen.

Einführung in die Yogatechnik: Ausgleichende Übungen

Sie üben im Sinne des Yoga,
wenn das Üben Ihnen dabei hilft, Leid vorzubeugen.
(Yoga Sutra II. 16)

Sie unternehmen eine Wanderung. Früh morgens brechen Sie auf, denn Ihr Ziel ist ein hoher Berg. Die Bergluft, das gute Wetter und die schöne Aussicht regen Sie an. Sie lassen sich auch nicht vom weiten und schwierigen Weg entmutigen und erreichen glücklich die Bergspitze. Nun aber spüren Sie die Müdigkeit in den Beinen, die Herbstsonne verabschiedet sich langsam vom Horizont, und auf dem Gipfel gibt es keine Übernachtungsmöglichkeit! Genau diese Situation sollte in der Yogaübung dringend vermieden werden. Wollen Sie lernen, im Leben gut mit Ihrem Körper umzugehen, so müssen Sie stets die Folgen einer Handlung oder Haltung bedenken.

Wenn Sie weit gewandert sind, brauchen Sie eine Pause. Der Körper benötigt einen Ausgleich und Zeit, um neue Kraft zu schöpfen. Sollten Sie sich aber in der Pause hinhocken oder auf die Fersen setzen, weil der Boden vielleicht feucht ist und keine Bank in der Nähe steht, dann könnte der Ausgleich problematisch werden: Nachdem die Wanderung die Knie belastet hat, werden sie durch diese Haltungen sehr stark und auf ganz andere Weise überlastet; hier könnten Kniebeschwerden die Folge sein. Deshalb sollte die Gestaltung der Pause der Anstrengung angepasst werden, die die Pause notwendig gemacht hat. Auch wenn Sie eine bessere Haltung einnehmen, genügt das manchmal nach einer Wanderung nicht, zum Beispiel, wenn die Knie empfindlich sind. Denn die Folgen der Überbelastung werden ja nicht von alleine durch die Ruhezeit in angenehmer Haltung kuriert; sie müssen gezielt ausgeglichen werden. Zum Beispiel indem Sie mit aufgestellten Füßen auf dem Rücken liegen oder eine Sequenz von Übungen durchführen, welche die Knie entlasten. Wanderungen sollten der Erholung dienen, deshalb müssen hier Nebenwirkungen ausgeglichen werden, die langfristige Erholung verhindern könnten.

Beim Üben von Asanas verhält sich das ähnlich. Wenn Sie am Ende der Übung weder erschöpft noch verspannt sein wollen, dann sollten Sie Haltungen einnehmen, die Ausgleich schaffen. Asanas können positive Wirkungen haben, aber nicht alle Asanas sind grundsätzlich gut oder geeignet für uns. So könnte ein Asana eventuell eine Überdehnung des Körpers bewirken oder eine Überspannung bestimmter Körperpartien, also Stress, verursachen. Es sollte unser Ziel sein, uns die positiven Wirkungen einzelner Asanas auf den Körper zu erhalten und uns zugleich von den unerwünschten Nebenwirkungen zu befreien. Um weitere anspruchsvolle Asanas zu üben, oder auch nur, um die Übung sinnvoll zu beenden, sind Ausgleichshaltungen notwendig. Diese sollen übermäßige Anspannung lösen. Dadurch schalten Sie gefährliche Nebenwirkungen der Asanas aus.

Wenn Sie beispielsweise *Virabhadrasana* üben, könnten anschließend die Knie überlastet, der Rücken angespannt oder der Atem stockend sein. Als Ausgleich sind hier folgende Haltungen zu empfehlen: Um Ruhe zu finden und die Knie zu entlasten, üben Sie zunächst *Apanasana*. Dann üben Sie die Haltung *Cakravakasana*; so entspannen Sie den Rücken und verlangsamen den Atem. *Apanasana* und *Cakravakasana* sind hier die *Pratikriyasanas*, das heißt wörtlich *»Kontra-Arbeit-Asanas«*, für *Virabhadrasana*.

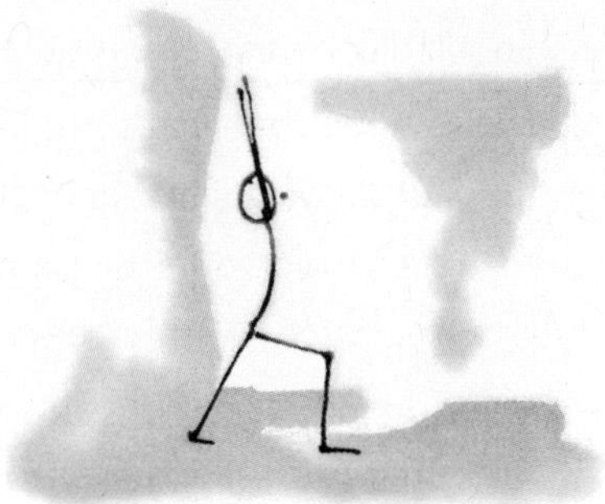

Virabhadrasana

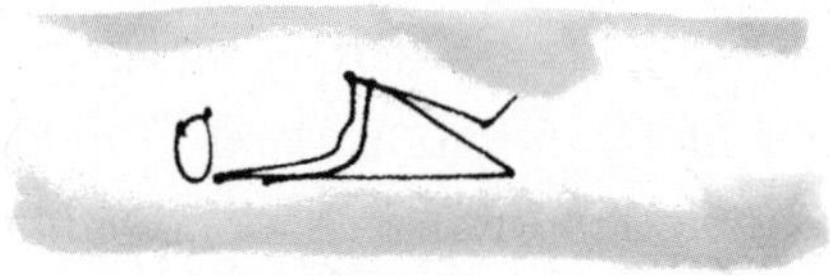

Apanasana

Cakravakasana

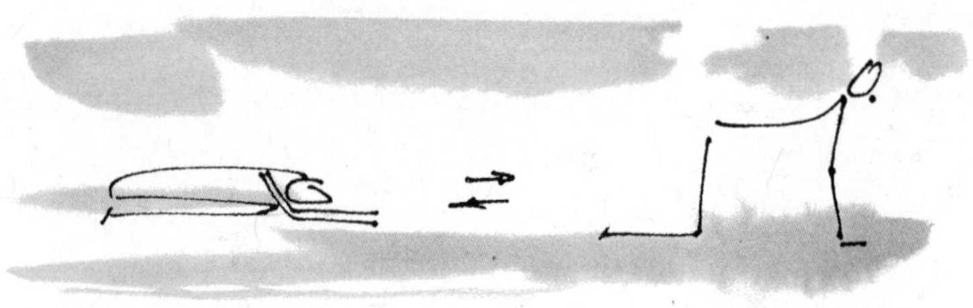

Die richtige Wahl von *Pratikriyasanas* hängt von 3 Faktoren ab:

1) Wo liegt in erster Linie die Belastung des *Hauptasanas*?
2) Wo sind die persönlichen Schwachpunkte im Körper? Steifer Rücken, schwache Knie, kurzer Atem oder eine andere Schwäche?
3) Was wollen Sie anschließend machen? Weitere Asanas durchführen, die Asana-Praxis beenden, *Prananyama* praktizieren oder in Stille sitzen?

Wenn Sie *Pratikriyasanas* auswählen, sollten sie also der jeweiligen individuellen Situation angepasst werden. Generell gelten folgende weitere Regeln:

4) Das *Pratikriyasana* soll leichter sein als das *Asana*, das ausgeglichen wird.
5) Es ist immer dynamisch, da die Entspannung von überbeanspruchten Körperteilen nur durch Bewegung erzielt werden kann.
6) Es ist eine Vorbeuge, wenn das auszugleichende Asana eine Rückbeuge war und umgekehrt.
7) Nach einer Drehung oder Seitbeuge ist eine Vorbeuge der erste Ausgleich; erst danach folgen weitere *Pratikriyasanas*.
8) *Pratikriyasanas* sollten die Körperpositionen – Stehen, Knien, Bauchlage, Rückenlage usw. – nicht unnötig verändern oder zumindest nur so, dass dies ins Konzept der gesamten Sequenz passt.
9) Unter Umständen ist mehr als eine ausgleichende Übung notwendig.
10) Ein Übermaß an *Pratikriyasanas* kann die Wirkung der *Hauptasana* dämpfen.
11) Selbstverständlich sollte vor Beginn der *Pratikriyasanas* eine Pause liegen.

Diese Regeln sollen beispielhaft anhand von *Pratikriyasanas* für *Uttanasana* demonstriert werden:

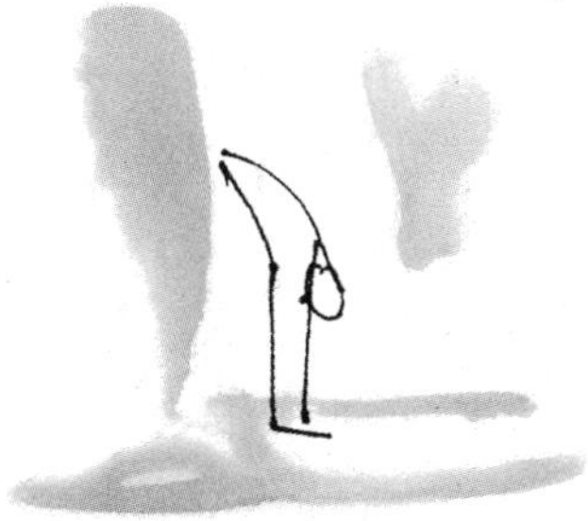

1) *Utkatasana*, um die Beine zu entspannen, wenn weiter im Stand geübt werden soll.

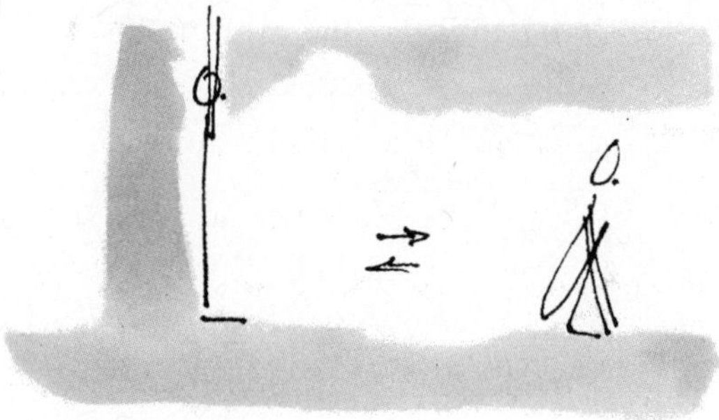

2) *Cakravakasana*, um Beine, Rücken und Nacken zu entspannen, wenn Übungen in der Bauchlage folgen.

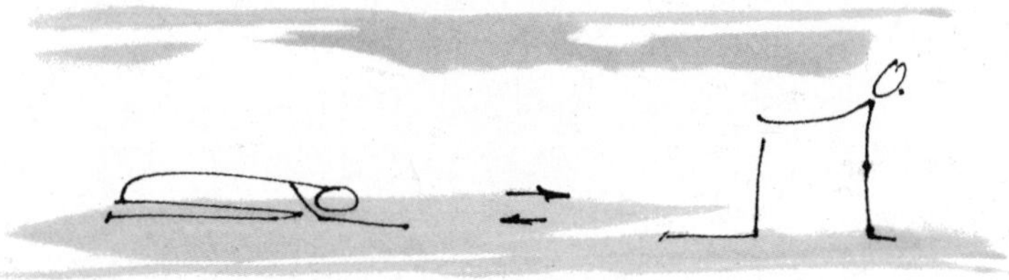

3) *Jathara-Parivrtti*, *Apanasana* und *Dvipadapitham*, wenn besonders der Rücken stark belastet wurde.

Jathara-Parivrtti

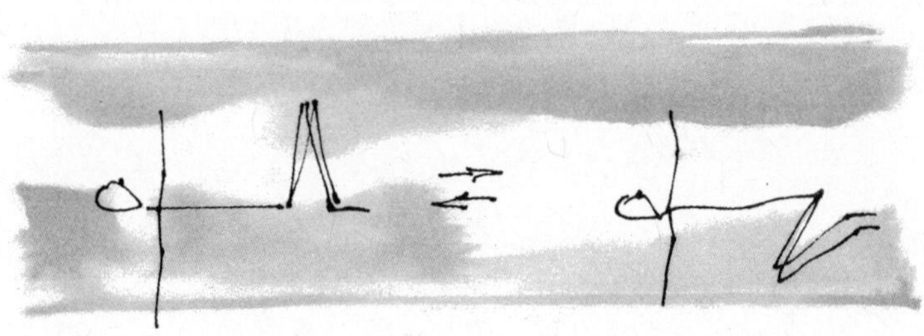

Apanasana

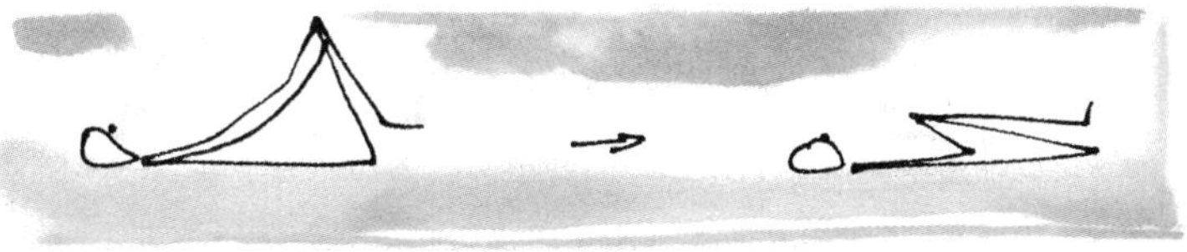

Dvipadapitham

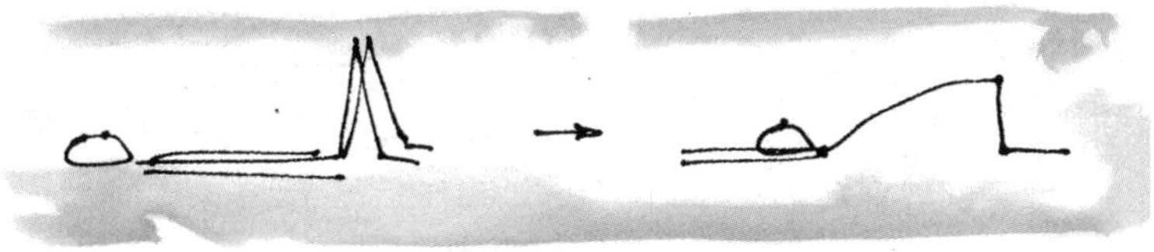

4) *Parvatasana* und *Cakravakasana*, wenn besonders der Atem und der Nackenbereich beansprucht wurden und anschließend im Sitzen oder eine Umkehrhaltung geübt werden soll.

Parvatasana

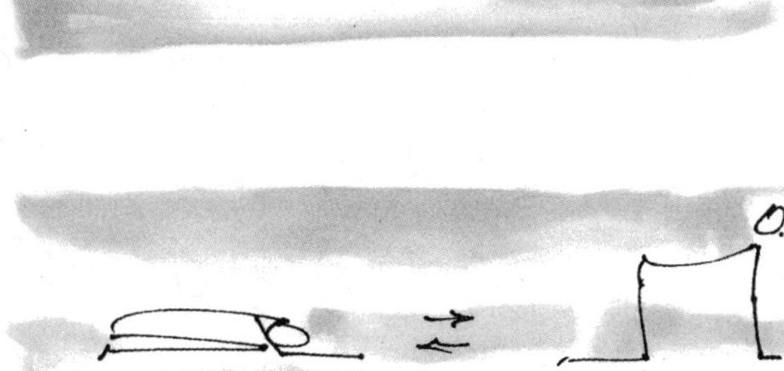

Cakravakasana

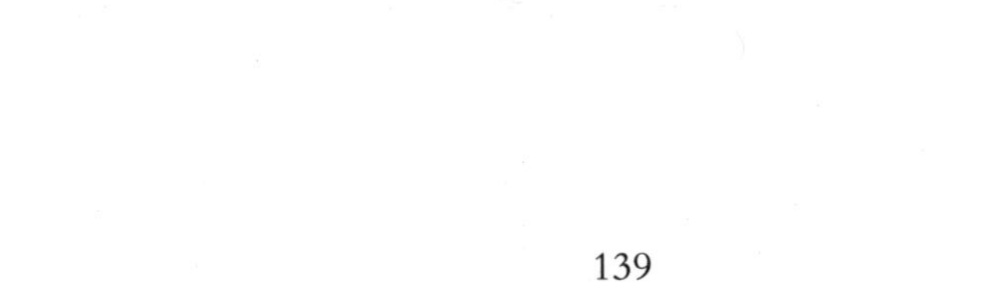

Wenn Sie diese Regeln beachten, schärfen Sie ihr Empfinden für die Harmonie des Körpers. Und Sie lernen, die Auswirkungen von Asanas auf Ihren Körper zu spüren. Hier ist allerdings die direkte Unterweisung einer Lehrerin oder eines Lehrers hilfreich, solange wir selbst dieses Körperbewusstsein noch nicht haben.

Sequenz 11

Leitmotiv

Wenn Sie eine Position eingenommen haben, gedulden Sie sich so lange, bis auch der Atemvorgang abgeschlossen ist; halten Sie einen Moment inne; beginnen Sie erst mit der Atmung und dann mit der Bewegung.

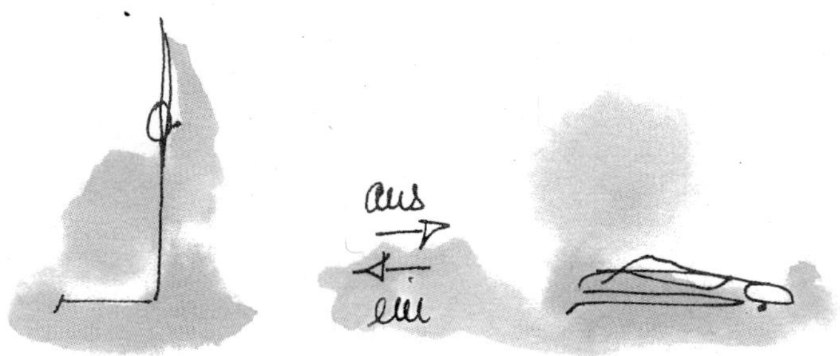

1. • Knien: Oberkörper aufrecht, Knie und Füße hüftweit auseinander, Arme über den Kopf gestreckt. Verweilen Sie einen Augenblick in der Position.

• Ausatmen: Im Verlauf des Atmens beugen Sie den Oberkörper (aus der Hüfte) zum Boden, bewegen Sie zugleich die Arme zum Rücken.

8-mal

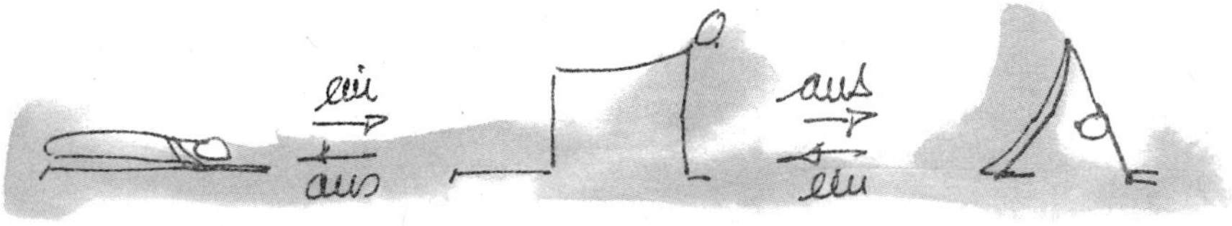

2. • Knielage: Ellbogen liegen gerade vor den Knien; Knie und Füße hüftweit auseinander, Hände schulterbreit. *Verweilen Sie einen ganzen Atemzug lang in dieser Position.*

• Nach Beginn des Einatmens bewegen Sie sich so weit nach vorne (gestützt auf Knie und Hände), bis Sie in den Vierfüßlerstand kommen.

• Nach Beginn des Ausatmens strecken Sie die Beine und beugen den Oberkörper, zugleich heben Sie das Gesäß hoch. Lassen Sie die Knie leicht gebeugt; den Kopf senken Sie erst am Ende des Ausatmens. *Verweilen Sie einen ganzen Atemzug lang in der Position.* Achten Sie bei den langsamen Ausatmungen darauf, dass die Bauchdecke tief zurückgeht.

4-mal

Sequenz 11

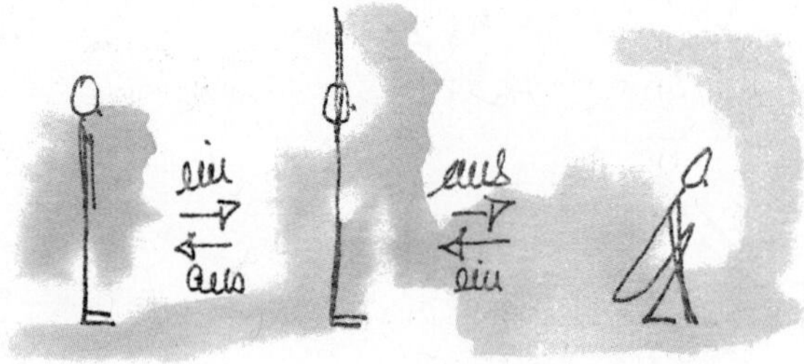

3. • Stand: Füße hüftweit auseinander, Körpergewicht gleichmäßig verteilt, Kopf leicht geneigt.

• Einatmen: Im Verlauf des Atmens heben Sie den Kopf und die Arme hoch. Verweilen Sie einen Augenblick.

• Ausatmen: Im Verlauf des Atmens beugen Sie allmählich die Knie, bis Sie in die Hocke kommen, zugleich senken Sie die Arme vor dem Körper, bis die Hände Richtung Boden reichen. (Benutzen Sie gegebenenfalls eine Decke unter den Fersen.)

8-mal

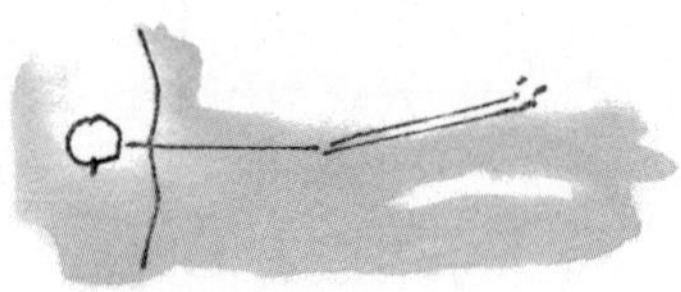

4. • Rückenlage: Beine liegen gestreckt zur linken Seite, Kopf gedreht zur rechten Seite, Arme seitlich ausgestreckt, Schultern locker. *Einatmen, eine Sekunde warten. Sehr langsam und vollständig ausatmen,* eine Sekunde warten.

8 Atemzüge auf jeder Seite

Sequenz 11

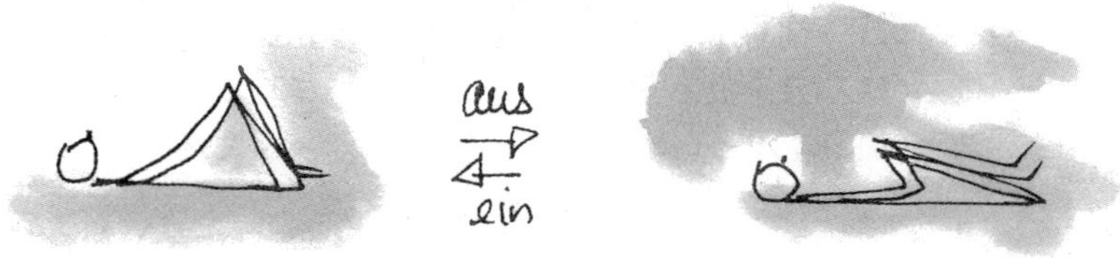

5. • Rückenlage: Knie angezogen und auseinander, Hände auf den Knien. Atmen Sie vollständig ein. Warten Sie einen Augenblick.

• Nach Beginn des Ausatmens winkeln Sie allmählich die Ellbogen so an, dass die Oberschenkel zum Oberkörper bewegt werden.

8-mal

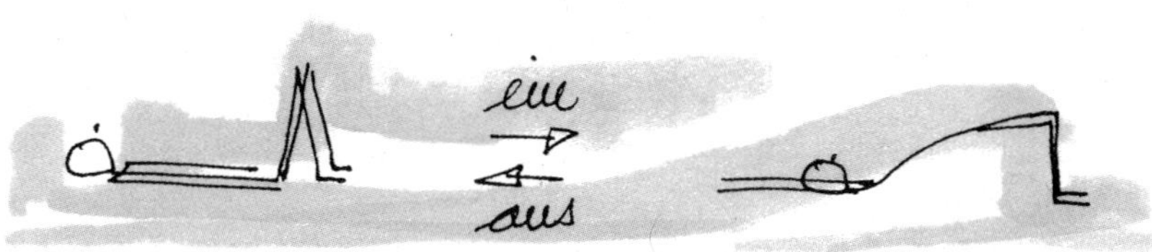

6. • Rückenlage: Beine aufgestellt, Knie und Füße hüftweit auseinander, Füße mit Ballen und Fersen fest auf dem Boden, Arme seitlich, Handflächen auf dem Boden, Augen geschlossen. Atmen Sie vollständig aus in dieser Position.

• Einatmen: Im Verlauf des Atmens führen Sie die Arme über den Kopf in einem Halbkreis nach hinten, gleichzeitig heben Sie das Becken an (die Schultern bleiben auf dem Boden). Lassen Sie den Atem vollständig hineinfließen. *Atmen Sie einmal ganz langsam aus und ein in dieser Position.* Fangen Sie an, nochmal langsam auszuatmen. Erst dann beginnen Sie mit der Bewegung zurück in die Ausgangsposition.

4-mal

Sequenz 11

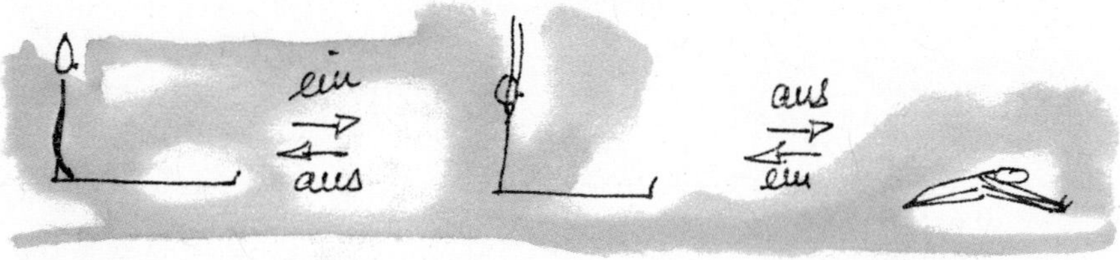

7. • Sitz: Oberkörper aufrecht, Beine leicht gespreizt und ausgestreckt, Arme auf dem Boden neben den Oberschenkeln, Kopf leicht geneigt.

4 Wiederholungen, bleiben Sie bei der 4. Wiederholung für 4 Atemzüge in der Endposition

• Nach Beginn des Einatmens heben Sie den Kopf und die Arme.

• Nach Beginn des Ausatmens beugen Sie den Oberkörper nach vorne, führen Sie allmählich den Brustkorb in Richtung der Oberschenkel und die Hände zu den Füßen. (Beugen Sie die Knie, wenn die Beine steif sind.) Am Ende der Ausatmung senken Sie den Kopf. Verweilen Sie einen Atemzug in der Position.

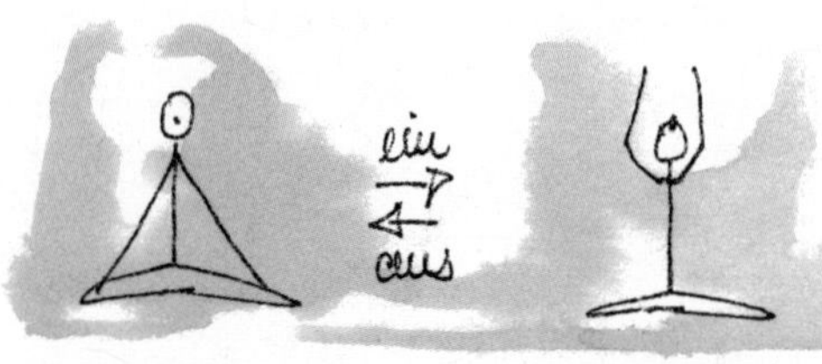

8. • Sitz: Rücken aufrecht, Beine gekreuzt, Schultern und Arme entspannt, Augen geschlossen.

8-mal

• Einatmen: Im Verlauf des Atmens heben Sie den Kopf und die Arme an.

Sequenz 11

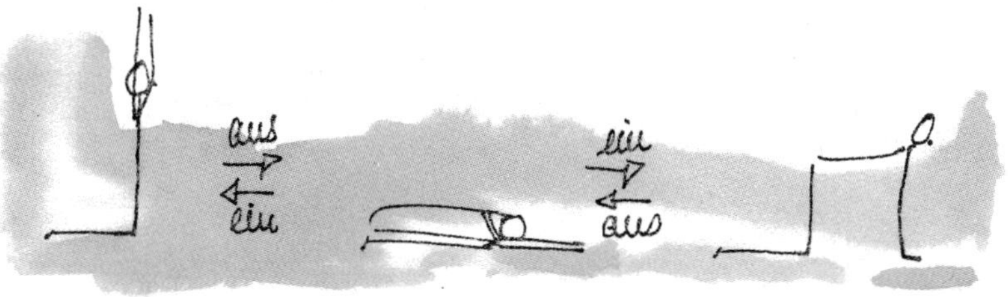

9. • Knien: Oberkörper aufrecht, Knie hüftweit auseinander, Arme über den Kopf gestreckt.

8-mal

• Nach Beginn des Ausatmens beugen Sie den Oberkörper (aus der Hüfte) nach vorne. Ellbogen liegen gerade vor den Knien.

• Nach Beginn des Einatmens bewegen Sie sich so weit nach vorne, bis Sie in den Vierfüßlerstand kommen.

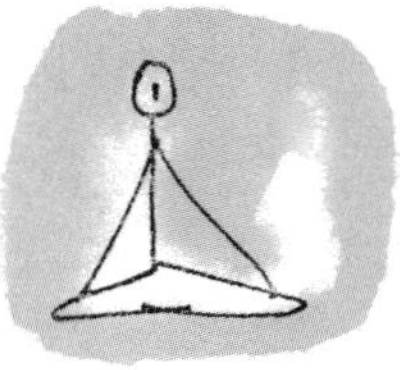

10. • Sitz: Wählen Sie entsprechend Ihren Möglichkeiten eine Atemlänge im Verhältnis 1:2. Sie atmen zum Beispiel 4 Sekunden ein und 8 Sekunden aus oder 5 Sekunden ein und 10 Sekunden aus. Halten Sie am Ende jeder Aus- und Einatmung den Atem für eine Sekunde an. 8 Atemzüge.

Steigern Sie leicht die Länge der Ein- und Ausatmung, bleiben Sie dabei im Verhältnis 1:2; 8 Atemzüge. Steigern Sie noch einmal die Länge der Ein- und Ausatmung, bleiben Sie auch dabei im Verhältnis 1:2; 8 Atemzüge.

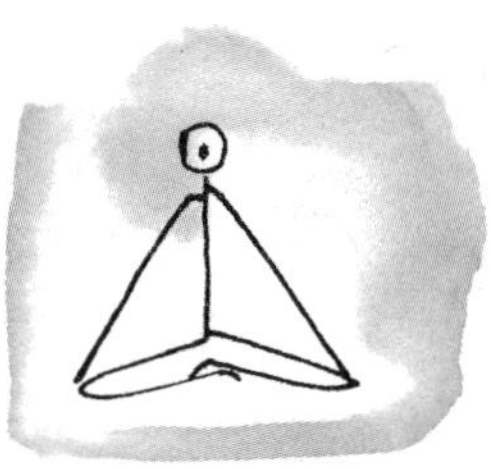

11. • Stillsitzen.

Sequenz 12

Leitmotiv

Achten Sie am Ende jeder Einatmung und der entsprechenden Bewegung darauf, dass Bauch und Gesicht nicht unnötig verspannt sind.

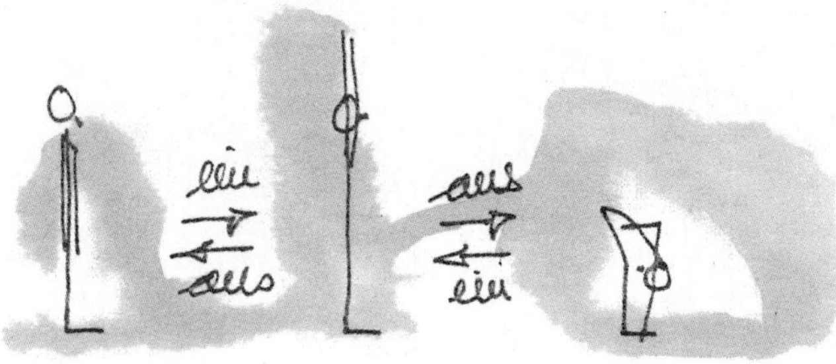

1. • Stand: Füße hüftweit auseinander, Körpergewicht gleichmäßig verteilt, Kopf leicht geneigt.

8-mal, wechseln Sie jedesmal den Arm

• Einatmen: Heben Sie im Verlauf des Atmens den Kopf und die Arme hoch. Atmen Sie vollständig ein. Warten Sie einen Augenblick.

• Ausatmen: Beugen Sie im Verlauf des Atmens den Oberkörper nach unten und führen Sie dabei einen Arm kreisförmig auf den Rücken.

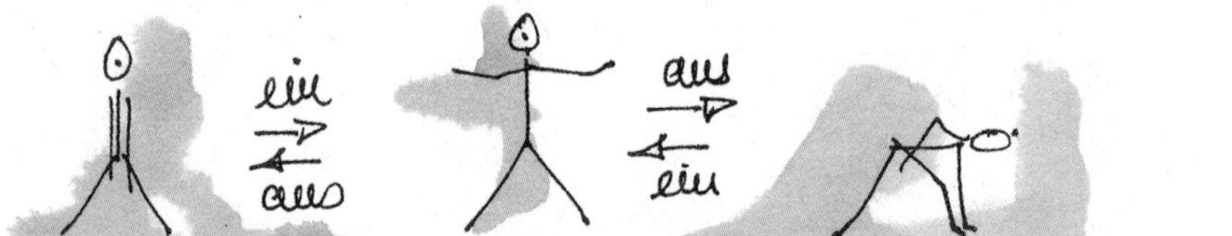

2. • Stand: Beine weit gespreizt, Füße leicht nach außen gedreht, Arme hängen lassen, Körpergewicht gut verteilt, Kopf gerade.

• Nach Beginn des Einatmens heben Sie die Arme seitlich hoch, bis sie waagerecht sind. Ellbogen und Schultern locker. Warten Sie einen Augenblick.

8-mal, wechseln Sie jedesmal die Seite

• Nach Beginn des Ausatmens beugen Sie sich erst nach vorne; drehen Sie sich dann unterstützt von der langsamen Atmung, zur Seite, zuerst den Bauch, dann den Brust- und Nackenbereich. Dabei führen Sie die linke Hand zum rechten Fuß und den rechten Arm seitlich auf den Rücken. Halten Sie die Schultern entspannt, Blick nach hinten. *Verweilen Sie einen Atemzug lang in der Position.*

Sequenz 12

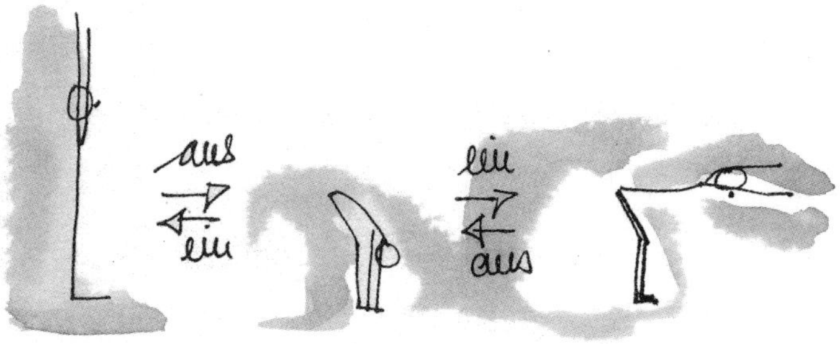

3. • Stand: Füße hüftweit auseinander, Körpergewicht gleichmäßig verteilt, Arme über den Kopf ausgestreckt, Kopf leicht geneigt. Verweilen Sie einen Augenblick in der Position.

• Ausatmen: Im Verlauf des Atmens beugen Sie den Oberkörper nach unten. Atmen Sie vollständig aus. Verweilen Sie einen Augenblick.

4-mal

• Einatmen: Im Verlauf des Atmens richten Sie den Oberkörper auf (vom Kopf beginnend), bis er waagerecht ist. Lassen Sie die Knie leicht gebeugt, so dass der untere Teil des Rückens nicht rund wird. Atmen Sie langsam vollständig ein, ohne sich dabei zu verspannen.

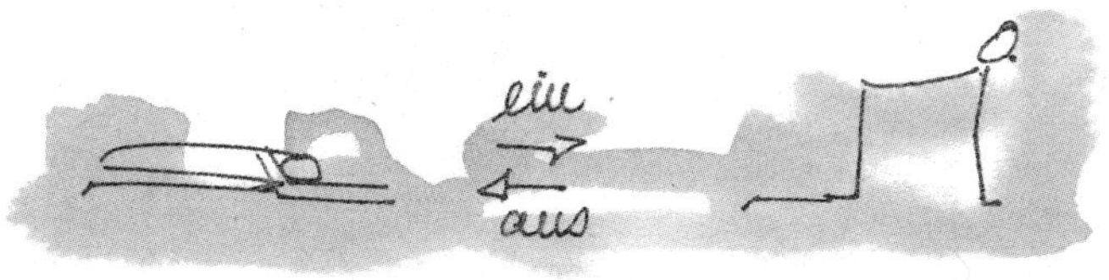

4. • Knielage: Ellbogen liegen gerade vor den Knien; Knie und Füße hüftweit auseinander, Hände schulterbreit.

4-mal

• Nach Beginn des Einatmens bewegen Sie sich so weit nach vorne (gestützt auf Knie und Hände), bis Sie in den Vierfüßlerstand kommen.

Sequenz 12

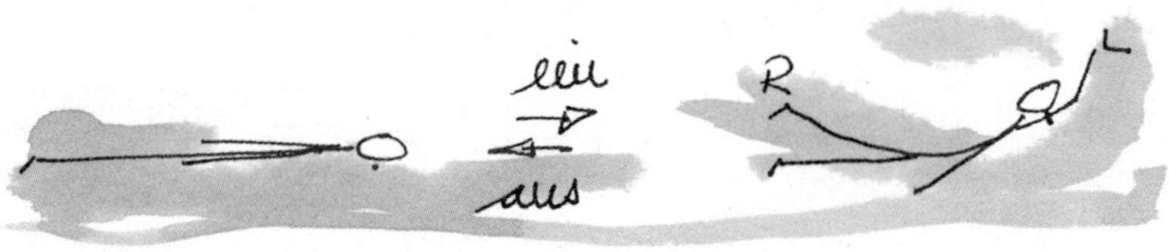

5. • Bauchlage: Wange oder Stirn auf dem Boden, Füße etwas auseinander.

8-mal, wechseln Sie jedesmal die Seite

• Einatmen: Im Verlauf des Atmens heben Sie den Brustkorb, den linken Arm und das rechte Bein an. Bewegen Sie dabei den linken Arm seitlich nach vorne, halten Sie den Kopf in einer Linie mit dem Nacken. Atmen Sie langsam vollständig ein, ohne sich dabei zu verspannen.

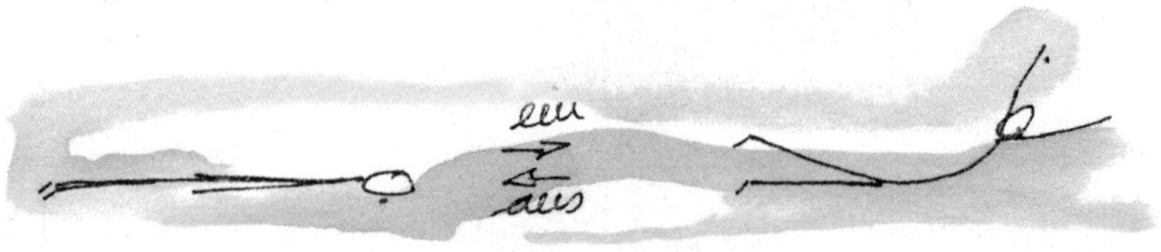

6. • Bauchlage: Wange oder Stirn auf dem Boden, Füße etwas auseinander.

4-mal, wechseln Sie jedesmal das Bein

• Nach Beginn des Einatmens heben Sie den Brustkorb, die Arme und ein Bein an. Bewegen Sie dabei beide Arme seitlich nach vorne, halten Sie den Kopf in einer Linie mit dem Nacken. Atmen Sie langsam vollständig ein, ohne sich dabei zu verspannen.

Sequenz 12

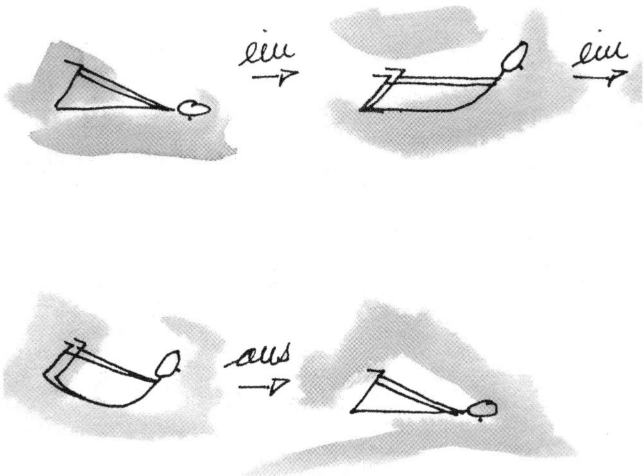

7. • Bauchlage: Stirn auf dem Boden, Unterschenkel gebeugt, Hände um die Fußgelenke.

• Einatmen: Im Verlauf des Atmens heben Sie den Oberkörper an. Schultern locker lassen. *Ausatmen.*

• Einatmen: Im Verlauf des Atmens heben Sie die Oberschenkel an, bewegen Sie zugleich die Füße weg vom Gesäß, so dass der Körper nur mit der Nabelgegend auf dem Boden bleibt. Den Kopf nicht unnötig nach hinten beugen. Weder Bauchdecke noch Gesicht unnötig anspannen.

• Ausatmen: Im Verlauf des Atmens senken Sie
4-mal die Oberschenkel und den Oberkörper.

Sequenz 12

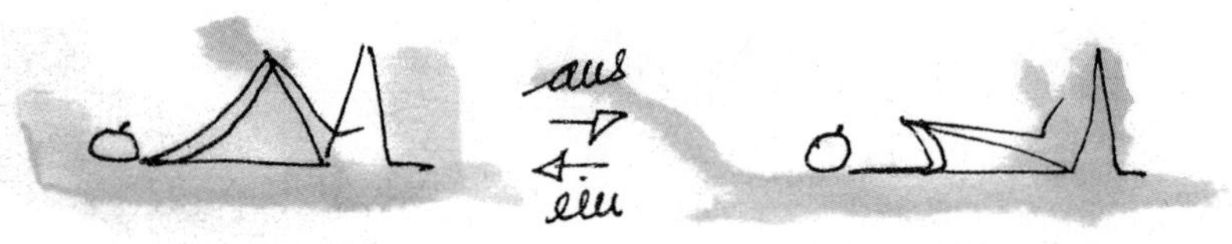

8. • Rückenlage: ein Knie angezogen, das andere aufgestellt, Beine etwas auseinander, Hände auf dem angezogenen Knie.

8-mal, dann wechseln Sie das Bein

• Nach Beginn des Ausatmens bewegen Sie das angezogene Knie durch sanftes Anwinkeln der Ellbogen zum Brustkorb.

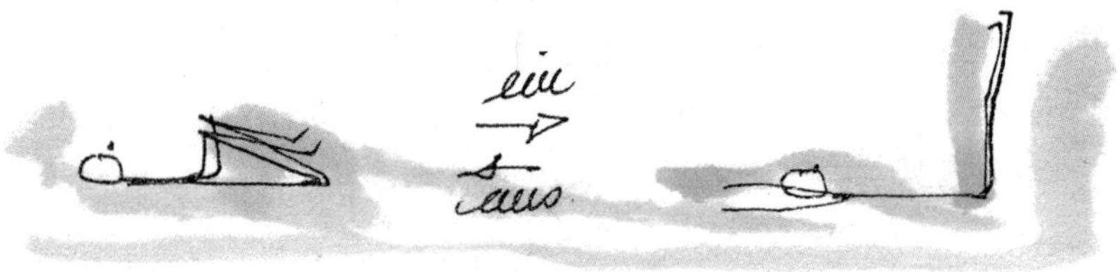

9. • Rückenlage: Knie angezogen, Hände auf den Knien, Ellbogen am Körper.

8-mal

• Einatmen: Im Verlauf des Atmens führen Sie die Arme im Halbkreis nach hinten, heben Sie zugleich die Beine in die Senkrechte hoch. Atmen Sie vollständig ein. Warten Sie einen Moment. Nach Beginn des langsamen Ausatmens kehren Sie zurück in die Ausgangsposition.

Sequenz 12

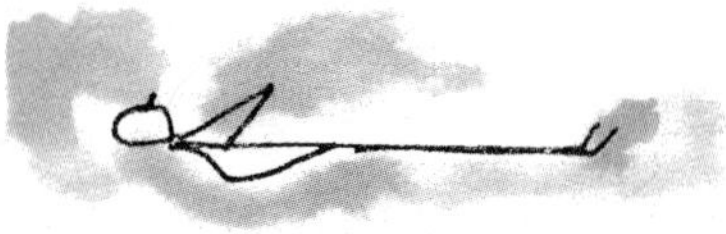

10. • Rückenlage: eine Hand auf dem Bauch, die andere auf dem Brustkorb. Kinn leicht geneigt, Augen geschlossen.
Atmen Sie sehr langsam und vollständig aus und ein. Steigern Sie schrittweise die Länge des Einatmens, indem Sie den Atemraum allmählich von oben nach unten weiten. Verspannen Sie sich nicht unnötig am Ende des Einatmens.
4 Sekunden einatmen, dann ausatmen.
5 Sekunden einatmen, dann ausatmen.
6 Sekunden einatmen, dann ausatmen, usw.

jeweils 2 Atemzüge bis zur maximalen Länge des Einatmens, 8 Atemzüge mit der maximalen Länge des Einatmens

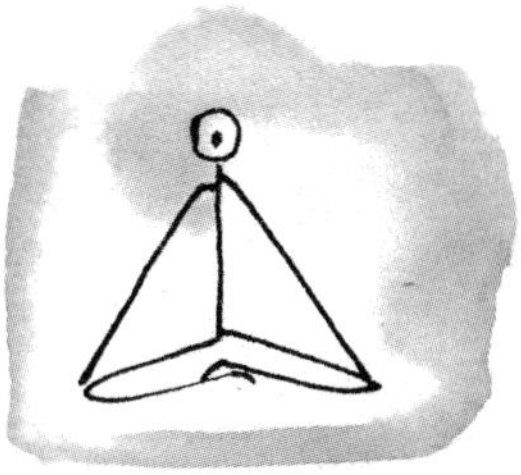

11. • Stillsitzen.

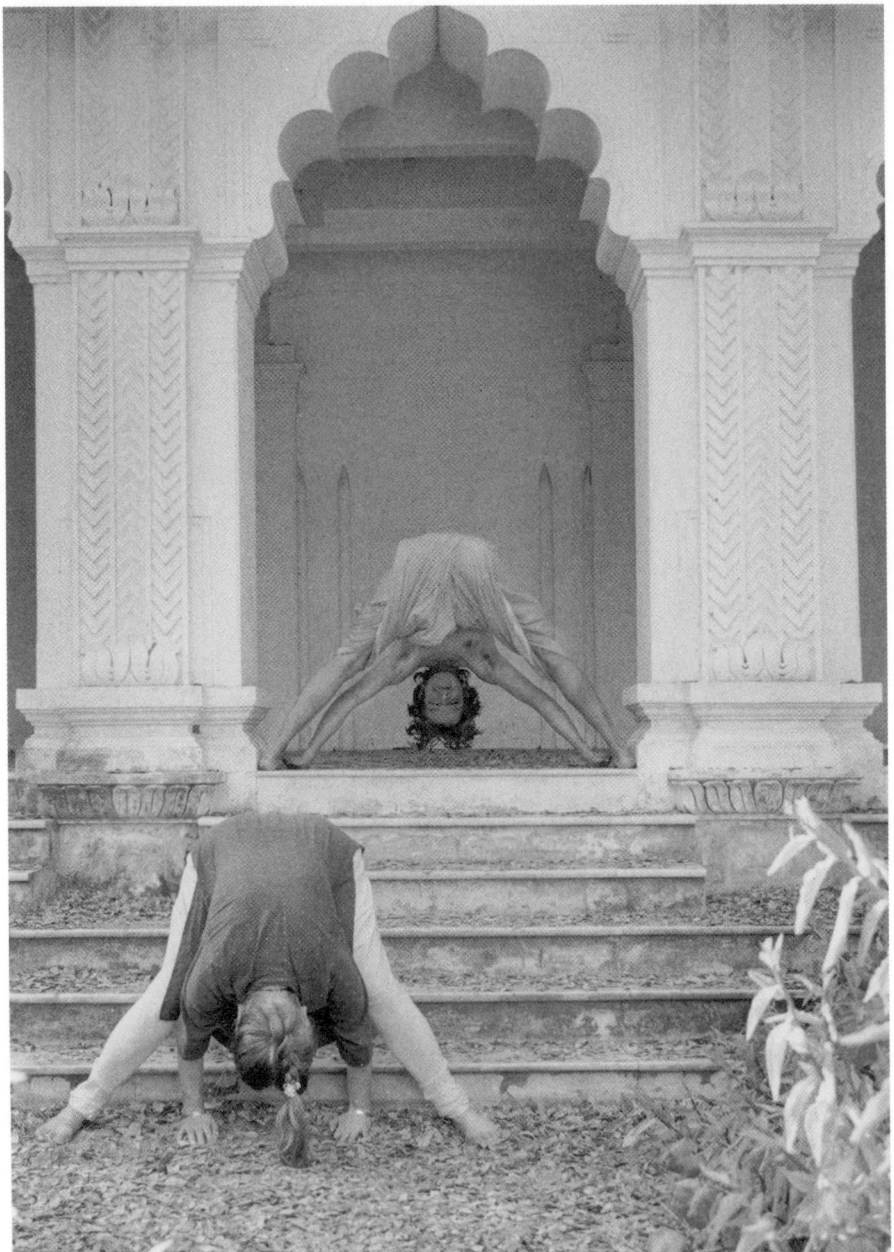

Wir erreichen ein Ziel der Übung nur, wenn wir die Schritte gehen, die uns fast unausweichlich zum Ziel führen.

Siebtes Kapitel

DIE WUCHT DES MITGEFÜHLS

Angulimala

Vor langer Zeit trieb ein Bandit sein Unwesen auf einem Waldweg, der die Städtchen Kosala und Kausambi verband. Er erschlug alle Händler und Reisenden, die des Weges kamen, und raubte sie aus. Mit der Zeit gewann er Lust an seinen Gräueltaten und wurde immer erbarmungsloser und brutaler. Die Menschen hatten deswegen große Furcht vor ihm und nannten ihn Angulimala – »einer, der sich mit einer Kette aus den Fingern seiner Opfer schmückt«.

Eines Tages wandelte der Buddha auf diesem Weg. Angulimala lief ihm hinterher, doch obwohl der Buddha ruhig ging, konnte Angulimala ihn nicht einholen. Er war verwundert und schrie: »Halt! Hör auf, dich zu bewegen!« Da erwiderte Buddha: »Es ist dein Geist, der rast; ich bin ganz still!« Angulimala wurde etwas nachdenklich. Er griff zu seinem Schwert, fällte mit einem Hieb einen Baum, der zu Boden krachte, und sagte: »Siehst du, wer ich bin und was ich kann?« Da fragte der Buddha ihn: »Hast du es auch in deiner Gewalt, den Baum wieder aufzurichten?«

Durch diese Begegnung erkannte Angulimala die Grenzen seiner Macht und schämte sich für seinen Hochmut. Er wurde berührt von der grenzenlosen Güte seines Widersachers und flehte den Buddha an, ihm den rechten Weg zu zeigen.

Grundlagen der Yogalehre: Ahimsa – Gewaltlosigkeit

Ahimsa, das Freisein von der Neigung zur Aggression,
ist die Grundlage für die Friedensbildung.
(Yoga Sutra II. 35)
Ahimsa erwächst aus dem richtigen Umgang
mit der inneren zerstörerischen Kraft.
(»a« – nicht, »himsa« – verletzen)

Jeder Schöpfung wohnt Zerstörung inne. Jede schöpferische Tätigkeit fordert das Zerstören alter Bilder, das Auslöschen ablenkender Gedanken und das Überwinden von Trägheit. Kein mächtiger Gott schuf Neues, kein Poet dichtete Neues und kein Kind baute mit seinen Bauklötzen Neues, ohne das vorher Geschaffene zu zerstören.

Ausgestattet mit der Wut, dem Feuer der Zerstörung, kann der Mensch die Trägheit vernichten. Dieses Feuer ist also eine Waffe, die ihm dienlich sein kann. Wenn die Wut den Menschen wie ein göttlicher Funke entfacht, so dass er schöpferisch handelt, ist sie ein wichtiger Ausdruck der Lebensbejahung.

Aus einem Kaminfeuer kann aber ein Hausbrand entstehen, ein Gartenfeuer kann zu einem katastrophalen Waldbrand werden. Jeder Mensch kennt maßlose Wut aus seinem eigenen Erleben. Wenn unsere Wut außer Kontrolle gerät, wenn wir einfach nur wütend sind, ohne uns der Gründe unserer Wut noch bewusst zu sein, entstehen Aggression und Gewalt. Dies kann schnell geschehen, denn Wut lässt sich nicht unterdrücken. Wenn wir es dennoch versuchen, laufen wir Gefahr, dass die Kraft der Emotion in falsche Bahnen gelenkt wird, sich unbewusst gegen uns selbst richtet und im Innern zerstörerisch wirkt. Denn alle Gefühle haben ihren festen Platz in uns: Sie fördern unsere Wahrnehmung und sie bereichern unsere Erkenntnisse. So auch die Wut. Wer es lernt, Wut in Kreativität und Tatkraft zu verwandeln, erfüllt auf tiefgreifende Weise den Sinn der eigenen Gefühle und schafft damit ein Umfeld des Friedens.

Wie kann sich eine solche Verwandlung vollziehen? Wer wütend ist, sieht alles wie durch einen roten Schleier; alle Wahrnehmungen werden beeinflusst von der Wut. Ähnlich geht es Verliebten. Die Welt wird wie durch eine rosarote Brille gesehen; alle Wahrnehmungen stehen im Zeichen des Verliebtseins. Der Einfluss eines sehr starken Gefühls verändert also die Sicht auf die Welt und dadurch auch unser Verhalten. Es gibt Gefühle, die unser Verhalten sehr positiv beeinflussen, weil sie tief in unserer Menschlichkeit verwurzelt sind. Wenn diese Gefühle zu einer *Bhavana* – einem Zustand des vollkommenen Einsseins mit dem Fühlen – werden, lenken sie unsere Energie auf eine kreative Bahn.

Maitri, die freudige, freundliche und wohlgesinnte Liebe für alle Lebewesen, ist eine solche *Bhavana*. Jede schöpferische Tat löst Freude aus: das Poem eines Dichters oder die »Baustelle« eines Kindes, das Erwachen der Natur im Frühling oder der Anblick eines Neugeborenen. Es gibt unzählige Geschehnisse, die im Leben eines Menschen Freude auslösen können. Wir sollten ihnen Beachtung schenken. Denn wer keine Zeit findet, sich solchen glücklichen und kreativen Geschehnissen zuzuwenden und sich an ihnen zu erfreuen, verschließt sich vor der Schönheit des Lebens, verlernt das Gefühl der Freude, und die große Kraft der Liebe kann nicht wirksam werden. Wer sich dagegen Zeit und Raum nimmt, die kreativen Dinge und die schöpferischen Kräfte, die in und um uns wirken, wahrzunehmen, sie zu genießen und zu schätzen, lässt die Liebe gedeihen. Das ist der Weg, das *Maitri-Bhavana*, die Liebe und das freundschaftliche Mitempfinden, zu entwickeln; sie ist eine Grundlage für Gewaltlosigkeit in der Gesellschaft.

Wir beschäftigen uns im Leben zu oft mit dem, was schlecht ist. Wir sehen nur die schlechten Seiten unseres Partners und verlieren den Blick für dessen gute. Wir machen die Krankheiten zum Forschungsgebiet; für die Gesundung haben wir keinen Blick. Wir geben der Angst zu viel Raum und lassen das Thema Vertrauen verkümmern. Statt dass uns Angst durch Vertrauen genommen wird, nimmt die Angst uns das Vertrauen. Angst vor dem potentiellen Gegner und Misstrauen ihm gegenüber bauen sich auf. Gewalt verselbständigt sich, und eine Spirale der Gewalt entsteht, so dass man nicht mehr erkennt, wer Täter und wer Opfer ist. Die Überzeugung, dass das Positive eine siegende Kraft ist, hilft, den Blick auf die Geschehnisse und Taten der Umgebung zu richten, die es Wert sind, wahrgenommen zu werden. Ein anderer Ausweg aus der Gewalt ist *Mudita-Bhavana*. Damit ist jene innere Haltung gemeint, die die Menschen motiviert, das Positive zu sehen und das positiv Handelnde anzuerkennen und diese Anerkennung zum Ausdruck zu bringen.

Gewalttaten fügen Leid zu. Auf jeden Gewalttäter, der uns empört, kommt mindestens eine Person, die seinetwegen leidet. Empörung ist die Kehrseite des Mitfühlens. Häufig empören wir uns, selten fühlen wir mit dem Opfer. Wäre die Kraft unseres Mitgefühls ebenso stark wie die unserer Empörung, könnten wir unser Augenmerk auf den Leidenden richten. Indem wir uns ihm zuwenden, bekommen wir auch einen Impuls zur Tat. Denn mindestens ebenso wichtig wie die Bestrafung des Täters ist es, dem Opfer beizustehen. Statt uns vorwiegend mit der Ungerechtigkeit des einen zu beschäftigen, sollten wir uns mehr um die Bedürfnisse des anderen kümmern. So bleiben wir in Distanz zu dem Konflikt, ohne vor ihm zurückzuweichen. Das Mitfühlen mit der Kreatur, das uns veranlasst, zu handeln und einzuschreiten, das ist *Karuna-Bhavana*. Wo wir uns mehr um die bedrohten Pflanzen kümmern, statt Wildwuchs zu bekämpfen – da kann *Karuna-Bhavana* gedeihen. Sie führt uns zum Mitempfinden für alle Lebewesen und verringert damit die Gewaltneigung in uns.

Wenn wir den Zwang spüren, den anderen bekehren oder berichtigen zu müssen, handeln wir aggressiv. Wer keinen Abstand finden kann von den vielleicht sogar unrechten Taten eines anderen Menschen, handelt leicht unter solch einem Zwang und richtet die Wut gegen den anderen. Wie lässt sich dieser Zwang überwinden und ein besserer Umgang mit der Wut finden?

Es ist wichtig, im Angesicht des Negativen abwartend zu bleiben. Diese geistige Einstellung kann durch Geduld und die Fähigkeit zur Vergebung kultiviert werden. Wer im Verhalten des anderen zum Teil seine eigene Unvollkommenheit wieder erkennt, kann seine ablehnende Haltung neu beurteilen. Abwarten heißt nicht, gleichgültig zu sein gegenüber dem, was um uns herum passiert. Wir schauen nicht weg, wenn Unrecht geschieht. Wir schauen, gedulden uns und warten ab. Wir schauen, um nicht unwissend und naiv zu sein. Wir gedulden uns, um nicht unser Gleichgewicht zu verlieren und aus einem Impuls der Wut einzugreifen. Wir warten ab, um zum richtigen Zeitpunkt aktiv zu werden und zur positiven Wendung der Situation beizutragen. Das ist der Weg der *Upeksa-Bhavana*, der zu *Ahimsa* führen wird.

Führt diese Einstellung nicht zu einer Verharmlosung von wirklichen Gefahren? Was ist ein gerechter Umgang mit einem gewalttätigen oder gewaltbereiten Menschen? Ein gerechter innerer wie äußerer Kampf ist ein Mittel zur eigenen Entwicklung und nicht zur Beherrschung des anderen. Der gerechte Kampf steht im Einklang mit dem Mitgefühl und führt zu einem klaren Geist. Wer ohne Übereinstimmung mit diesem Gefühl kämpft, verliert den inneren Frieden. Oftmals müssen wir im Leben anderen gegenüber Härte zeigen oder Grenzen ziehen. Das kann zu Verletzungen führen. Ob das Verhalten gerecht ist, kann jeder für sich selbst lernen herauszufinden. Eine Lehrerin kann prüfen, ob sie einen Schüler aus dem Klassenzimmer weist, weil dieser andere stört oder weil sie selbst zu träge ist, um sich mit dem Störenfried zu beschäftigen. Ein Vater kann lernen zu unterscheiden, ob er sein Kind weinen lässt, weil er selbst erschöpft ist, oder ob er sich am Kind rächt, weil es ihn zu sehr beansprucht hat. Wir können bei uns beobachten, ob wir streiten, um unsere Gefühle auszudrücken oder um den anderen zu korrigieren.

In unserer Gesellschaft wird Gewalt als Mittel gegen eine Bedrohung durch Gewalt gepriesen. Politiker auf der ganzen Welt verbreiten die Lüge, dass Waffen nötig seien, um gefährliche Gegner davon abzuschrecken, ihrerseits zu den Waffen zu greifen. Ein nicht zu kleiner Teil der Weltwirtschaft lebt von diesem Märchen; man will uns glauben machen, es gebe nicht genug Waffen, um uns zu verteidigen. Dabei lernen wir aus den Geschichtsbüchern, dass fast alle kriegerischen Nationen oder Gruppen der vielen vergangenen Jahrzehnte sich dieser Lüge bedient haben. Hier geht es eindeutig mehr um die Beherrschung des anderen als um Verteidigung oder gar um die eigene Entwicklung. Konflikte zwischen Staaten funktionieren ähnlich wie Konflikte zwischen einzelnen Menschen.

Wann kann ein Kampf bei einem Konflikt zwischen einzelnen Menschen überhaupt gerecht sein und der Gewaltlosigkeit entsprechen?

Bei zwischenmenschlichen Konflikten braucht der gerechte Kampf die richtige Zeit und den richtigen Raum. Wer die Bhavanas in sich verankert, wird befreit sowohl von Gleichgültigkeit als auch von einer provokativen Haltung – zwei Eigenschaften, die zu Gewalt führen können:

Gleichgültigkeit im Angesicht des Negativen führt dazu, dass wir den richtigen Zeitpunkt zum Handeln verstreichen lassen. Das kennen wir zum Beispiel im Umgang mit sehr kleinen Kindern. Man kann diese nur in dem Augenblick schelten, in dem sie etwas Problematisches anstellen. Da wir mit ihnen keine rationale Auseinandersetzung über das Problem führen können, müssen wir unser Gefühl zum richtigen Zeitpunkt zum Ausdruck bringen. Doch auch Erwachsene untereinander tun sich bei Auseinandersetzungen schwer, mit den Gefühlswallungen des anderen richtig umzugehen. Deshalb ist es wichtig, Gefühle von Unmut rechtzeitig zum Ausdruck zu bringen, nicht zu warten, bis sie sich aufstauen.

Eine provokante Einstellung gegenüber dem Negativen zerstört den Raum, den der gerechte Kampf braucht. In einem Rechtsstaat sind zum Beispiel die Gerichte neutrale Orte, an denen Konflikte beigelegt werden können. Sobald hier einer der Beteiligten unangemessen provokativ wird, verdirbt er die Neutralität des Ortes, die notwendig ist, damit Lösungen gefunden werden können. Wer wirklich einen Konflikt lösen will, ist gefordert, seine Vorurteile und Ängste gegenüber dem anderen hinter sich zu lassen und den Konflikt in einem offenen Raum auszutragen. Wer Gewaltlosigkeit höher schätzt als den Kampfgewinn, wird nicht einseitig auf den Kampf ausgerichtet und bereit sein, den ersten Schritt zur Konfliktlösung zu machen.

So kann man dazu beitragen, dass keine Situation entsteht, in der Gewalt unvermeidlich und gar gerechtfertigt erscheint und in der Menschen als Zuschauer, Mithelfer oder direkte Gewalttäter in einen Kampf verwickelt werden.

Es ist nicht leicht, mit Hilfe dieser *Bhavanas* das eigene Verhalten zu ändern, besonders dann nicht, wenn wir uns gerade sehr heftig erregen. Aber wir können uns fragen, ob unser Verhalten richtig war, nachdem die Emotionen sich beruhigt haben und der Geist wieder klar ist. Wenn wir aber klar sind und in einer Situation die Möglichkeit haben, rechtzeitig über unser Vorgehen zu reflektieren, dann wird uns die Erfahrung mit den *Bhavanas* die richtigen Entscheidungen treffen helfen. So können wir lernen, allmählich gerechter zu reagieren und gewaltloser zu agieren.

Ahimsa, die Gewaltlosigkeit, drückt sich in den Taten, Worten und Gedanken eines gewaltfreien Menschen aus. Ein solcher Mensch schafft eine Atmosphäre des Vertrauens um sich, ein Klima des Friedens, in der Ängste und Dissonanzen sich lösen. Er bringt seine Umgebung dazu, Feindseligkeiten aufzugeben und sich für den gewaltlosen Kampf einzusetzen.

Einführung in die Yogatechnik: Die Schritte zum Erfolg beim Üben

Jeder Zustand, der erreicht wurde, ergab sich durch die Schritte, die wir bewusst oder unbewusst gegangen sind. Yoga wird erreicht, indem die dahin führenden Schritte gegangen werden.
(Yoga Sutra III. 15)

Sie erreichen ein Ziel nicht dadurch, dass Sie es fest ins Augen fassen und dann einfach loslegen. Sie müssen die einzelnen Schritte so planen, dass sie das Ziel unausweichlich erreichen. Wenn ein Zug auf ein Gleis rollt, gelangt er zu dem Bahnhof, der am Ende dieses Gleises liegt. Will der Lokführer einen anderen Bahnhof erreichen, so kann er den Zug nicht plötzlich auf ein anderes Gleis lenken; er muss erst veranlassen, dass die Weichen gestellt werden, so gelangt er auf das andere Gleis und zu seinem neuen Ziel.

Diese Tatsache muss auch bei der Asana-Praxis berücksichtigt werden. Stellen Sie sich vor, Sie arbeiten im eigenen Garten; Sie wollen Unkraut jäten und hocken sich dazu hin. Wenn Sie nach einer Stunde fertig sind, haben Sie gewiss das Bedürfnis, den Körper zu recken; also erheben Sie sich und machen *Dhanurasana*. Nach der Beanspruchung durch die Gartenarbeit belasten Sie nun die Knie auf andere, aber ebenfalls intensive Weise. Darauf sind die Knie jedoch nicht vorbereitet. Hinzu kommt, dass der Rücken nach der Gartenarbeit nicht geschmeidig, sondern eher steif geworden ist. Wenn Sie trotzdem in dieser Situation *Dhanurasana* üben, können Sie sich sehr leicht schaden.

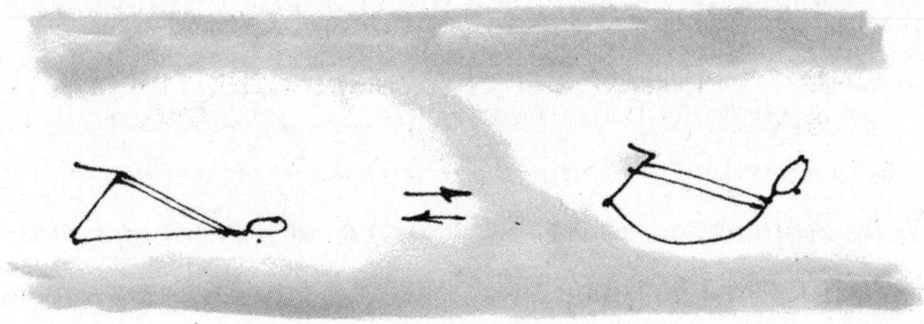

Oder stellen Sie sich folgende Alltagssituation vor: Abends sind Sie einige Stunden mit dem Auto unterwegs. Sie sind in Gedanken versunken und angespannt. Sie halten das Steuer verkrampft und müssen einmal sogar scharf bremsen. In der Nacht schlafen Sie unruhig, und am nächsten Tag haben Sie ein volles Programm zu erledigen. Gleichwohl üben Sie gewissenhaft Yoga. Aber Vorsicht! Sicherlich ist nach all diesen Vorkommnissen der Nacken steif und empfindlich. Wenn Sie nun mit *Sarvangasana* beginnen, kann das unmöglich gut gehen. Auch mit *Uttanansana* anzufangen, kann problematisch für den Nacken sein. Sollten Sie eine solche Übungssequenz gewohnt sein, hält ihr Nacken die Belastung zwar eine Weile aus, doch früher oder später wird er bei solch einer unvorbereiteten Überbelastung Probleme machen.

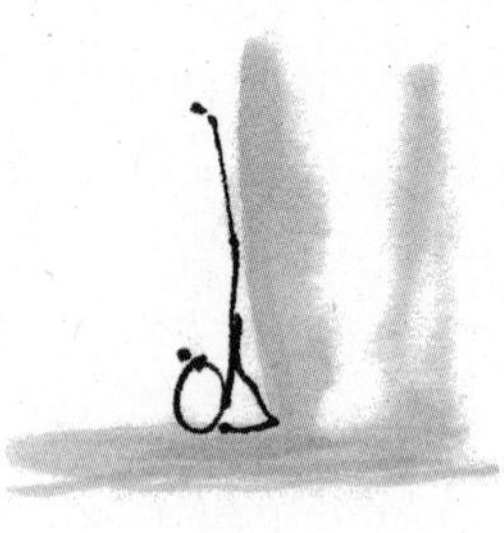

Selbstverständlich können Sie diese Sequenz weiterhin üben, sofern Sie Ihren alltäglichen Umgang mit dem Körper verändern. Tun sie das aber nicht und führen trotzdem die gewohnten Übungen aus, wird der Körper beim Üben nicht ins Gleichgewicht gelangen. Lernen Sie also, schrittweise, durch Übungen, den Nacken so vorzubereiten, dass Sie trotz allem am Morgen nach einem strapaziösen Abend *Uttanansana* oder *Sarvangasana* üben können. Diese wohl überlegten Schritte, die Sie unternehmen, um das Übungsprogramm Ihren Bedürfnissen anzupassen, werden Ihnen verdeutlichen, was während des Autofahrens passiert ist. So wird das Körperbewusstsein geschärft.

Wenn Sie mehrere einfache Asanas geübt haben, bedeutet das nicht, dass Sie nun auch ein schwieriges Asana wie *Sarvangasana* üben können, das den Nacken dehnt und stark belastet. Um hier die Qualität einer guten Haltung – Leichtigkeit und Kraft – zu wahren, ist es wichtig, dass Rücken und Nacken vorher gedehnt werden und der Nacken sich an das Gewicht gewöhnt. Das erreichen Sie zum Beispiel durch vorheriges Üben von *Vajrasana, Uttanasana* und *Dvipadapitham*:

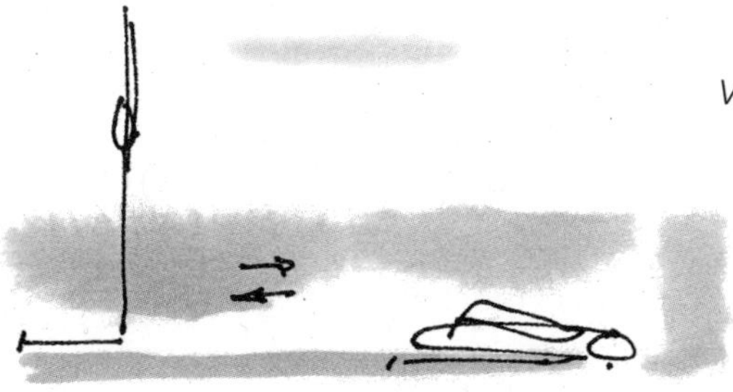

Vajrasana

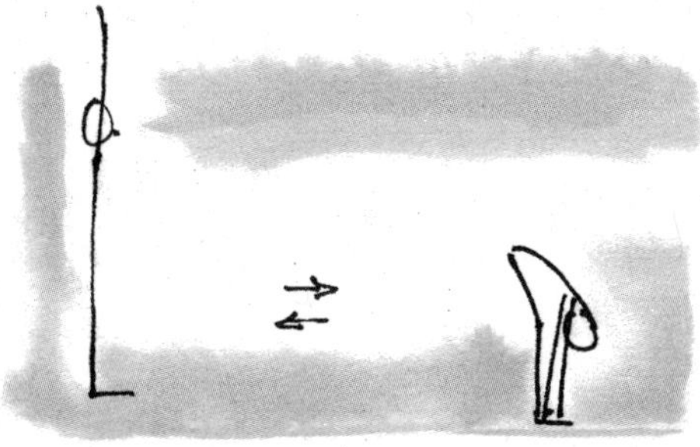

Uttanasana

Dvipadapitham

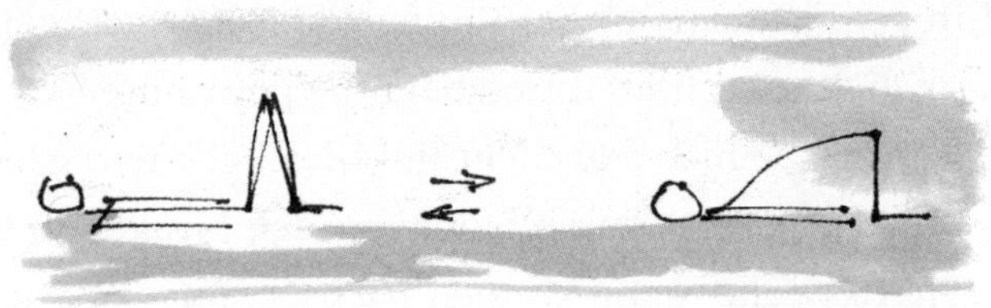

Schrittweise vorzugehen, um ein gewünschtes Ziel zu erreichen, nennen wir im Yoga *Vinyasakrama*. Einige Regeln lassen sich zu diesem Thema aufstellen:

- Körperpartien, die besonders beansprucht werden, sollten gut vorbereitet sein.
- Dehnung wird mit Dehnung vorbereitet, Spannung mit Spannung.
- Rückwärtsbeugen, die den Rücken anspannen, dürfen erst ausgeführt werden, wenn der Körper zuvor durch Vorwärtsbeugen gedehnt worden ist.
- Vorbereitende Übungen sollten in ihrer Wirkung auf den Körper der Hauptübung ähneln; sie sollten jedoch leichter als diese sein.
- Übermäßige Vorbereitung führt zur Erschöpfung und Ablenkung.

Wie gehen Sie nun vor, um beispielsweise *Prasarita Pada Uttanasana* vorzubereiten?

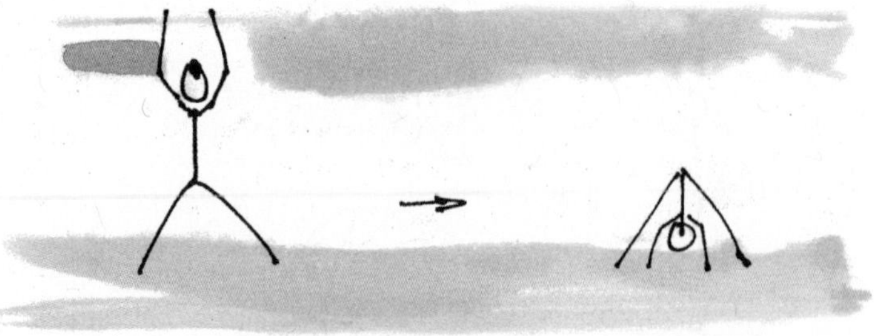

1. Schritt: Was fordert diese Übung?
Hier handelt es sich um eine anspruchsvolle Vorwärtsbeuge, die den Rücken, den Nacken und auch die Beine stark dehnt. Dabei ist ein kräftiger Rücken nötig, um wieder bequem in die Ausgangshaltung zurückzukehren.

2. Schritt: Welche Asanas führen uns in Richtung des Ziel-Asanas?
Üben Sie *Parsva-uttanasana*, um die Beine zu dehnen und den Rücken zu strecken. Anschließend gehen Sie in einer Übungseinheit in die Haltungen *Uttanasana* und *Ardhauttanasana*, um den Rücken zu dehnen und zu stärken.

Die vollständige Übungssequenz mit *Prasarita Pada Uttanasana* könnte so aussehen:

Parvatasana – um den Atem erstmals gleichmäßig fließen zu lassen.

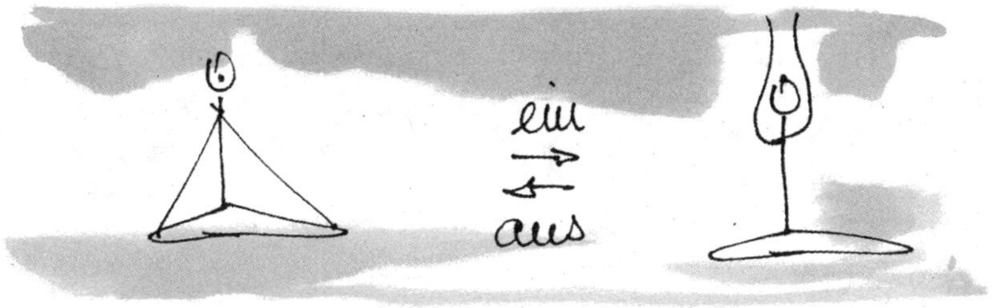

Parsva-uttanasana – um den Rücken und die Beine zu dehnen.

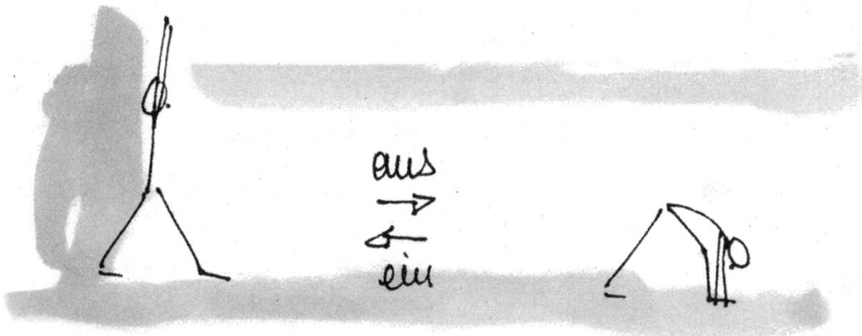

Uttanasana und *Ardha-uttanasana* – um Rücken, Nacken und Beine zu dehnen und den Rücken zu stärken.

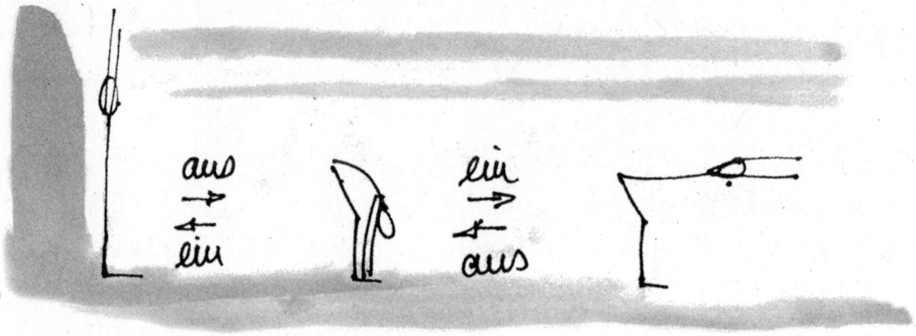

Haupt-Asana

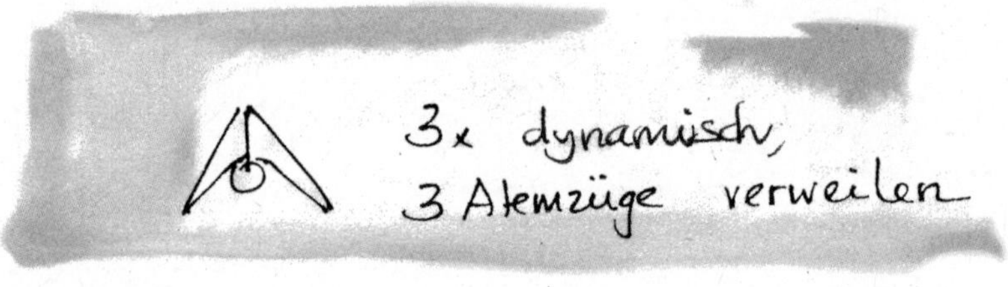

Pause

Parvatasana – um den Nacken zu entspannen.

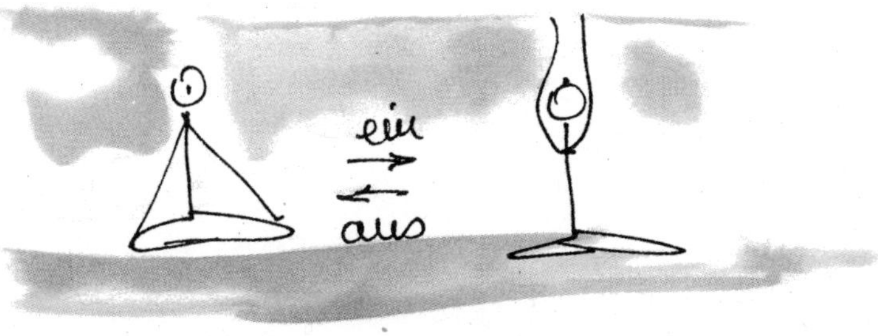

Dvipadapitham – als Ausgleich für den Hüftbereich.

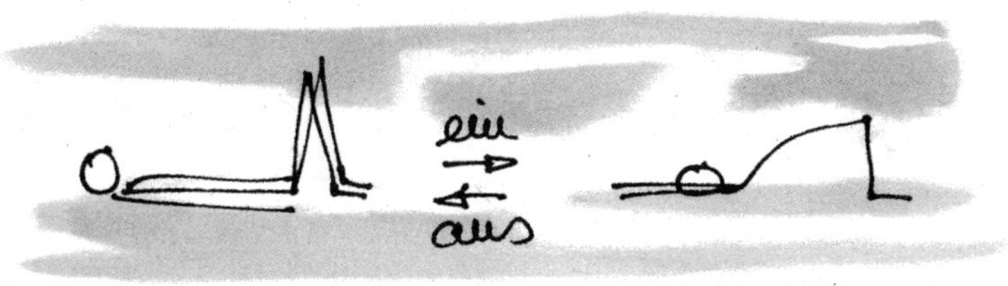

Ardha-salabhasanam – gleicht den Rücken nach den vielen Vorwärtsbeugungen aus.

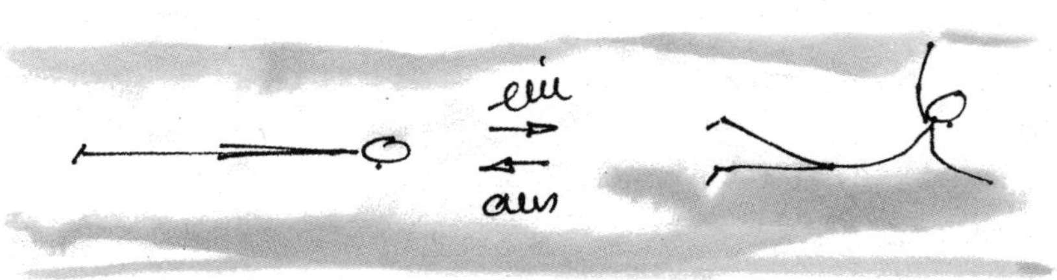

Vajrasana und *Cakravakasana* – um die Beine zu entspannen und die vorige Haltung auszugleichen.

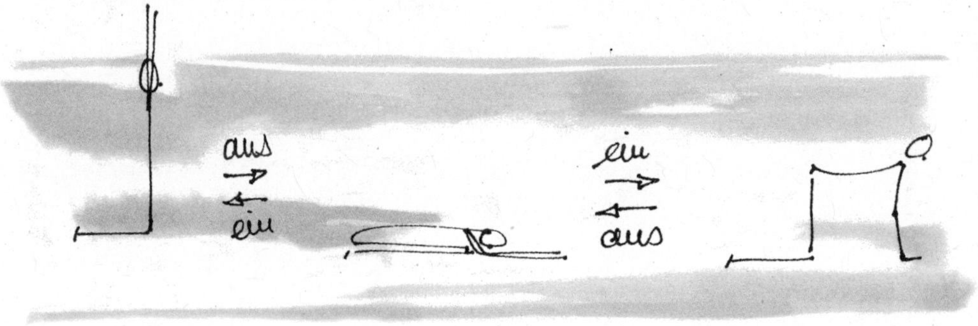

Die schrittweise Annäherung an die Zielhaltung ist keine Garantie dafür, dass jeder Mensch diese Sequenz üben kann. Das Ziel muss den Möglichkeiten des Übenden entsprechen. Bei Rückenbeschwerden wird Ihnen die Haltung trotz behutsamer Vorbereitung kaum bekommen. Auch sollten die Schritte, die zur Vorbereitung dienen, die persönlichen Schwachpunkte berücksichtigen. Wenn Sie dieses Prinzip der angepassten Schritte verstehen, werden Sie Ihre Grenzen besser erkennen und Ihre Möglichkeiten besser ausschöpfen. So werden Sie allmählich Ihre Beschwerden überwinden und die erstrebten Haltungen üben können.

Sequenz 13

Leitmotiv

Achten Sie darauf, dass innerhalb einer Asanam-Übung jede Ausatmung etwas länger ist als die vorige.

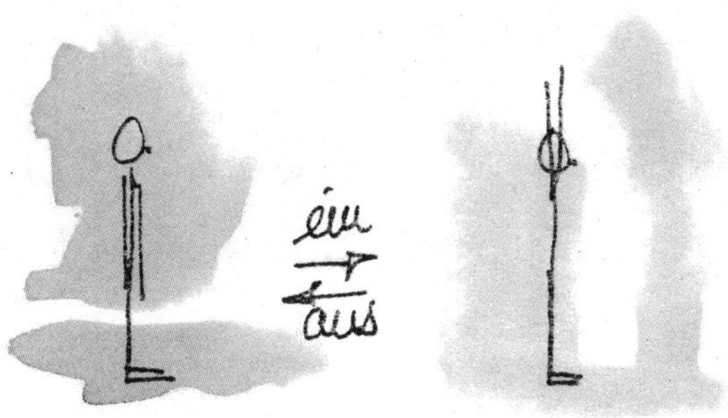

1. • Stand: Füße hüftweit auseinander, Körpergewicht gut verteilt, Kopf leicht geneigt.

8-mal

• Einatmend heben Sie den Kopf und die Arme hoch; die Arme seitlich. Warten Sie einen Augenblick. Beginnen Sie mit der Ausatmung, senken Sie dann die Arme.

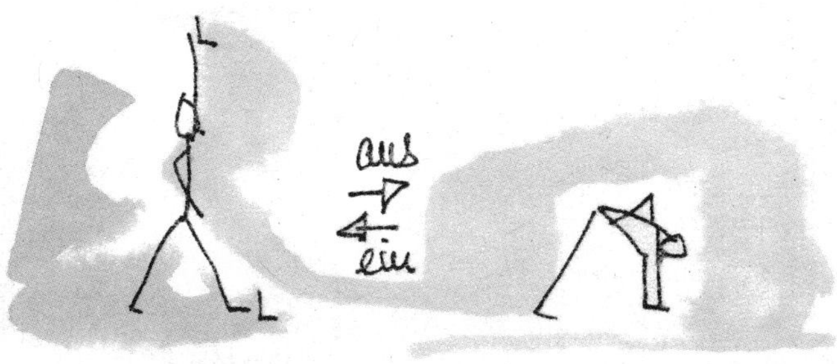

2. • Schrittstellung: Oberkörper aufrecht, linkes Bein nach vorne, linker Arm nach oben gestreckt, rechter Arm angewinkelt am Körper.

4-mal, wechseln Sie dann Arm und Bein

• Ausatmen: Im Verlauf des Atmens beugen Sie den Oberkörper nach unten und senken den gestreckten Arm. Am Ende der Ausatmung senken Sie den Kopf. Warten Sie einen Augenblick. Im Verlauf des Einatmens richten Sie sich langsam auf.

Sequenz 13

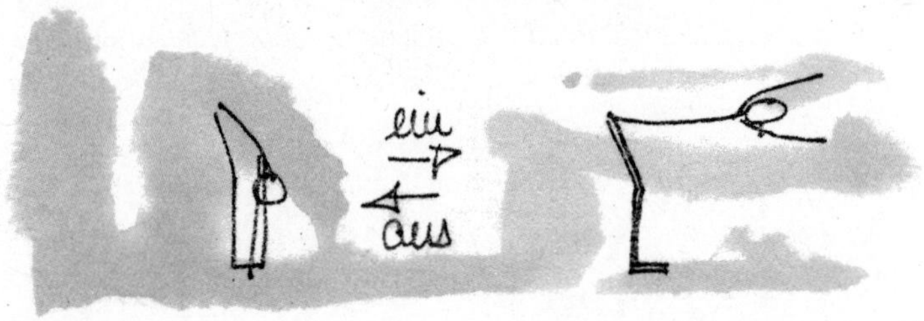

3. • Stand: Füße hüftweit auseinander, Oberkörper nach unten gebeugt. Beugen Sie die Knie leicht, um den Oberkörper nahe an die Oberschenkel zu bringen. *1 Atemzug in der Position.*

4-mal

• Einatmend richten Sie den Oberkörper auf (vom Kopf beginnend), bis er waagerecht ist. Lassen Sie die Knie leicht gebeugt, so dass der untere Teil des Rückens nicht rund wird. *1 Atemzug in der Position.*

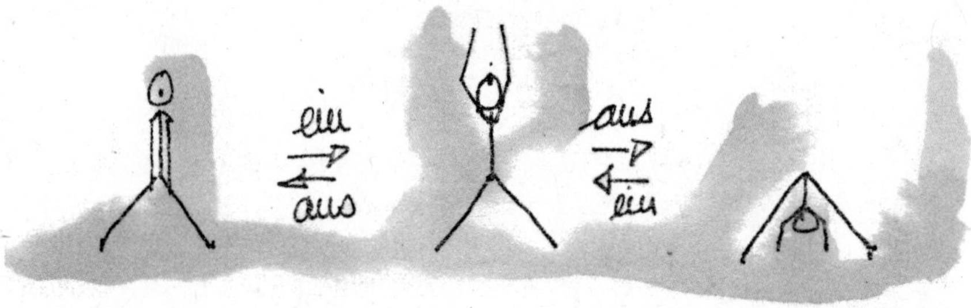

4. • Stand: Beine weit gespreizt, Füße parallel, Körpergewicht gut verteilt, Arme hängen lassen, Kopf gerade.

4-mal, verweilen Sie dann in der Endposition 4 Atemzüge lang

• Einatmen: Im Verlauf des Atmens heben Sie langsam den Kopf und die Arme; die Arme vor dem Körper.

• Ausatmen: Im Verlauf des Atmens beugen Sie den Oberkörper (mit der Hüfte beginnend) nach unten. Senken Sie die Arme und am Ende der Atmung den Kopf. Beugen Sie nach Bedarf die Knie. Versuchen Sie, die Ausatmung stetig zu verlangsamen.

Sequenz 13

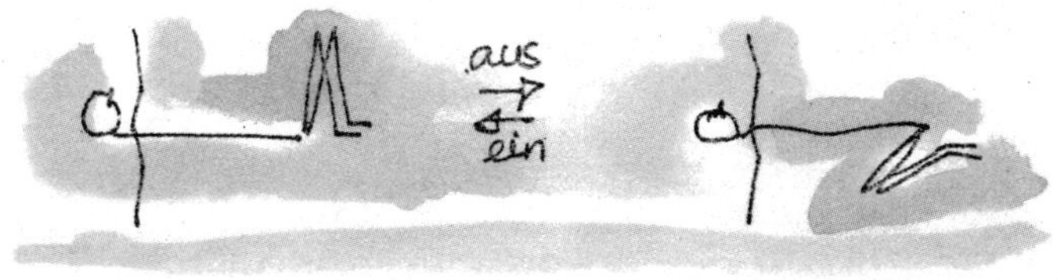

5. • Rückenlage: Beine angezogen, aufgestellt und geschlossen; Arme liegen seitlich ausgestreckt am Körper, Schultern nicht hochgezogen, Kopf gerade, Augen geschlossen.

8-mal, wechseln Sie jedesmal die Seite

• Ausatmend beugen Sie allmählich die geschlossenen Beine zu einer Seite (ohne dabei mit dem Rumpf aus der Mitte zu geraten) und wenden zugleich den Kopf zur anderen Seite. Atmen Sie vollständig aus, bis sich die Bauchdecke weit zurückbewegt, *halten Sie dann den Atem vier Sekunden*. Im Verlauf des Einatmens bewegen Sie sich mit dem Kopf und den Beinen zurück in die Ausgangsposition.

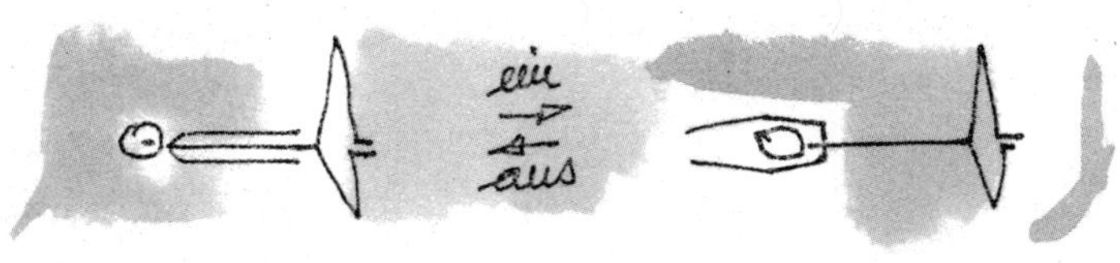

6. • Rückenlage: Füße zusammen und an den Körper gezogen, Knie bequem auseinander, Arme seitlich am Körper, Kopf gerade. *1 Atemzug in der Position.*

4-mal

• Einatmen: Im Verlauf des Atmens führen Sie die Arme im Halbkreis nach hinten (nicht zu eng an den Kopf). Atmen Sie vollständig ein. *Verweilen Sie in der Haltung einen Atemzug lang.* Im Verlauf der nächsten Ausatmung bewegen Sie die Arme allmählich zurück in die Ausgangsposition. Versuchen Sie, die Ausatmung stetig zu verlangsamen.

Sequenz 13

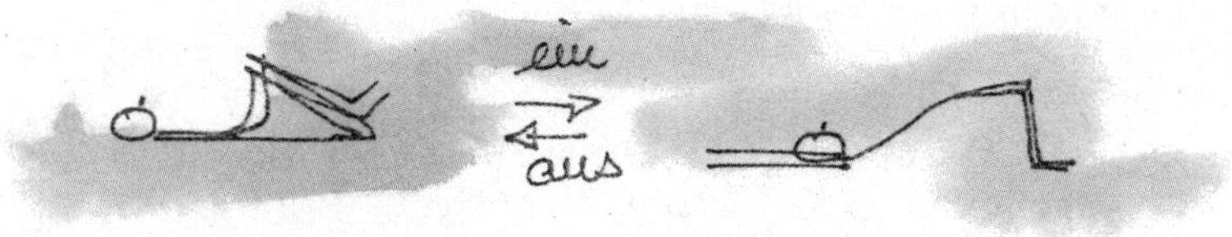

7. • Rückenlage: Knie angezogen und auseinander, Hände auf den Knien.

8-mal

• Einatmend führen Sie die Arme über den Kopf in einem Halbkreis nach hinten, gleichzeitig bewegen Sie die Füße zum Boden, dann heben Sie das Becken an (die Schultern bleiben auf dem Boden). Atmen Sie vollständig ein. Warten Sie einen Augenblick. Im Verlauf des Ausatmens senken Sie das Becken, bewegen Sie dann die Knie Richtung Brustkorb und die Arme zurück in die Ausgangsposition.

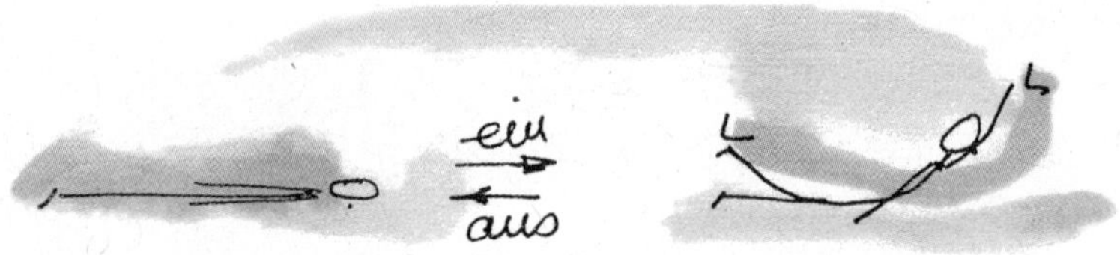

8. • Bauchlage: Wange oder Stirn auf dem Boden, Arme am Körper, Füße etwas auseinander.

8-mal, wechseln Sie jedesmal die Seite

• Einatmen: Im Verlauf des Atmens bewegen Sie den linken Arm kreisförmig nach vorne, heben Sie zugleich Brustkorb, linken Arm und linkes Bein an.

Sequenz 13

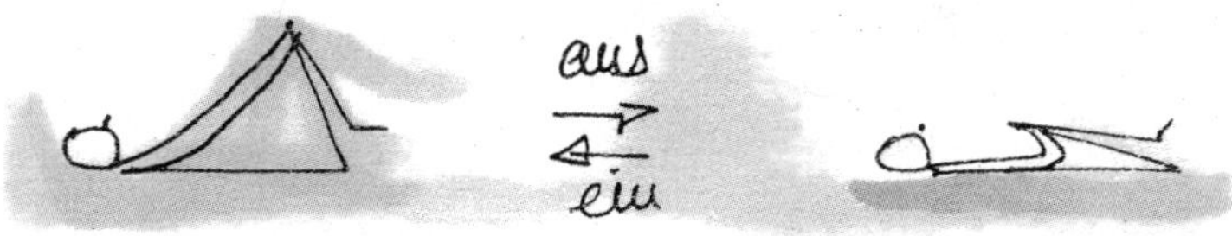

9. • Rückenlage: Knie angezogen und auseinander, Hände auf den Knien.

8-mal

• Ausatmend winkeln Sie die Ellbogen so an, dass die Oberschenkel zum Oberkörper bewegt werden. Versuchen Sie, die Ausatmung bei jeder Wiederholung zu verlangsamen.

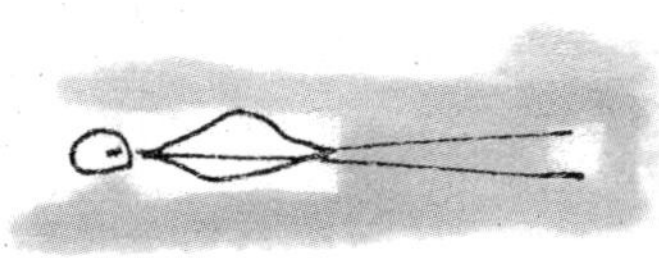

10. • Rückenlage: Beine etwas auseinander, Hände auf dem Bauch.
Versuchen Sie, mit einem feinen Halston möglichst lange auszuatmen. Nähern Sie sich schrittweise diesem Ziel. Helfen Sie am Ende des Ausatmens ein wenig nach, indem Sie die Bauchdecke aktiv zurückbewegen, um die Restluft vollständig auszuatmen (ohne dabei zu pressen oder zu drücken). Halten Sie dann vier Sekunden lang die Luft an. Atmen Sie etwa vier Sekunden lang ein, ohne dabei die Luft einzuziehen.

16 Atemzüge

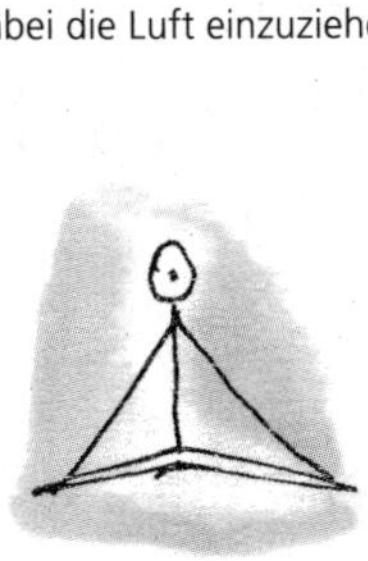

11. • Stillsitzen.

Sequenz 14

Leitmotiv:

Achten Sie bei jedem Asanam darauf, dass jede Ein- und Ausatmung etwas länger wird als die vorige. Fangen Sie lieber etwas kürzer an, damit Sie die Atmung stetig verlangsamen können.

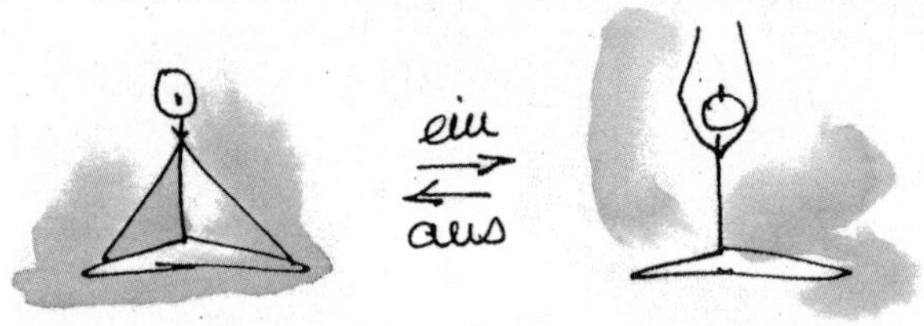

1. • Sitz: Rücken aufrecht, Schultern und Arme entspannt.

8-mal

• Einatmend heben Sie den Kopf und die Arme an.

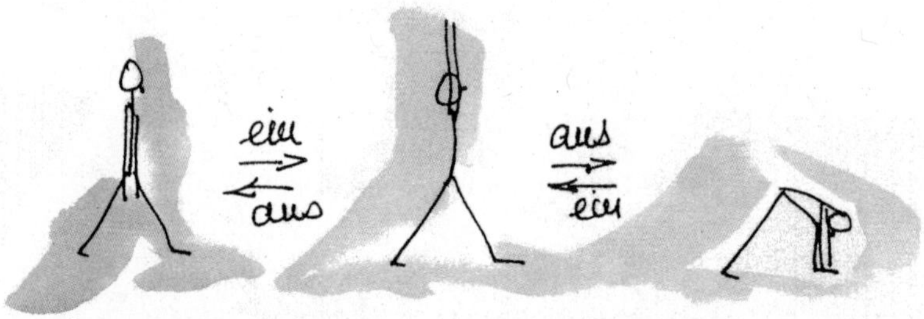

2. • Schrittstellung: Füße hüftweit auseinander, Körpergewicht gleichmäßig verteilt; der hintere Fuß leicht nach außen gedreht, der vordere geradeaus; Arme seitlich am Körper, Kopf leicht geneigt.

4-mal mit jedem Bein

• Einatmen: Im Verlauf des Atmens heben Sie den Kopf und die Arme hoch; die Arme vor dem Körper. Prüfen Sie, ob das Körpergewicht wie am Anfang gut verteilt ist und ob Sie aufrecht stehen.

• Ausatmen: Im Verlauf des Atmens beugen Sie den Oberkörper nach unten. Bei Bedarf beugen Sie das vordere Knie, um bequem in diese Haltung zu kommen. Halten Sie das hintere Bein gestreckt. Lassen Sie sich durch das langsame Ausatmen tiefer in die Haltung tragen.

Sequenz 14

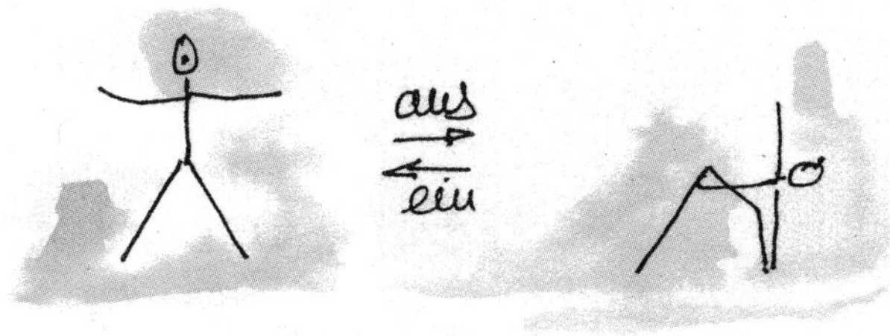

3. • Stand: Beine weit gespreizt, Füße leicht nach außen gedreht, Arme seitlich waagerecht ausgestreckt, Körpergewicht gut verteilt, Kopf gerade, Augen offen. Atmen Sie vollständig ein. Warten Sie dann einen Augenblick.

8-mal, wechselweise zu jeder Seite

• Ausatmend beugen Sie sich nach vorne; drehen Sie sich, unterstützt von der Atmung, tief zur Seite, zuerst den Bauch, dann Brust- und Nackenbereich. Dabei führen Sie die linke Hand zum rechten Fuß, lassen Sie den rechten Arm nach oben gestreckt. Halten Sie den oberen Arm- und Schulterbereich entspannt, Blick nach hinten.

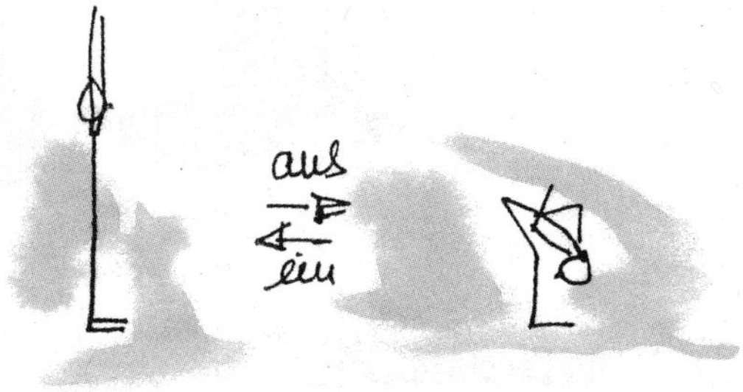

4. • Stand: Füße hüftweit auseinander, Arme nach oben gestreckt (schulterweit auseinander).

4-mal

• Ausatmen: Im Verlauf des Atmens beugen Sie den Oberkörper nach vorne, bewegen Sie zugleich die Arme kreisförmig auf den Rücken. Lassen Sie die Hände entspannt auf dem Rücken und die Schultern locker. Den Kopf erst am Ende des Ausatmens senken. *Verweilen Sie einen Atemzug lang in dieser Position.* Achten Sie darauf, dass die Atembewegungen bei jeder Wiederholung langsamer werden.

Sequenz 14

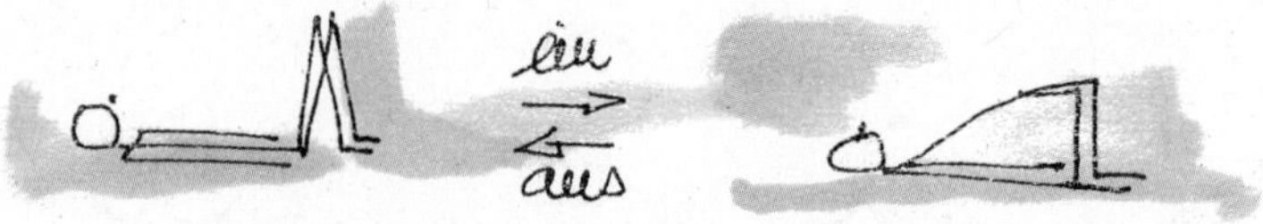

5. • Rückenlage: Beine aufgestellt, Knie und Füße hüftweit auseinander, Füße mit Ballen und Fersen fest auf dem Boden, Arme seitlich am Körper, Hände umfassen die Fußgelenke oder liegen auf dem Boden. Kinn geneigt.

• Einatmend heben Sie langsam das Becken an (Schultern bleiben auf dem Boden). Das Körpergewicht sollte im Wesentlichen auf den Füßen ruhen.

8-mal

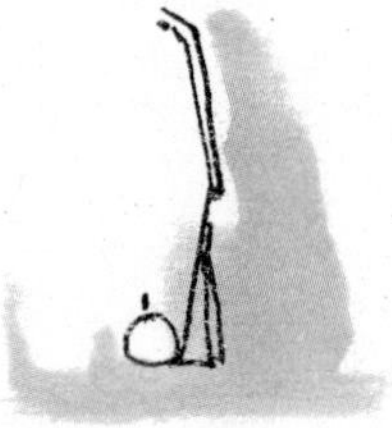

6. • Schulterstand (Kerze): Aus der entspannten Rückenlage beginnen – Knie angezogen, Fußsohlen auf dem Boden. Im Verlauf des Ausatmens Beine und Becken hoch über den Kopf strecken. Arme und Hände stützen das Becken. Knie leicht gebeugt, Füße etwas auseinander. Kein Hohlkreuz machen.
Atmen Sie langsam und tief aus, dabei sollte sich die Bauchdecke weit zurückbewegen. Kieferbereich locker lassen.

12 Atemzüge

Sequenz 14

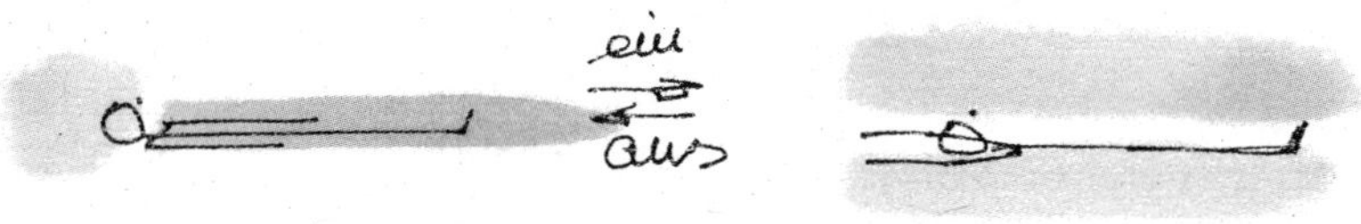

7. • Rückenlage: Hände auf dem Boden. Atmen Sie vollständig aus. Warten Sie einen Augenblick.

8-mal

• Einatmen: Im Verlauf des Atmens führen Sie die ausgestreckten Arme über den Kopf in einem Halbkreis nach hinten. Ziehen Sie bei der Bewegung die Schultern nicht hoch; halten Sie die Arme bequem auseinander, nicht verkrampft parallel. Die Bewegung sollte nicht länger als die Einatmung dauern. Achten Sie auf das Leitmotiv: Die Atembewegung sollte bei jeder Wiederholung langsamer werden.

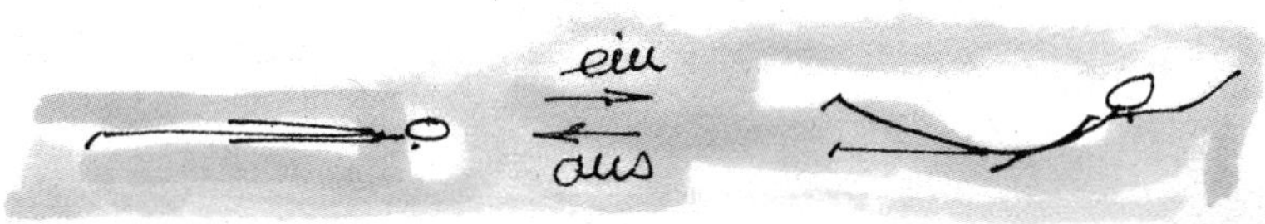

8. • Bauchlage: Wange oder Stirn auf dem Boden, Füße etwas auseinander.

8-mal, wechseln Sie jedesmal die Seite

• Einatmend heben Sie den Oberkörper hoch, bewegen Sie dabei einen Arm kreisförmig nach vorne, heben Sie den Arm und das entgegen liegende Bein an. Warten Sie einen Augenblick. Nach Beginn des Ausatmens kehren Sie allmählich in die Ausgangsposition zurück.

Sequenz 14

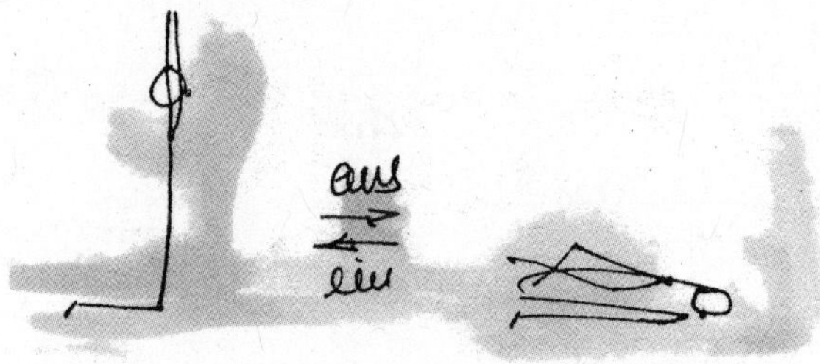

9. • Knien: Oberkörper aufrecht, Knie und Füße hüftweit auseinander, Arme über den Kopf gestreckt. Atmen Sie vollständig ein. Verweilen sie einen Augenblick.

• Ausatmen: Im Verlauf des Atmens beugen Sie den Oberkörper (aus der Hüfte) zum Boden, zugleich bewegen Sie die Arme kreisförmig zum Rücken. Lassen Sie dabei Ihre Oberschenkel auf den Unterschenkeln ruhen.

8-mal

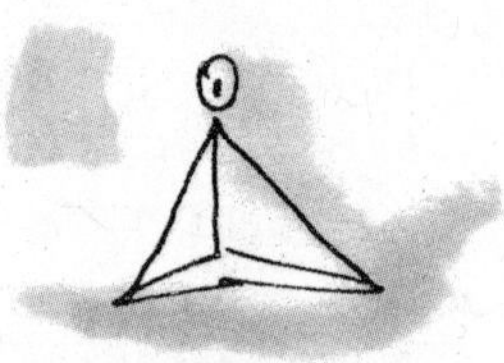

10. • Sitz: Oberkörper aufrecht, Bauch und Schultern entspannt, Kinn etwas geneigt, Nacken nicht gebeugt.
Einatmen: 6 Sekunden (ohne Luft einzuziehen).
2 Sekunden innehalten.
Ausatmen: 18 Sekunden (am unteren Teil des Bauches beginnend).
2 Sekunden innehalten.

16 Atemzüge

Sequenz 14

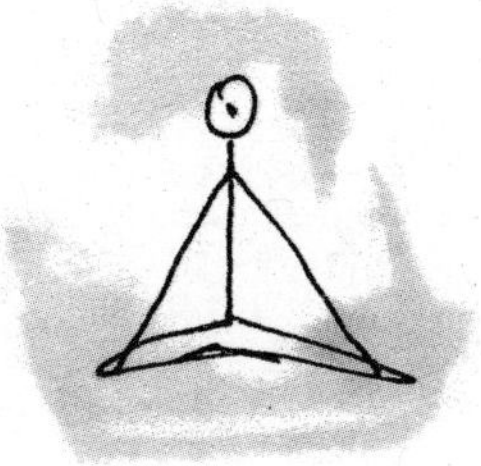

11. • Stillsitzen.

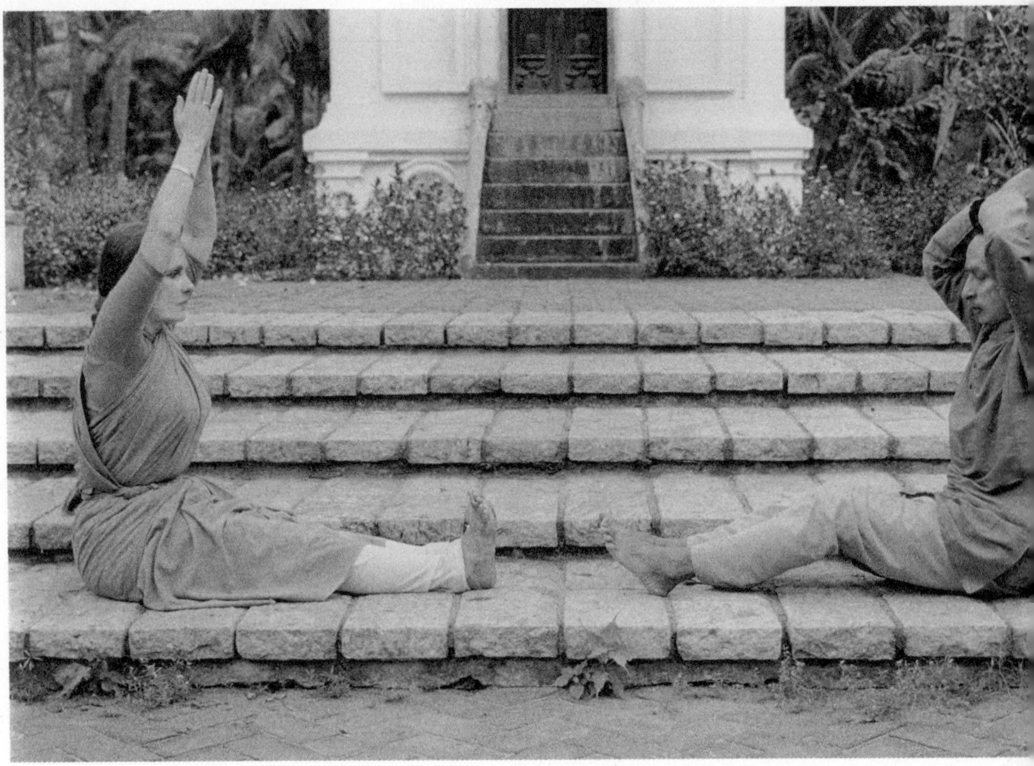

Nur wenn wir die Übungen unseren eigenen Bedürfnissen in kluger Weise anpassen, können sie ihre volle Wirkung entfalten. Üben wir solcherart Asanas, werden sie für uns nicht zu einem leeren Ritual.

Achtes Kapitel

DIE STILLE IM STURM

Das verschwundene Licht

Jeden Morgen begrüßt es den neuen Tag mit seinen Strahlen. Es schickt Wärme in die Glieder und erhellt den Geist. Es sorgt für Wachstum und wird gefeiert als eine Quelle der Schöpfung. Das Licht wird seit jeher verehrt, weil es unser Leben erhält und bereichert.

Die Menschen lernten schnell, dass alle ihre Wünsche in Erfüllung gingen, wenn sie das Licht nur mit Innigkeit darum baten. Ihre Wünsche kannten jedoch keine Grenzen. Sie verfolgten das Licht überall hin und trugen ihm ihre Bitten vor. Das Licht flüchtete in alle Himmelsrichtungen bis hin zu den entferntesten Gestirnen; die Menschen ließen aber nicht los und jagten es mit unermüdlicher Gier.

Das Licht wünschte sich, den Menschen zu entkommen, und sann nach einem Versteck. Da hatte es eine Idee. Blitzartig drang das Licht ins Herz der Menschen und blieb dort in der Knospe des Herzlotos, die aus Mitleid mit dem Licht den Kopf hängen ließ.

Nun ruht das Licht in der Knospe, unsichtbar für die gierigen Herzen der Menschen. Nur die Freien schauen hinein und können es finden. Für sie richtet sich die Knospe des Lotos auf – und das Licht zeigt sich ihnen in seinem glanzvollen Strahlen.

Grundlagen der Yogalehre: Dhyanam – Meditation

Dhyanam ist der Zustand der Meditation, in dem der klare Geist ein unverfälschtes Bild der Welt widerspiegelt.
(Yoga Sutra III. 2)
Dhyanam ist die Grundlage für die Reflexion über unseren Wesenskern.
(»dhyai« – reflektieren)

Die größte Krankheit aller Zeiten ist die Identitätskrise. Yoga geht es um die Heilung dieser Krankheit.

Mein Name kennzeichnet mich. Mein Aussehen macht mich einzigartig. Mein Reisepass dient meiner Identifikation. An meiner Art zu sprechen, zu gehen und zu gestikulieren, werde ich erkannt. Meine Vergangenheit unterscheidet mich von anderen Menschen. Meine Begabungen und Auszeichnungen bringen mir Anerkennung. So bin ich stets mit meinem Namen verbunden, mit meinem Aussehen, meiner Geschichte und mit all dem, was an mir bemerkenswert ist. Wehe, ich muss meinen Namen aufgeben, wehe, ich büße meinen sozialen Status ein, wehe, ich verliere all das, wodurch ich anerkannt werde – ich verliere den Boden unter meinen Füßen, ich verliere den Kontakt zu mir selbst. Denn all die Äußerlichkeiten sind mir so wichtig, ja, sie scheinen ein Teil meiner selbst geworden zu sein, dass ich mich nicht unabhängig von ihnen sehen kann. Deshalb bin ich ständig darum bemüht, neue Möglichkeiten zur Identifikation zu finden, meine Individualität zu entwickeln, mein Ego zu stärken ebenso wie mein Bewusstsein für dieses Selbst.

Menschen, deren Selbstbild sich aus diesen äußeren Erscheinungen, Bezeichnungen, Eigenarten, Begabungen, Schwächen oder Verhaltensweisen zusammensetzt, verlieren im Laufe der Zeit das Gefühl dafür, wer sie eigentlich sind. Sie fühlen sich beispielsweise verletzt, wenn ein geliebter Mensch ihr Aussehen tadelt. Sie sind mit ihrem Äußeren untrennbar verbunden und meinen, die Liebe gelte dem Aussehen, der Tadel ihrer Person. Das ist problematisch: Der Mensch identifiziert sich hier mit der trügerischen und veränderbaren Form des Selbst, und zugleich ermutigt er seine Mitmenschen, dieses auch zu tun. Und weil unsere Mitmenschen uns nicht kränken möchten, entsprechen sie unserem Wunsch. Und was ist die Folge? Wir rufen selbst eine neue Identifikation ins Leben! Dies ist sehr verbreitet, eine Art Gesellschaftsspiel, eine kollektive Maskerade, bei der die eigene Identität mit Larven aus Eigen- und Fremdbildern verhüllt wird.

Gibt es denn eine wirkliche Identität, die auf ein unvergängliches Wesen oder ein wahres Selbst zurückgeht? Die Angaben, die ein Zollbeamter unserem Pass entnimmt, können dem Beamten ausreichen, uns nicht. Sollen wir ausführlich unser Wesen beschreiben, können wir viele Seiten füllen. Wir können unsere Vergangenheit beschreiben, unsere Erwartungen an die Zukunft oder unsere Einschätzung, wo wir heute stehen. Das Bild, das sich daraus ergibt, kann wichtig sein bei einem öffentlichen Auftreten, bei Begegnungen mit anderen Menschen oder bei einer biographischen Darstellung. Die Einzelheiten dieses Bildes, mit denen wir vom Nachbarn, Freund, Kind und Lehrer identifiziert werden können, beschreiben aber nur unzulänglich unser wirkliches Wesen. Wären wir in der Einsamkeit ganz auf uns gestellt und fragten uns »Wer bin ich?«, so hätten die Identifikationen, die dieses Bild enthält, für uns nur wenig Wert. Im Gegenteil: Wir fühlten uns eingezwängt von den Bildern und daran gehindert, zu unserem Wesen vorzudringen.

Geraten Menschen in die schwierigste aller schwierigen Situationen, sind ihnen diese Identifikationen keine Hilfe. Auch wenn sie glauben, ihr Eigentum sei ein untrennbarer Teil ihres Selbst, lassen sie es zurück, wenn sie bei einem Brand ihr Leben nur bei Aufgabe des Besitzes retten können. Sie wären auch sofort bereit, Beruf oder Titel zu opfern, wenn sie sich dadurch von tödlichen Schmerzen befreien könnten. In entscheidenden Momenten im Leben werden sie mit großer Leichtigkeit die kostbarsten Identifikationen aufgeben; es sind eben nur Identifikationen. Dieses Gebäude der Identifikationen, das wir »Ich« nennen, unsere tägliche Stütze, unsere Identität, ist jedoch nicht das unverzichtbare Fundament unseres Daseins – nicht das unwandelbare innere Selbst.

Was aber ist dieses unwandelbare innere Selbst hinter der Identität? Nehmen wir das Beispiel einer Frau, die Schach spielt, also viele Regeln zu befolgen hat. Hält sie sich nicht an die Regeln und bewegt die Figuren willkürlich, wird sie das Spiel nicht genießen. Sie benötigt die Form, um zum Wesentlichen zu gelangen; sie ist sich aber bewusst, dass die genaue Beachtung der Regeln allein keine große Freude bereitet. (Ein Schiedsrichter hat zwar Freude am Überwachen des Spiels und seiner Regeln, die Freude des Spielers ist jedoch im Allgemeinen größer.) Wenn Menschen die Einzelheiten ihrer Identität als die Regeln ansehen und sich selbst als die Spieler, die gemäß dieser Regeln agieren, haben sie den Identifikationen den ihnen gebührenden Platz zugewiesen. Ohne die Identität zu verlieren, schütteln sie so die Neigung zur Identifikation ab. Nur auf diese Weise kann man sich dem Selbst hinter der Identität nähern.

Wenn wir unser inneres Selbst mit dem Verstand erkennen, bewirkt das jedoch noch keine Umwälzung unserer Entwicklung. Diese gelingt erst, wenn wir das Selbst unmittelbar wahrnehmen, wenn wir es gewissermaßen mit dem Herzen spüren. Möglich wird das durch die Meditation – *Dhyanam.*

Der Weg der Meditation lässt sich durch den Entstehungsprozess einer Skulptur veranschaulichen. Der Bildhauer steht vor einem Steinblock und imaginiert die Skulptur im Inneren des Steines. Noch ist also die Skulptur nicht vorhanden, der Bildhauer hat nur ein ungenaues Bild von ihr. Er konzentriert sich auf dieses Bild, während er meditativ arbeitet. Im Prozess des Bildhauens formt und verändert sich laufend das Bild; es bekommt immer mehr Kontur und Klarheit. Dabei geht es dem Bildhauer nicht darum, ein vorgefertigtes, inneres Bild in Stein zu verwandeln, sondern die dem Stein innewohnende Skulptur freizulegen. Das Bild dient seinem Geist dabei zur Orientierung für die meditative Arbeit. Im Prozess des Bildhauens ähnelt dieses Bild der Skulptur immer mehr. So führt die entstehende Skulptur den Künstler zum Bild seines Herzens.

Meditation beginnt, wenn der Geist wach bleibt und zugleich zur tiefen Stille gelangt. Dann wird der Geist zentriert, ausgerichtet und »angeschlossen« an das unwandelbare Selbst. Ausschalten lässt sich der Geist jedoch nicht. Versuchen Sie zu meditieren, wenn der Geist unruhig ist oder wenn er zwar ruhig ist, aber nach Identifikationen strebt, so hat das wenig Sinn. Dann setzt sich nämlich wieder die eigene Vorstellung des Selbst durch und wieder schiebt sich die Illusion vor die Wirklichkeit. Meditation ist also keine Übung, um Stille des Geistes zu erreichen; Meditation soll dem ruhigen Geist eine feste Orientierung geben und ihn führen. Insofern ist es falsch, Meditation als therapeutisches Mittel zu betrachten. Denn wer mit unruhigem Geist versucht zu meditieren, läuft Gefahr, vor der Wirklichkeit zu flüchten. Deswegen zielen die Praktiken des Yoga darauf, den Geist zur Ruhe zu bringen und Meditation zu ermöglichen.

Meditation entsteht auch nicht durch das Sitzen mit geschlossenen Augen. Der stillstehende Storch trachtet ununterbrochen nach dem Fisch, den er fangen will, und ist nur scheinbar in meditativer Versenkung; in Wirklichkeit aber giert er nach der Beute. Nur wer still sein kann und dabei den Geist offen und frei von Gier hält, kann meditieren. Eine ruhige, zugleich aber »wache« Körperhaltung ist allerdings erforderlich, um sich in die Meditation zu begeben: Die Wirbelsäule sollte aufgerichtet sein, damit der Atem ungehindert und frei fließen kann.

Um in die meditative Versenkung zu gelangen, benötigt der menschliche Geist ein Motiv, das ihm Orientierung gibt, zum Beispiel ein *Mantra*, also bestimmte Töne oder Silben, die eine tiefe Bedeutung in sich tragen; es können auch ein bestimmter Punkt des Körpers, eine Kraft oder ein Leitgedanke sein. Yoga kennt verschiedene bedeutungsvolle Motive mit großer Anziehungskraft, so dass jeder das Motiv finden kann, das ihn leitet und in die Meditation führt. Durch das Motiv werden die geistigen Aktivitäten kanalisiert und konzentriert; dadurch kann eine Verbindung zwischen dem Geist und dem ihm wenig vertrauten Bild des inneren Selbst entstehen. Dies können wir aber erst dann erreichen, wenn wir lange mit dem Motiv üben und wenn wir es auch zum Leitfaden für den Alltag und die Praxis von Asanas und Pranayamas machen.

Die Beschäftigung mit einem Motiv in der Meditation darf allerdings nicht dazu führen, dass wir das Ziel der Meditation aus den Augen verlieren: zu lernen, zwischen der äußeren Identität und dem inneren Selbst zu unterscheiden. Viele auf das jeweilige Motiv bezogene Wahrnehmungen könnten uns aber von diesem Ziel ablenken. Im Prozess der Meditation sollte man deswegen wie ein passiver Beobachter alles lediglich betrachten, man sollte geschehen lassen, was geschieht, ohne nach Erklärungen oder Interpretationen zu suchen. Dann werden die äußeren Erscheinungen unserer Identität an Bedeutung verlieren, und das unwandelbare Selbst kommt zum Vorschein. Wollen Sie diese innere wahre Welt erschauen, dann gehen Sie in *Dhyanam*!

Wenn Sie regelmäßig in dieser Weise *Dhyanam* praktizieren, wird der meditativ-betrachtende Zustand ein Teil Ihres Lebens. In diesem Zustand können Sie dem Chaos des Alltags trotzen wie ein Fels in der Brandung: Sie erschauen die tiefere Ordnung der Welt, sie fühlen sich einig mit dem All.

Einführung in die Yogatechnik: Wie passe ich mir die Übungen an?

Erkenntnisse gewinnen wir im Yoga vor allem
durch eigene, unmittelbare Erfahrung –
nicht durch überliefertes Wissen und Reflexion.
(Yoga Sutra I. 49)

In einem Backrezept steht genau, wie viel Mehl, Zucker, Gewürze und auch wie viel Zeit Sie benötigen, um einen Kuchen zu backen. Was passiert aber, wenn Sie eine neue Zuckersorte benutzen, die nicht so süß ist, oder einen Backofen, der ungewöhnlich schnell backt, oder Sie haben einen ganz eigenen Geschmack, der andere Zutaten erfordert? Wenn Sie unter diesen Umständen stur nach Rezept backen, wird Ihnen der Kuchen nicht schmecken. Ein guter Bäcker, der gewiss alle Rezepte genau kennt, wandelt sie deswegen nach den jeweiligen Erfordernissen ab.

Auch die richtige Anwendung von Asanas erfordert Feingefühl und gutes Augenmaß. Denn die Asanas Ihrer Yogapraxis müssen genauso Ihren Bedürfnissen angepasst werden wie ein Gericht, das Ihnen sowohl schmecken als auch bekommen soll. Asanas sollten Sie genießen, und zugleich sollten diese Haltungen Sie ins Gleichgewicht bringen; entscheidend für die Gesundheit ist der richtige Umgang. Schließlich sollten Sie Asanas üben, um körperliche und geistige Harmonie zu finden, nicht nur, um bestimmte Techniken zu beherrschen.

Wenn Sie Asanas nach einem »objektiven« Standard üben, werden Sie die Essenz der Asana-Übung nicht erfahren, die beiden Qualitäten *Sthira* und *Sukha*. Ein Kind oder ein Jugendlicher könnte seinen noch anpassungsfähigen Körper vielleicht einem objektiven Standard unterwerfen, um seine Haltung zu verbessern. Die allermeisten Erwachsenen kommen aber zum Yoga aufgrund von Beschwerden, die entstanden sind, weil ihr Körper nicht mehr anpassungsfähig ist. Deshalb ist es ratsam, die Techniken und Übungen den jeweiligen körperlichen Möglichkeiten anzupassen. Dadurch wird eine Überforderung ausgeschlossen, die sogar zu Verletzungen führen kann. Ein solches Üben schärft auch das Bewusstsein für die Bedürfnisse des Körpers und stärkt zugleich die Widerstandskraft. Diese Qualitäten bilden gewissermaßen die Intelligenz des Körpers; sie sind Voraussetzungen für stabile körperliche Gesundheit. Durch die fortwährende Anpassung der Asanas an die individuellen Möglichkeiten werden die Techniken immer auf die jeweiligen Bedürfnisse abgestimmt. Also: Nicht die ideale objektive Übungsform ist das Ziel, sondern die ideale individuelle Übungsweise.

Verdeutlichen möchte ich diesen Grundsatz des Yoga anhand von *Uttanasana*, das in der Regel so geübt wird:

Die Füße stehen nebeneinander, die Beine sind gestreckt, wobei die Kniekehlen nicht überdehnt werden sollten. Der Oberkörper ist nach vorne, Richtung Boden gebeugt. Die Hände liegen neben den Füßen. Das Körpergewicht lastet auf den Fußballen.

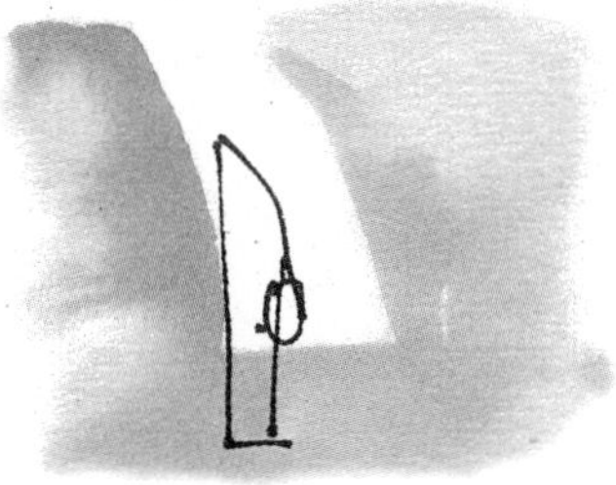

Bei einem Rückenleiden kann diese Standardhaltung erhebliche negative Folgen haben und Schmerzen verursachen. Die Übung muss deshalb aber bei Rückenproblemen nicht grundsätzlich vermieden werden, wie oft geglaubt wird; sie muss nur dem jeweiligen Leiden angepasst werden. Dann kann *Uttanasana* sogar hilfreich sein, den steifen und vielleicht auch schmerzenden Rücken wieder beweglich zu machen, so dass Verspannungen gelöst werden.

Grundsätzlich kann *Uttanasana* trotz verschiedener körperlicher Einschränkungen geübt werden, wenn die Haltung den jeweiligen Erfordernissen angepasst wird.

Wenn der untere Teil des Rückens oder die Beine steif sind, ist folgende Anpassung sinnvoll: Beugen Sie die Knie so weit, dass Sie sich mit geradem Rücken vorbeugen können; der Oberkörper sollte nahe an die Oberschenkel kommen.

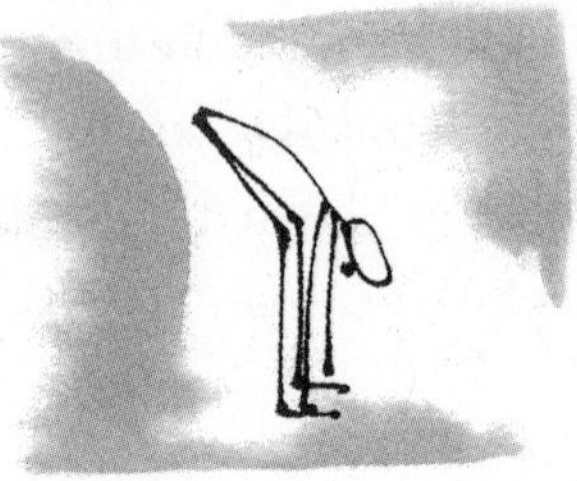

Wenn Schwindelgefühl, Atembeschwerden oder Rückenschmerzen vorliegen, ist diese Anpassung zu empfehlen: Gehen Sie mit dem Oberkörper nicht ganz herunter, und stützen Sie sich mit den Händen auf einem Stuhl ab; die Ellbogen sollten dabei locker bleiben.

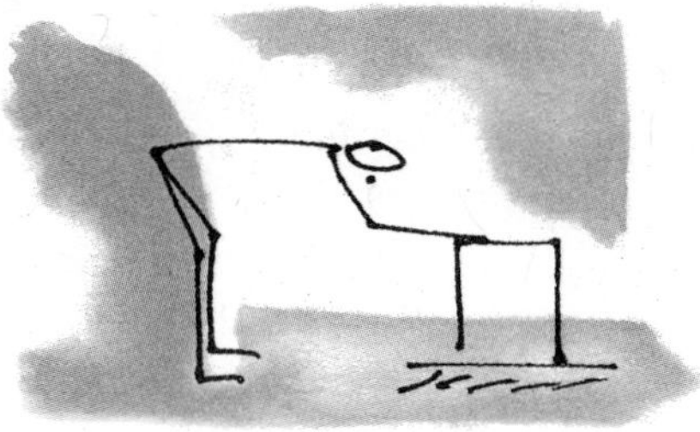

Wenn Rücken oder Nacken steif und schmerzempfindlich sind, sollten Sie die Übung folgendermaßen verändern: Führen Sie die Arme beim Aufrichten des Körpers seitlich hoch; so begrenzen Sie die Belastung des Rückens.

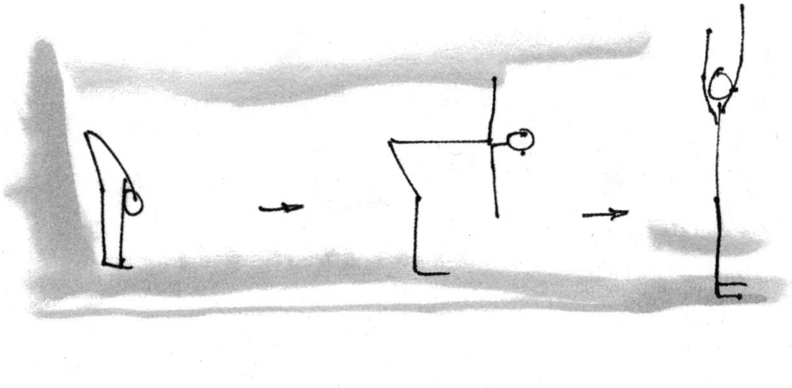

Wenn der untere Teil des Rückens oder der Nacken steif ist oder die Schultern verkrampft sind, ist diese Anwendung hilfreich: Winkeln Sie die Knie während des Vorbeugens an, führen Sie einen Arm zum Rücken (bei Wiederholung abwechseln); so verringern Sie die Belastung.

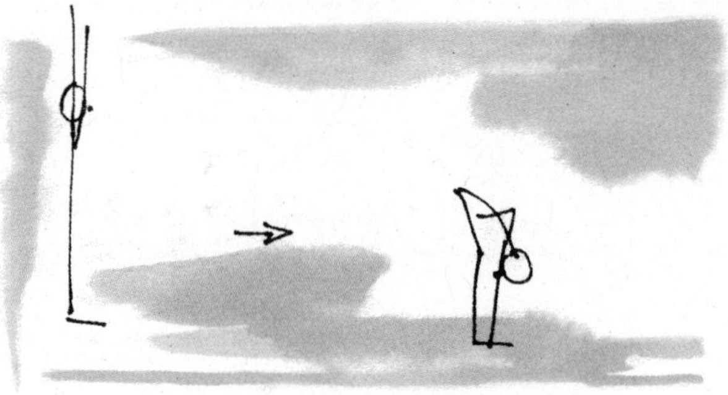

Diese Beispiele veranschaulichen, dass Asanas nicht an sich gut tun. Nur bei intelligenter Anwendung entfalten sie ihre positive Wirkung. Nur wenn wir unsere Yogaübungen den jeweiligen Bedürfnissen anpassen, tun sie uns gut. Wenn wir lernen, so mit Asanas umzugehen, hat das eine weitere positive Wirkung für unsere Yogapraxis. Es hindert uns daran, Asanas wie ein leeres Ritual durchzuführen. Es zwingt uns dazu, immer aufs Neue zu beobachten und zu prüfen, wie es uns geht und wie uns einzelne Asanas bekommen. So gewinnen wir neue Erkenntnisse über unseren Körper.

Sequenz 15

Leitmotiv

Die Dehnung des unteren Teils des Rückens wird unterstützt durch das Hineinbeugen des Bauches bei der tiefen Ausatmung. Verwenden Sie die langsame Ausatmung, um besser in alle Vorwärtsbeugen hineinzukommen.

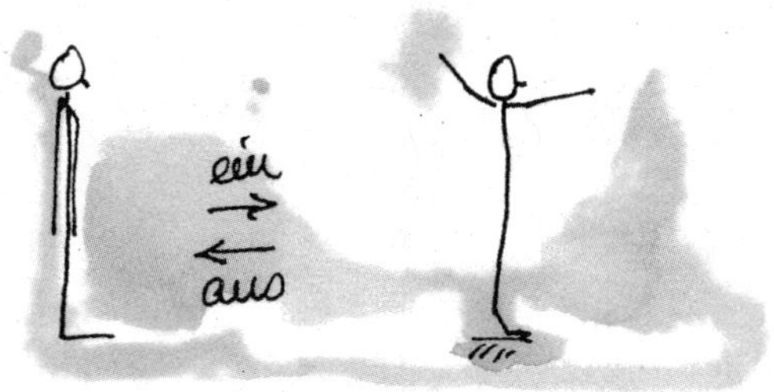

1. • Stand: Füße hüftweit auseinander, Oberkörper aufrecht, Arme seitlich am Körper. Atmen Sie vollständig aus, ohne dabei die Aufrichtung des Oberkörpers nachteilig zu verändern.

• Einatmen: Heben Sie zugleich den Kopf, die Arme und die Fersen an; die Arme seitlich vom Körper, Schultern locker lassen.

6-mal

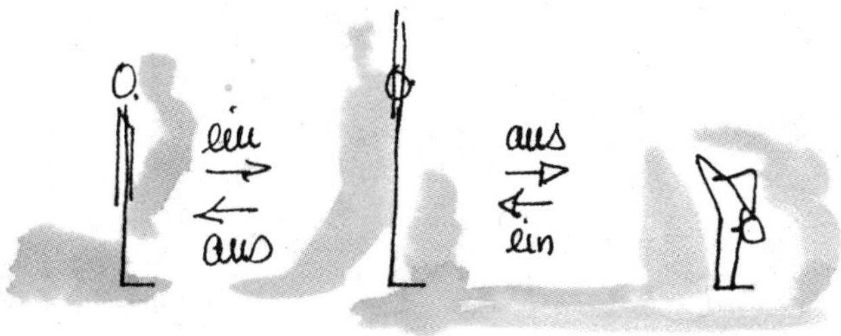

2. • Stand: Füße hüftweit auseinander, Körpergewicht gut verteilt, Kopf leicht gesenkt.

• Einatmen: Heben Sie den Kopf und die Arme hoch; die Arme vor dem Körper.

• Ausatmen: Im Verlauf des Atmens beugen Sie sich, aus der Hüfte beginnend, nach vorne, und senken Sie allmählich einen Arm und zum Schluss den Kopf. Im Verlauf der Vorbeuge führen Sie einen Arm kreisförmig auf den Rücken. *Atmen Sie einmal ganz langsam ein und aus*, so dass Sie am Ende der Ausatmung tiefer in die Haltung kommen.

6-mal, wechseln Sie jedesmal den Arm

Sequenz 15

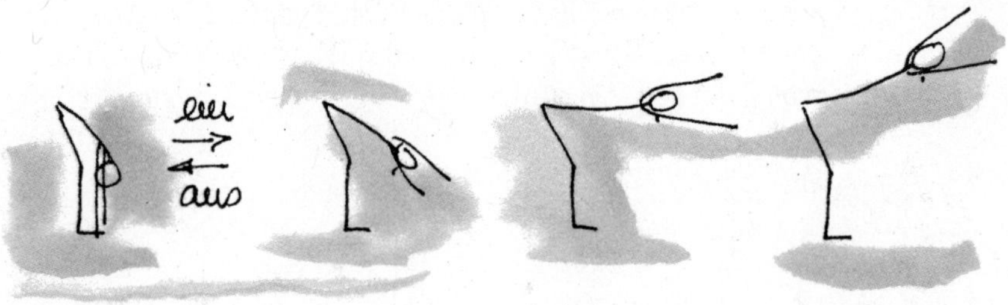

3. • Stand: Füße hüftweit auseinander, Oberkörper nach unten gebeugt, nahe an die Oberschenkel.

1-mal, alle Varianten

• Einatmen: Richten Sie den Oberkörper um etwa 45 Grad auf, so dass die Arme in einer Linie mit dem Rücken und der Kopf in einer Linie mit dem Nacken sind. *Atmen Sie sehr langsam aus und ein in dieser Position.* Ausatmend kehren Sie zurück in die Ausgangsposition.
Wiederholen Sie, indem Sie den Oberkörper um etwa 90 Grad aufrichten.
Wiederholen Sie, indem Sie den Oberkörper höher als die Waagerechte aufrichten.

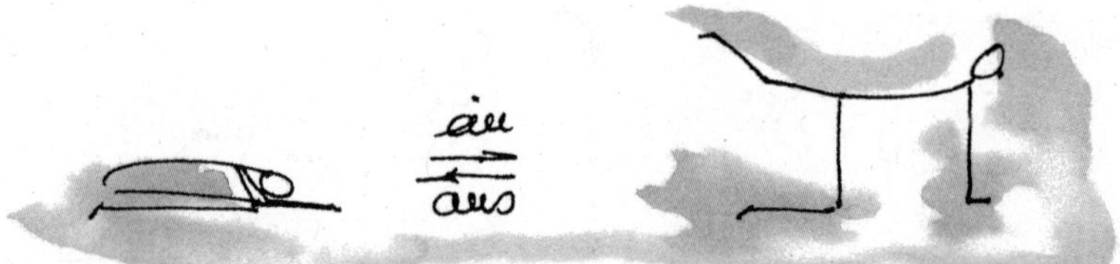

4. • Knielage: Ellbogen liegen gerade vor den Knien; Knie und Füße hüftweit auseinander, Hände schulterbreit. *Atmen Sie einmal langsam und vollständig ein und aus in dieser Position.*

6-mal, wechseln Sie jedesmal das Bein

• Einatmen: Bewegen Sie sich nach vorne (gestützt auf Knie und Hände). Im Verlauf dieser Bewegung strecken Sie ein Bein nach hinten hoch. Knie leicht gebeugt.

Sequenz 15

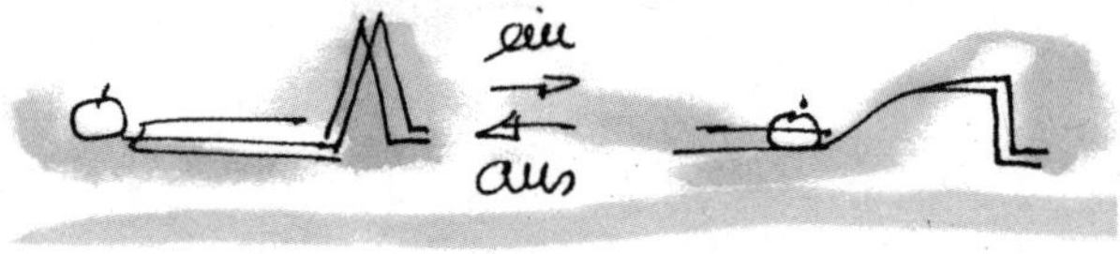

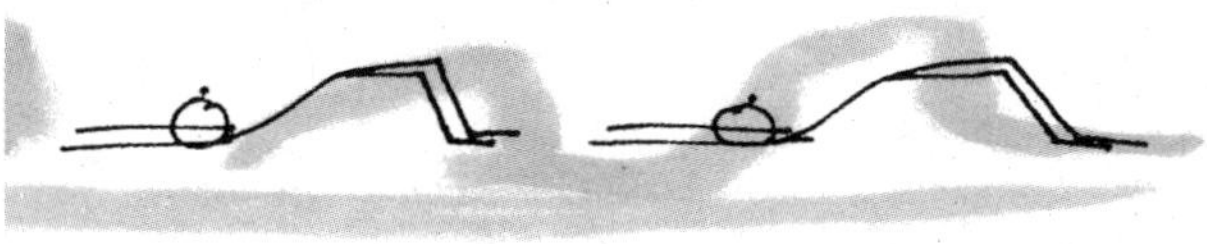

5. • Rückenlage: Beine aufgestellt, Knie und Füße hüftweit auseinander, Füße mit Ballen und Fersen fest auf dem Boden, Arme seitlich am Körper, Hände auf dem Boden. Atmen Sie vollständig aus, warten Sie einen Augenblick.

2-mal, alle Varianten

• Einatmen: Führen Sie die Arme über den Kopf in einem Halbkreis nach hinten, gleichzeitig heben Sie das Becken an (die Schultern bleiben auf dem Boden). *Vergrößern Sie bei den Wiederholungen den Abstand zwischen den Füßen und der Hüfte.*

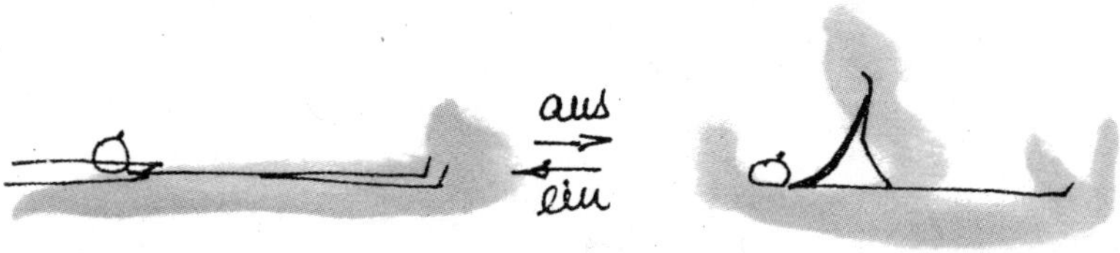

6. • Rückenlage: Beine leicht gespreizt, Arme hinter dem Kopf ausgestreckt. Atmen Sie vollständig ein. Warten Sie einen Augenblick.

6-mal, wechseln Sie jedesmal das Bein

• Ausatmen: Im Verlauf des Atmens heben Sie langsam ein Bein hoch und bewegen Sie die Arme so, dass Bein und Arme über dem Körper zusammentreffen. Arme und Beine können leicht gebeugt werden. Halten Sie das Bein, ohne die Schultern unnötig anzuspannen. Atmen Sie langsam vollständig aus, und strecken Sie dabei das Bein, um den Rücken besser zu dehnen. *Atmen Sie ein und aus in der Position*, um besser in die Dehnung zu kommen.

Sequenz 15

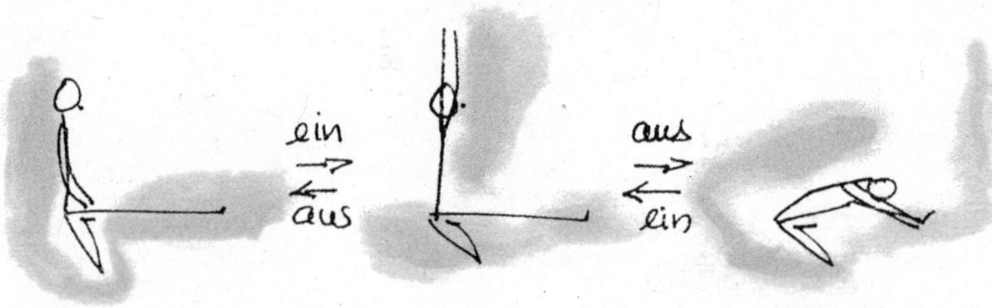

7. • Sitzen: Oberkörper aufrecht, ein Bein angewinkelt, Fuß gegen oder unter den Oberschenkel des anderen Beines (wenn das Bein steif ist, beugen Sie das Knie, um den unteren Teil des Rücken aufzurichten), Kopf leicht gesenkt.

• Einatmen: Heben Sie den Kopf und die Arme hoch.

1-mal mit jedem Bein

• Ausatmen: Im Verlauf des Atmens beugen Sie sich so vor, dass der Oberkörper nahe zum Oberschenkel kommt, Hände neben die Füße. (Sie dürfen ruhig das Knie anwinkeln, damit der Rücken nicht zu rund wird.) Beugen Sie keinesfalls den Nacken stark, um tiefer in die Position zu kommen. *Verweilen Sie jeweils ein, zwei und drei Atemzüge lang in der Haltung bei den drei Wiederholungen.* Versuchen Sie, mit jeder vollständigen Ausatmung tiefer in die Haltung zu kommen.

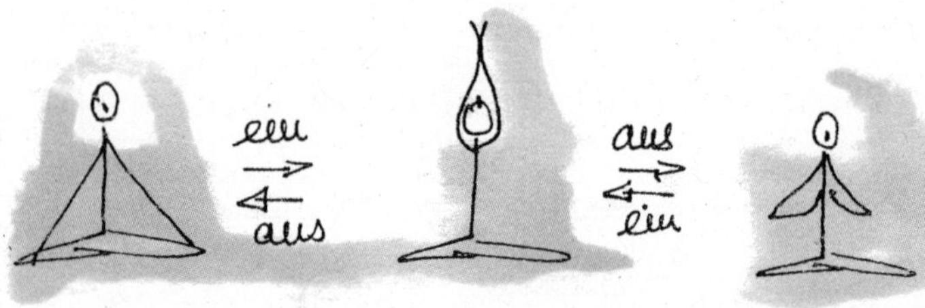

8. • Sitz: Rücken aufrecht, Schultern und Arme entspannt.

• Einatmen: Heben Sie den Kopf und die Arme an.

6-mal

• Ausatmen: Im Verlauf des Atmens senken Sie die Arme, winkeln Sie sie an, bis sich die Hände vor der Brust berühren. Atmen Sie vollständig aus, halten Sie dabei den Oberkörper aufgerichtet. Schultern locker lassen! Warten Sie einen Augenblick. Atmen Sie ein, bewegen Sie die Hände senkrecht nach oben zur vorigen Haltung, und kehren Sie so schrittweise in die Ausgangsposition zurück.

Sequenz 15

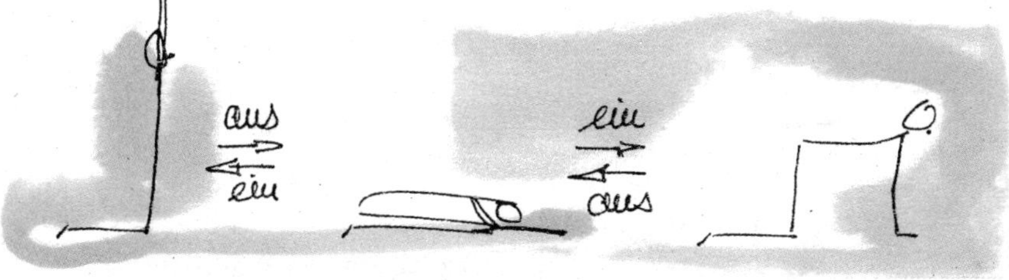

9. • Knien: Oberkörper aufrecht, Knie hüftweit auseinander, Arme über den Kopf gestreckt.

• Ausatmen: Beugen Sie den Oberkörper (aus der Hüfte) nach vorne. Ellbogen liegen gerade vor den Knien.

6-mal

• Einatmen: Bewegen Sie sich so weit nach vorne, bis Sie in den Vierfüßlerstand kommen. Kehren Sie schrittweise in die Ausgangsposition zurück.

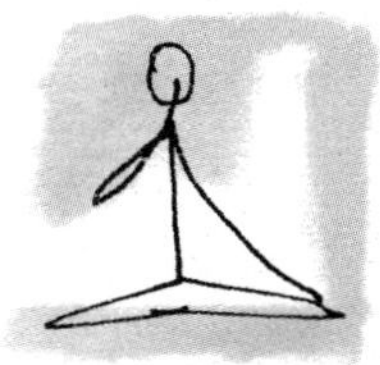

10. • Sitz: Oberkörper aufrecht, Bauch und Schultern entspannt, Kinn etwas gesenkt, Nacken nicht gebeugt.

24 Atemzüge, verschließen Sie abwechselnd ein Nasenloch

Einatmen: 6 Sekunden, ohne aktiv Luft einzuziehen. 2 Sekunden warten. Schließen Sie beide Nasenlöcher durch sanften Druck mit den Fingern auf die Nasenflügel.
Ausatmen: Vermindern Sie leicht den Druck auf einen Nasenflügel, und lassen Sie die Luft langsam in einem gleichmäßig tönenden Strom hinausfließen. Nehmen Sie gegen Ende des Ausatmens die Hand von der Nase und lassen die Restluft hinaus. Achten Sie auf die Bewegung des Bauches.

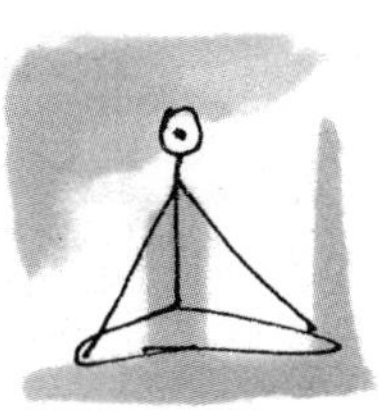

11. • Stillsitzen.

Sequenz 16

Leitmotiv

Das »Öffnen« des Brust- und Bauchraumes bei der tiefen Einatmung führt zu einer besseren und kraftvolleren Haltung des Rückens. Verwenden Sie die langsame Aus- und Einatmung, um besser in alle Vor- und Rückbeugen hineinzukommen.

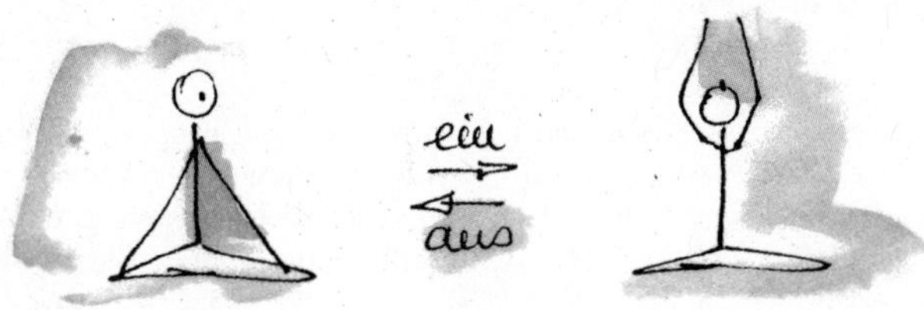

1. • Sitz: Rücken aufrecht, Schultern und Arme entspannt.

6-mal

• Einatmen: Heben Sie den Kopf und die Arme an. Der Oberkörper soll mit der tiefen Einatmung aufgerichtet werden. Warten Sie einen Augenblick. Ausatmend kehren Sie in die Ausgangsposition zurück.

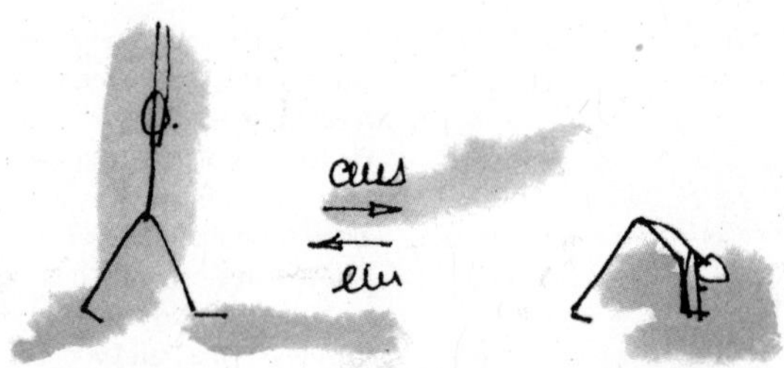

2. • Schrittstellung: Füße hüftweit auseinander, Körpergewicht gleichmäßig verteilt; der hintere Fuß leicht nach außen gedreht, der vordere geradeaus; Arme über den Kopf hoch gestreckt, Kopf gerade.

6-mal mit jedem Bein

• Ausatmen: Beugen Sie den Oberkörper nach unten, halten Sie das hintere Bein gestreckt, bei Bedarf beugen Sie das vordere Knie an. Atmen Sie vollständig aus, um mit dem Oberkörper nah an den Oberschenkel zu kommen. Warten Sie einen Augenblick. Einatmend kehren Sie in die Ausgangsposition zurück.

Sequenz 16

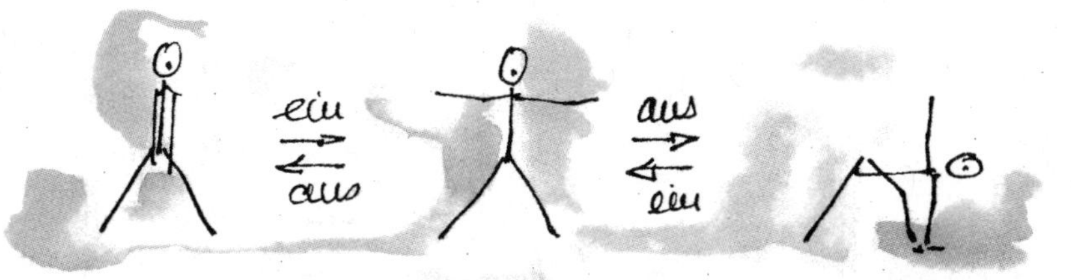

3. • Stand: Beine weit gespreizt, Füße leicht nach außen gedreht, Arme hängen lassen, Körpergewicht gut verteilt, Kopf gerade, Augen offen.

• Einatmen: Heben Sie die Arme seitlich hoch, bis sie waagerecht sind. Ziehen Sie dabei die Schultern nicht hoch. Warten Sie einen Augenblick.

3-mal, wechselweise zu jeder Seite

• Ausatmen: Im Verlauf des Atmens beugen Sie sich erst nach vorne; drehen Sie sich, unterstützt von der langsamen Atmung, tief zur Seite, zuerst den Bauch, dann Brust- und Nackenbereich. Dabei führen Sie die linke Hand zum rechten Fuß; lassen Sie den rechten Arm nach oben gestreckt. Halten Sie den oberen Arm- und Schulterbereich entspannt; Blick nach hinten. *Verweilen sie einen Atemzug in dieser Position.* Kehren Sie schrittweise in die Ausgangsposition zurück.

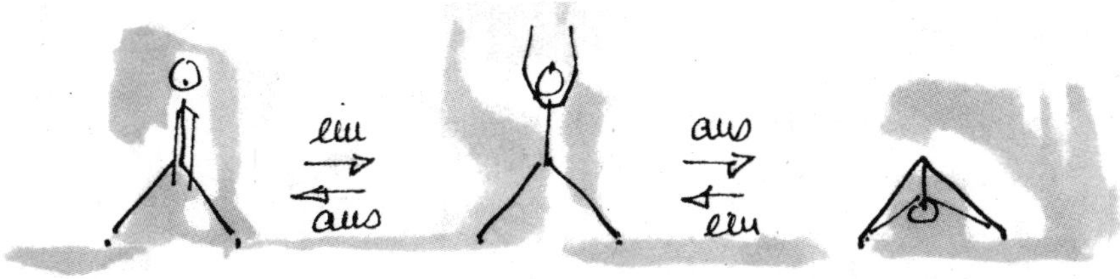

4. • Stand: Beine weit gespreizt, Füße parallel, Körpergewicht gut verteilt, Arme hängen lassen, Kopf gerade.

• Einatmen: Heben Sie den Kopf und die Arme, die Arme vor dem Körper.

6-mal

• Ausatmen: Im Verlauf des Atmens beugen Sie den Oberkörper (mit der Hüfte beginnend) nach unten. Senken Sie die Arme (die Hände führen Sie dabei zu den Füßen), am Ende der Ausatmung senken Sie den Kopf. Beugen Sie nach Bedarf die Knie. Versuchen Sie, die Ausatmung bei jeder Wiederholung langsamer werden zu lassen und dabei tiefer in die Position zu gelangen.

Sequenz 16

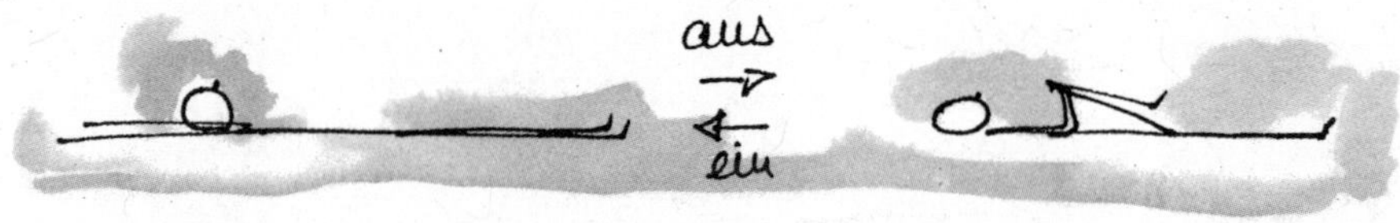

5. • Rückenlage: Beine leicht gespreizt, Arme ausgestreckt und hinter dem Kopf.

6-mal, wechseln Sie dann das Bein

• Ausatmen: Beugen Sie ein Knie und bewegen Sie die Arme nach vorne, bis Sie mit den Händen ein Knie umfassen können; beugen Sie die Ellbogen bis der Oberschenkel nah an den Oberkörper kommt. *1 Atemzug in der Position.*

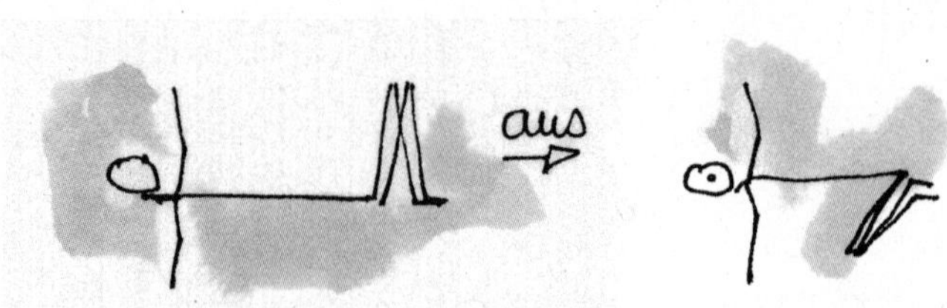

6. • Rückenlage: Beine angezogen, aufgestellt und geschlossen; Arme liegen seitlich ausgestreckt am Körper, Schultern locker, Kopf gerade, Augen geschlossen.

• Ausatmen: Im Verlauf des Atmens beugen Sie allmählich die geschlossenen Beine zu einer Seite (ohne dabei mit dem Rumpf aus der Mitte zu geraten). Atmen Sie in dieser Position ein.

1-mal jede Seite

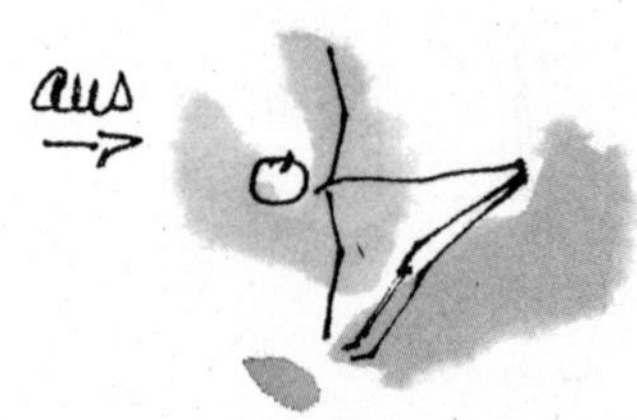

• Ausatmen: Strecken Sie die Beine, bis die Füße an die ausgestreckte Hand reichen, zugleich wenden Sie den Kopf zur anderen Seite. *6 Atemzüge in der Position.* Mit jeder Ausatmung versuchen Sie, mit der Bauchdecke tiefer zurückzugehen.

Sequenz 16

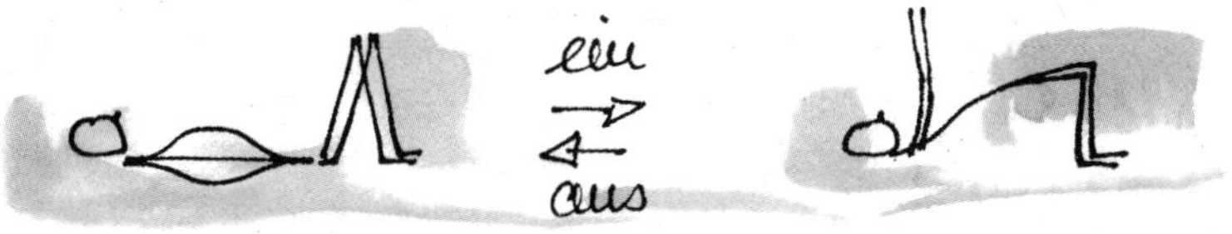

7. • Rückenlage: Beine aufgestellt, Knie und Füße hüftweit auseinander, Arme angewinkelt, Hände auf dem Bauch. Kinn gesenkt.

6-mal

• Einatmen: Heben Sie langsam das Becken und die Arme an. Atmen Sie vollständig ein, so dass das Becken weit angehoben ist. Das Körpergewicht sollte im Wesentlichen auf den Füßen ruhen. Warten Sie einen Augenblick. Ausatmend kehren Sie in die Ausgangsposition zurück.

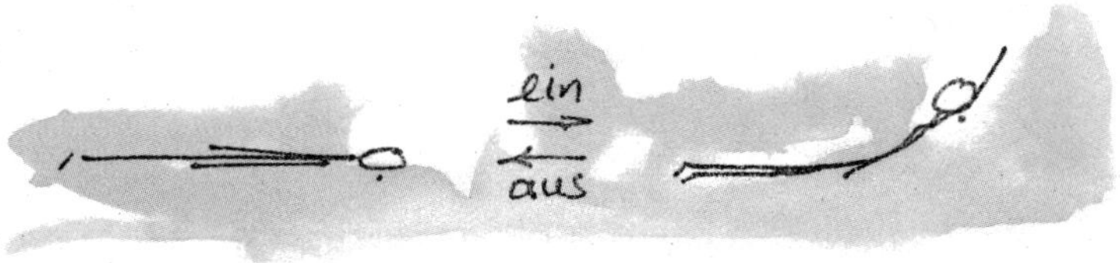

8. • Bauchlage: Wange oder Stirn auf dem Boden, Füße etwas auseinander.

8-mal, wechseln Sie jedesmal den Arm

• Einatmen: Bewegen Sie einen Arm kreisförmig nach vorne, dabei heben Sie den Brustkorb und diesen Arm an. Atmen Sie langsam vollständig ein, so dass der Brustkorb weit angehoben wird.

Sequenz 16

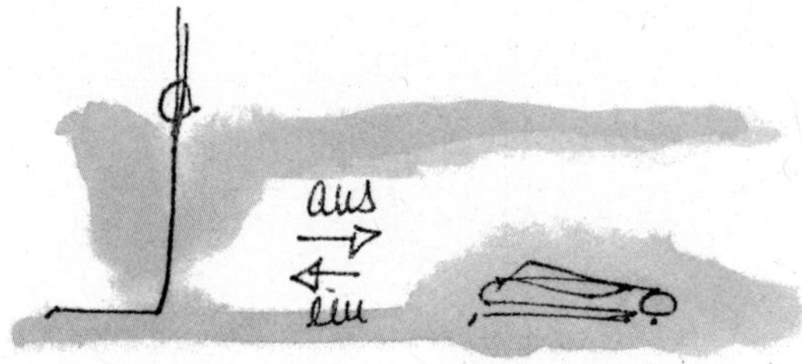

9. • Knien: Oberkörper aufrecht, Knie und Füße hüftweit auseinander, Arme über den Kopf gestreckt.

6-mal

• Ausatmen: Im Verlauf des Atmens beugen Sie den Oberkörper (aus der Hüfte) zum Boden, zugleich bewegen Sie die Arme kreisförmig zum Rücken. Schultern locker lassen. *1 Atemzug in dieser Position.*

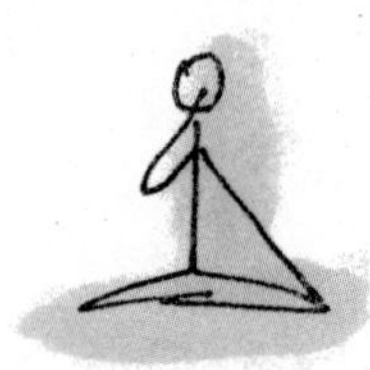

10. • Sitz: Oberkörper aufrecht, Bauch und Schultern entspannt, Kinn etwas gesenkt, Nacken nicht gebeugt.
Ausatmen: Atmen Sie mit einem gleichmäßigen feinen Ton im Halsbereich langsam aus, im unteren Bauch beginnend – so dass Bauch-, Zwerchfell- und Brustraum sich nach und nach zurückbewegen. 2 Sekunden warten. Schließen Sie beide Nasenlöcher durch sanften Druck mit den Fingern auf die Nasenflügel.
Einatmen: Vermindern Sie leicht den Druck auf eine Seite, und lassen Sie die Luft ruhig und langsam hineinströmen, ohne das Gesicht oder die Bauchdecke am Ende der Einatmung anzuspannen. Nehmen Sie die Hand von der Nase.

24 Atemzüge, verschließen sie abwechselnd ein Nasenloch

Sequenz 16

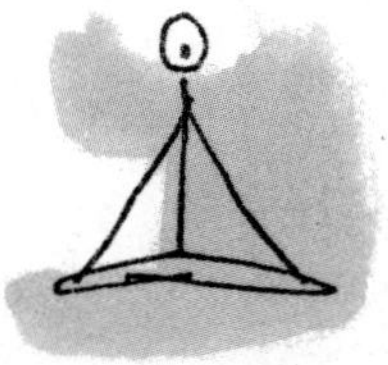

11. • Stillsitzen.

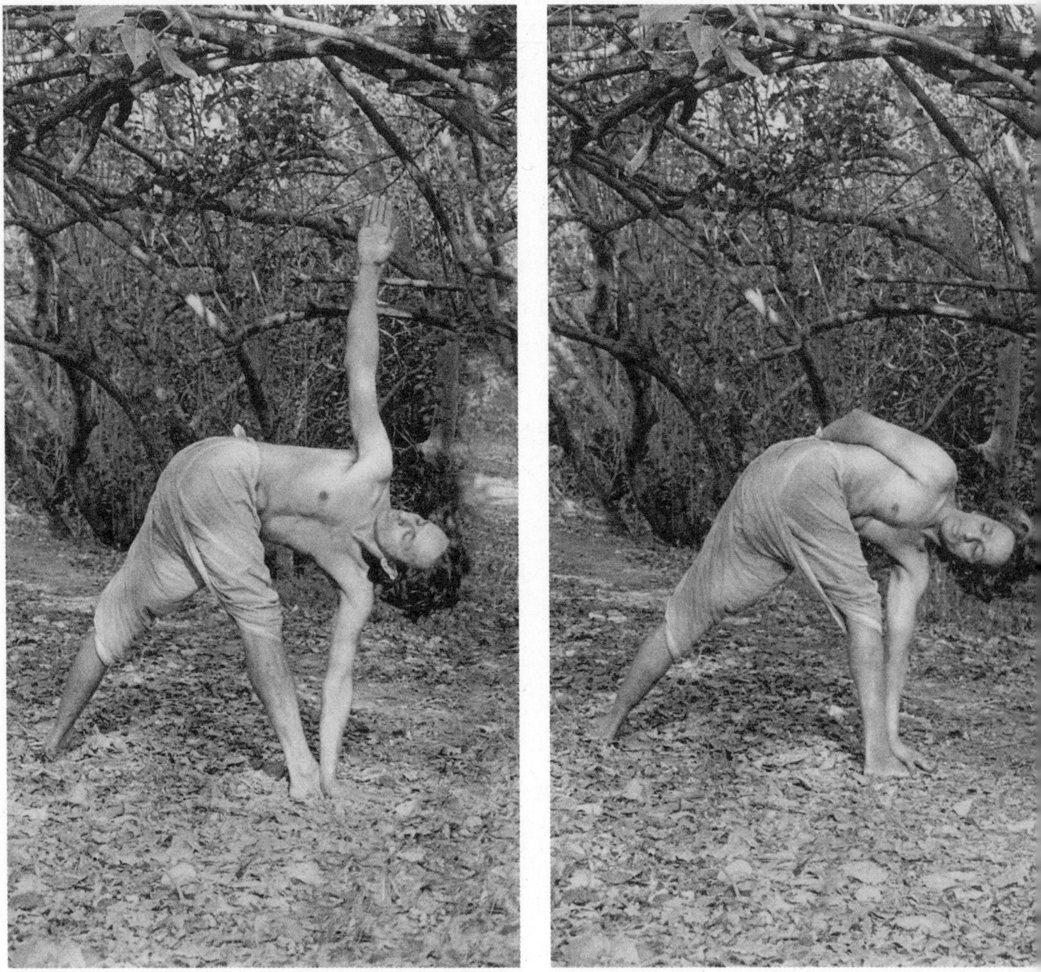

Asanas sind keine fest vorgegebenen Stellungen; sie schließen Bewegungsabläufe und Haltungen ein, die der individuellen Lebenssituation und dem körperlichen Befinden des Übenden angepasst sind. Wir können nur geheilt werden, wenn wir die heilenden Mittel auch richtig anwenden.

Neuntes Kapitel

DIE ANNÄHERUNG VON THEORIE UND PRAXIS – DER KÖRPER IM LOT

Vyasas Dilemma

Vyasa, der sagenumwobene Dichter, war unzufrieden und traurig. Er hatte gerade eines der großartigsten Bücher der Welt beendet, das *Mahabharata*, mit den legendären Versen über Yoga, *der Bhagavad Gita*. Er hatte noble Charaktere geschaffen, die diese kleine Welt verlassen, um die Dimensionen eines mächtigen Weltenbewusstseins zu erkunden. In seinen Geschichten erzählt er davon, wie sie durch ihren Kampf für Gerechtigkeit zu ihrem jeweiligen Dharma finden. Aber die Macht des Schicksals und der Gefühle ist sehr groß, und es ist schwer, allein durch achtsames Vorgehen, dem Leid zuvorzukommen. So endet der Kampf seiner Figuren um Gerechtigkeit in blutrünstigen Schlachten.

Der gewaltige Kampf auf dem Schlachtfeld des menschlichen Bewusstseins machte Vyasa so traurig, dass auch der endlich errungene Friede ihn nicht mehr erlöste. Da rief er aus: »Wenn ich schon melancholisch geworden bin, weil in meinem Werk so viel gekämpft wird, um Weisheit ins Leben zu bringen, wie sollen da die Leser und Zuhörer dieser Geschichte Frieden finden?«

Vyasa sann nach und fiel in tiefe Meditation. So versunken in *Dhyanam* schrieb er sein zweites Werk, das *Srimad Bhagavatam*. Die Geschichte erzählt von Krishna. Vyasa schildert seine verheißungsvolle Geburt, besingt seine entzückende Kindlichkeit, seine schelmenhafte Verspieltheit als Junge, seine unwiderstehliche Ausstrahlung als junger Mann und beschreibt die Magie seines verzaubernden Flötenspiels. Jeder, der diese Dichtung über Krishna liest und sich ihr hingibt, wird aus der viel zu ernsten Weltverbundenheit herausgelockt und zum Spiel aufgerufen. Erst die spielerische, liebevolle Annäherung an die Spiritualität erfüllten des Dichters Herz mit Frieden.

Grundlagen der Yogalehre: Yoga – Transformation

Yoga ist das Zustreben auf ein Ziel mit allen Facetten unseres Wesens, indem die Regungen in unserem Geist zu einer dynamischen Stille kommen.
(Yoga Sutra I. 2)
Yoga ist die Transformation der Wahrnehmung, durch die die Innen- und die Außenwelt zu einer Einheit verschmelzen.
(»yuj« – anschließen)

In der indischen Kultur und den aus ihr hervorgegangenen Religionen hat man dank Yoga sehr früh erkannt, dass geistige Ziele nur erreicht werden können, wenn die Denkweise der Menschen geschult und entwickelt wird. Patanjali, der erste große Yogameister, hat dies schon in dem berühmten *Yoga Sutra* dargelegt, der wichtigsten schriftlichen Quelle des Yoga, einem phänomenalen Zeugnis menschlichen Geistes. 195 Sätze umfasst das Büchlein nur, und doch ist es eine Art Landkarte der menschlichen Psyche, deren Aktualität ihresgleichen sucht.

Das *Yoga Sutra* steht im Mittelpunkt der Yogatradition, in der ich lehre und lerne, über die ich schreibe und in der ich übe. Die Entdeckung dieser Schrift war der Wendepunkt in meinem Leben. Durch sie habe ich erkannt, dass unser »Kopf« wie ein selbständiger Organismus funktioniert, dass er ständig arbeitet und nie ausgeschaltet werden kann. Dieser selbständige Organismus verhält sich entweder wie ein Freund und hilft uns bei einer Unternehmung oder er verhält sich wie ein Feind und behindert sie. Es liegt an uns, ihn zu unseren Gunsten zu beeinflussen. Das ist nun keine leichte Aufgabe; aber eine, die zugleich spannend, abwechslungsreich und erleichternd sein kann. Vor allem sollten wir danach streben, uns mit einem gewissen Abstand zu betrachten, wir sollten lernen, über uns selbst zu lachen und uns nicht in unsere Ziele zu verlieben – dann können wir diesen »Kopf« zu unseren Gunsten einsetzen. Dann verwandelt er sich in einen zuverlässigen Freund, mit dem wir durch das Leben segeln können, ohne dabei unsere Ziele aus den Augen zu verlieren.

Viele Menschen, die in der Fremde leben, haben Sehnsucht nach einer Heimat. Aber auch Menschen, die in einer heimatlichen Umgebung leben, kennen das Gefühl, heimatlos zu sein. Mir war dieses Gefühl längst bekannt, noch bevor ich aus Indien nach Europa kam. Dieses Gefühl der Heimatlosigkeit empfinden zum Beispiel auch Kinder, die ihre Eltern fragen, ob sie denn wirklich deren Töchter oder Söhne seien. Und heimatlos fühlen sich viele Jugendliche, die voller Verzweiflung planen, aus ihrem Elternhaus, ihrer Heimat oder sogar der Welt zu fliehen. Viele Menschen stellen Fragen nach der Heimat und nach der geistigen Herkunft, doch diese Fragen bleiben meist ungeklärt; die Sehnsüchte nach der Heimat werden nicht erfüllt.

In meinem Leben ist ein Satz des *Yoga Sutra* zu einem Leitfaden geworden: »Je weniger du dich des Wohlstandes bedienst, desto näher bleibst du deiner Wurzel!« *(Yoga Sutra II. 39)* Diese Aussage ist keine Aufforderung zur Askese; sie mahnt aber dazu, unser jeweiliges Ziel nicht aus den Augen zu verlieren. Sie erinnert daran: Wer ein Haus baut, soll einen Wohnraum schaffen und nicht Steine in Besitz wandeln. Wer einen Kampf führt, dem soll es um Gerechtigkeit gehen, nicht darum, den Feind zu vernichten. Wer die Gesundheit sorgfältig pflegt, soll den inneren Frieden entfalten und nicht den Tod vertreiben wollen. Und wer den Beruf liebt, soll die Arbeit genießen und nicht die Karriere im Sinn haben. Wenn wir zu viel von der Welt erwarten, beanspruchen und nehmen, lenkt uns das von dem Wesentlichen ab, das wir in ihr suchen. Dieser Gedanke hat mir den Weg gewiesen – Askese zu praktizieren, ohne asketisch zu leben, eine Heimat zu finden, ohne äußerlich beheimatet zu sein.

Ich habe das Glück, sowohl die indische als auch die europäische Kultur zu kennen, zwei große Kulturen, die Einzigartiges geschaffen haben, aber auch von Vorurteilen geleitet werden. Viele dieser Vorurteile habe ich selbst erlebt; nun muss ich mich ständig davor hüten, dass sie mein Denken beeinträchtigen. Yoga hilft dabei. Im *Yoga Sutra* steht, dass man sich von Vorurteilen befreien muss und dass man die Dinge nicht schwarz oder weiß sehen sollte. Eben dadurch unterscheidet sich der Yogi, also der geistig weit entwickelte Mensch, von anderen. *(Yoga Sutra IV. 7)* Vorurteile bestehen nun nicht nur in solch äußerlichen Dingen, wie jemanden aufgrund seines Aussehens zu beurteilen; Vorurteile können subtiler sein, zum Beispiel mit einer vorgefertigten Meinung hinzuhören, während ein anderer spricht. Durch Yoga lerne ich, nicht ständig zu urteilen, nicht permanent die Welt und die Dinge in Teile zu zerlegen, sondern die Teile zu einem Ganzen zusammenzufügen. Dies zu erreichen ist ein wichtiges Ziel meines Yogaweges.

Viele Menschen empfinden heute die Säkularisierung der Welt zugleich als Befreiung und als Verlust. Befreit wurden sie von den Fesseln der Religionen und Rituale, verloren haben sie damit aber auch geistige und ethische Maßstäbe und Vorbilder. Einerseits haben viele Menschen erfahren, dass sie niemandem glauben und vertrauen können, andererseits haben sie die Sehnsucht zu glauben und zu vertrauen. Zwischen dem, was der Verstand sagt, und dem, was das Gefühl will, sollte eine Brücke geschlagen werden.

Yoga lehrt, es ist der natürliche Wandel der Dinge, den wir als Werden und Vergehen empfinden. Die Welt wurde nicht erschaffen, die Welt ist, war und wird sein. Das *Yoga Sutra* versucht also nicht, alle Fragen des Lebens mit einem Verweis auf einen Schöpfergott zu beantworten. Yoga beobachtet die einzelnen Phänomene des Lebens und benennt aufgrund der gemachten Erfahrungen Lösungswege: Wir sollten uns nicht zu sehr an den Zielen oder Ursachen unseres Handelns festklammern, sondern das Handeln selbst beachten. Unsere

Bemühungen im Leben erfüllen bereits ihren Sinn, wenn wir so handeln wie Sisyphus: Wir wenden uns vertrauensvoll unseren Aufgaben zu, wir bleiben dran, wir versuchen, sie zu lösen – ohne deren Qualität oder unser Tun von dem zu erwartenden Gewinn abhängig zu machen. Diese Vorgehensweise, genannt *Kriya-Yoga*, gibt dem täglichen Tun einen Sinn und überbrückt die Differenz zwischen Gefühl und Verstand.

Braucht der Yogaweg Namen? Seit dem letzten Jahrhundert wird Yoga oft nach verschiedenen großen Traditionen eingeteilt. Mit Namen will man den Bedürfnissen derjenigen entgegen kommen, die sich neu dem Yoga zuwenden: *Hatha-Yoga* übt demnach derjenige, der Asanam und Pranayama im Geist von *Abhyasa* und *Vairagya* praktiziert. Wer *Ahimsa* verwirklicht und fortwährend *Sraddha* empfindet, ist im *Bhakti-Yoga* verwurzelt. *Karma-Yoga* übt, wer aktiv durch das Bewusstsein für *Parinama* das eigene *Dharma* schützt; und wer sich befreit vom Schleier der *Avidya* und in *Dhyanam* verweilt, praktiziert *Jnana-Yoga*. Im ältesten und weisesten Buch über Yoga, dem *Yoga Sutra*, findet man dagegen keine Einteilung in verschiedene Sektionen. Im Gegenteil: Das *Yoga Sutra* will Yoga nicht in verschiedene Traditionen spalten, sondern gerade verschiedene Ideen zusammenfügen, die zu einer ganzheitlichen Transformation des Menschen notwendig sind. Diese verbindende, viele Teile integrierende Weltanschauung nennt Patanjali ganz einfach: Yoga.

Einführung in die Yogatechnik: Die Wirkungsweise der Übungen

Überwinden Sie die innere Trägheit beim Üben,
üben Sie sorgfältig, und erheben Sie keine Ansprüche
auf die Wirkung der Übung – das ist Yoga.
(Yoga Sutra II. 1)

Am Wochenende waren Sie mit Ihren Kindern Rollschuh laufen. Gerade als Sie so richtig in Schwung kamen, sind Sie unglücklich gestürzt; seitdem schmerzen die Knie. Also humpeln Sie zum Arzt und hören dort, dass Sie es doch einmal mit Yoga versuchen sollten, dass Yogaübungen die beste Hilfe seien. Nun schleppen Sie sich zu einem verantwortungsvollen Yogalehrer und lernen rasch die Asanas, die die Schmerzen lindern sollen.

Erwarten Sie nun tatsächlich, dass Asanas direkt auf die Knie wirken und die Schmerzen unverzüglich vergehen, so werden Sie enttäuscht werden. Es ist ein Irrtum zu glauben, dass es Asanas gibt, die Knieschmerzen heilen; so leicht wird der Körper nicht geheilt, und Yoga-Asanas sind keine Medikamente. Es gibt überhaupt keine Yogatherapie, bei der für eine Beschwerde ein oder ein paar Asanas wie Medizin verabreicht werden könnten. Eine eigenverantwortliche Haltung ist wichtig, wenn Sie zur wirklichen Gesundung kommen wollen. Hegen Sie aber die übliche Erwartungshaltung, dass es Techniken gibt, mit denen sich Probleme lösen lassen, so geben Sie die Eigenverantwortung auf. Was heißt hier Eigenverantwortung? Sie sollten so achtsam leben, dass Beschwerden vermieden werden, statt zu versuchen, Beschwerden durch Übungen zu heilen. Zweifellos gibt es viele Techniken, die Beschwerden lindern können. Aber die Techniken selbst sind keine Heilmittel. Die Heilung kommt durch unseren Umgang mit den Heilmitteln.

Es ist nicht immer möglich, über die Wirkung von einzelnen Asanas zu sprechen, ohne grobe Verallgemeinerungen oder Halbwahrheiten zu äußern. Wenn Ihnen ein Buch sagt, der Schulterstand sei gut gegen Knieschmerzen, so ist das eine Halbwahrheit. Ein schwacher Rücken ist oft Auslöser für Knieschmerzen. Wenn bei einem schwachen Rücken der Schulterstand geübt wird, kann das zu einem steifen Rücken führen. Wer aufgrund eines steif gewordenen Rückens schlecht oder unharmonisch geht, überlastet die Knie. Deshalb ist es irreführend zu glauben, der Schulterstand löse immer Knieschmerzen. Nur wenn Sie den Schulterstand gut beherrschen und in einer für Sie passenden Sequenz üben, kann er Schmerzen in den Knien lindern, die hier entlastet werden.

Eine therapeutische Wirkung erzielen Sie mit Asanas bei Knieschmerzen nur, wenn Sie – unter Anleitung des Lehrers – Folgendes beachten:

- Die Asanas sollten die Knie entlasten; auf keinen Fall dürfen diese belastet werden.
- Beine und Rücken sollten gekräftigt werden, so dass die schwachen Knie unterstützt werden.
- Das Bewusstsein für den Umgang mit dem Körper und mit der Atmung sollte gestärkt werden; dies ist in vielerlei Situationen im Leben heilsam.
- Das Üben der Asanas sollte dazu führen, dass der Geist etwas ruhiger wird.

Bei jeder anderen Beschwerde ist es ratsam, ähnlich vorzugehen. In jedem Fall ist es hilfreich, sich dabei von einem Lehrer anleiten zu lassen, der in dieser Weise die Wirkungen von Asana-Übungen versteht. Er weiß, welche Asanas eine Körperpartie belasten und welche sie entlasten. Er respektiert das Zusammenspiel von Körper, Atem und Geist und trennt nicht die Symptome in Schmerzen am Körper, Verspannung im Zwerchfell und Stress. Ein solcher Lehrer greift auf fundiertes Wissen zurück, das er entsprechend der Situation und den eigenen Erfahrungen anwendet. So kann man die heilsame Wirkung von Yoga erfahren.

Nicht einzelne Übungen, jedoch Asanas und Pranayamas als Ganzes wirken in folgenden verschiedenen Weisen:

1) Energie: Durch richtiges Üben wird unser Energiezustand auf körperlicher sowie auf feinstofflicher Ebene verändert. Eine vertiefte Ausatmung oder eine Betonung der vorwärts beugenden Stellungen – *Akuncana-Asanas* – nimmt nervöse, überflüssige Energie und verleiht Ruhe. Diese Wirkung, genannt *Langhana*, ist zum Beispiel bei Nervosität, Unrast, Schwerfälligkeit durch Überbelastung oder Übergewicht hilfreich. Eine vertiefte Einatmung oder eine Betonung der rückwärts beugenden Stellungen – *Prasarana-Asanas* – hebt das Energieniveau an und verleiht Kraft. Diese Wirkung, genannt *Brhmana* ist zum Beispiel bei Trägheit, Kraftlosigkeit, Untergewicht oder Erschöpfung hilfreich. Durch ein gezieltes und durchdachtes Anwenden dieses Prinzips lässt sich der Energiezustand des Körpers immer wieder im Gleichgewicht halten.
2) Ganzheit des Körpers: Eine optimale Umsetzung der Asana-Techniken ist eine *Sarvanga-sadhana*, das heißt eine Praxis, die den gesamten Körper anspricht. Hier werden nicht nur die Bauchmuskeln trainiert, der Bizeps gestärkt oder der Rücken geschult; durch die Anwendung der Techniken in den vorgegebenen Schritten kann der gesamte Körper – in Verbindung mit dem Atem – mit dem Geist in Einklang gelangen. Das gewährleistet, dass der Körper immer als Ganzes im Mittelpunkt der Übung steht.
3) Widerstandsfähigkeit: Eine regelmäßige Asana-Praxis verleiht dem Körper Widerstandsfähigkeit. Hat der Körper früher bei extremen

Witterungsverhältnissen, allergischen Belastungen oder sonstigen Überbelastungen anfällig reagiert, weiß er sich jetzt sofort den Anforderungen anzupassen; er wird von solchen Einflüssen nicht berührt und bleibt im Gleichgewicht.

4) Empfindsamkeit: Wer lange übt, wird empfindsam gegenüber dem, was für den Körper nicht gut ist. Der Körper signalisiert, wenn ihm etwas angetan werden soll, was seinem Gleichgewicht nicht förderlich ist. Zum Beispiel merken wir, welche Speisen für unser momentanes Befinden gut sind und welche nicht. Oder wir nehmen eine Überbelastung des Körpers rechtzeitig wahr, noch bevor es zu Verletzungen kommt. Wir spüren, wenn in uns die Kraft nachlässt und der Körper überempfindlich wird.

Wenn sich diese allgemeinen Wirkungen der Asana-Praxis einstellen, ist dies ein Beweis, dass Ihre Praxis richtig ist. Aber Sie sollten nicht mit festgelegten Erwartungen auf vorgegebene Wirkungen an die Übung herangehen. Das widerspricht schon der Definition des Begriffes Yoga. Dies gilt auch für unser Leben: Das Üben selbst ist die Wirkung. Die regelmäßige uneitle Beschäftigung mit sich selbst, die Entwicklung des Körpergefühls und die Entdeckung der eigenen Grenzen und Möglichkeiten sind heilsame Übungen. Sie führen zu Selbstvertrauen, das durch keine Medikamente ersetzt werden kann. Wer in diesem Sinne mit Sorgfalt und Hingabe übt, verbindet sich mit seinem inneren Selbst. Das ist Yoga.

Sequenz 17

Leitmotiv

Für jede Atmung gelten folgende vier Schritte: Leere – Gedanke – Atem – Körper. Zuerst entspannen Sie sich am Ende jedes Atemvorgangs und halten inne (Leere). Dann konzentrieren Sie sich auf die nächste Atmung (Gedanke). Dann beginnen Sie zu atmen (Atmung). Zuletzt bewegen Sie sich im Einklang mit der Atmung (Körper).

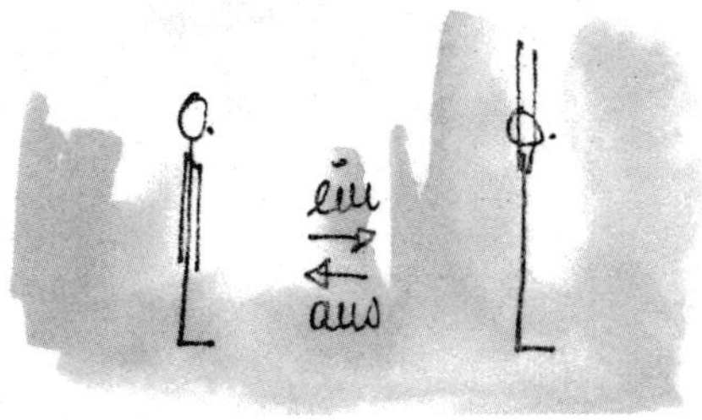

1. • Stand: Füße hüftweit auseinander, Körpergewicht gut verteilt, Kopf leicht geneigt.

8-mal

• Warten Sie einen Augenblick. Stellen Sie sich auf die Einatmung ein. Beginnen Sie erst mit der Einatmung, heben Sie dann den Kopf und die Arme hoch; die Arme seitlich vom Körper. Warten Sie einen Augenblick, stellen Sie sich auf die Ausatmung ein. Beginnen Sie mit der Atmung, senken Sie dann die Arme und den Kopf; die Arme seitlich vom Körper.

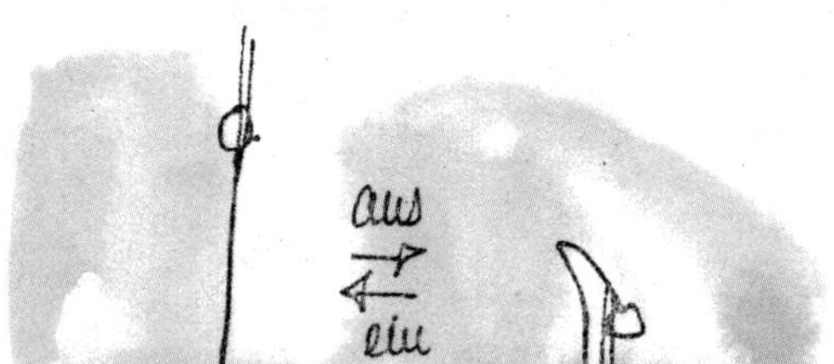

2. • Stand: Füße hüftweit auseinander, Arme über den Kopf gestreckt, Körpergewicht gut verteilt, Kopf gerade. Atmen Sie vollständig ein.

4-mal

• Warten Sie einen Augenblick, stellen Sie sich auf die Ausatmung ein. Beginnen Sie erst mit der Ausatmung, beugen Sie dann den Oberkörper langsam und gleichmäßig nach unten. Beugen Sie die Knie so an, dass der Oberkörper ohne Verspannungen im Rücken nah an die Oberschenkel kommt. *1 Atemzug in dieser Position.* Warten Sie einen Augenblick, stellen Sie sich auf die Einatmung ein, beginnen Sie mit der Atmung, dann kehren Sie in die Ausgangsposition zurück.

Sequenz 17

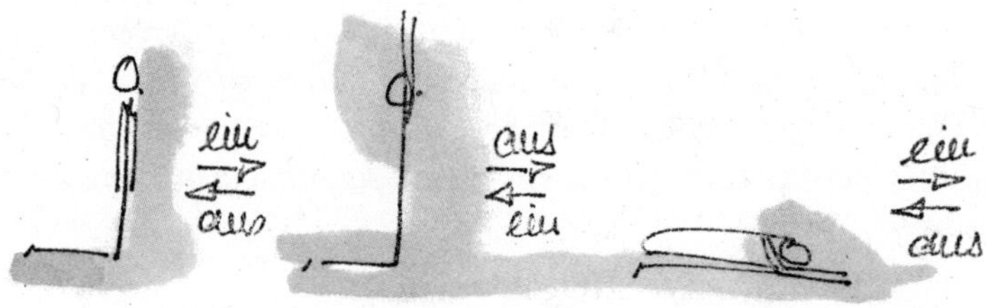

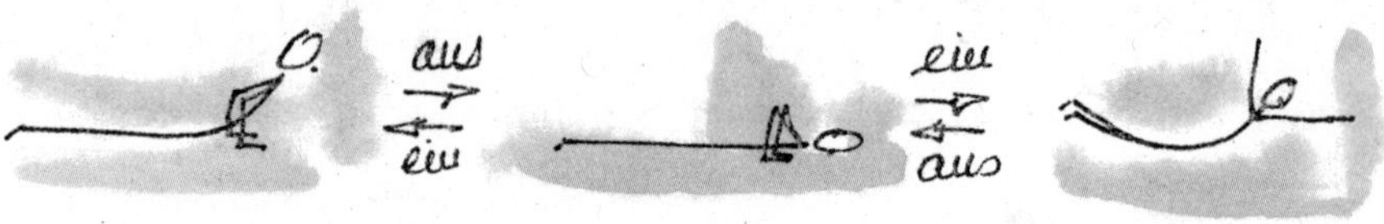

3. • Knien: Oberkörper aufrecht, Knie hüftweit auseinander. Halten Sie einen Moment inne, und konzentrieren Sie sich auf den Atemvorgang. Beginnen Sie erst mit der Atmung, dann mit der Bewegung.

• Einatmen: Heben Sie den Kopf und die Arme hoch.

• Ausatmen: Beugen Sie den Oberkörper (aus der Hüfte) nach vorne. Ellbogen liegen gerade vor den Knien.

4-mal

• Einatmen: Bewegen Sie Ihre Arme und Ihre Hüfte so weit nach vorne, bis Sie in die Bauchlage kommen, richten Sie dabei den Oberkörper auf, indem Sie sich mit den Armen abstützen.

• Ausatmen: Senken Sie den Oberkörper, bis Brust und Stirn auf dem Boden liegen.

• Einatmen: Bewegen Sie die Arme kreisförmig nach vorne, heben Sie dabei Brustkorb, Arme und Beine an. *1 Atemzug in dieser Haltung.* Bewegen Sie sich schrittweise zurück in die Ausgangsposition.

Sequenz 17

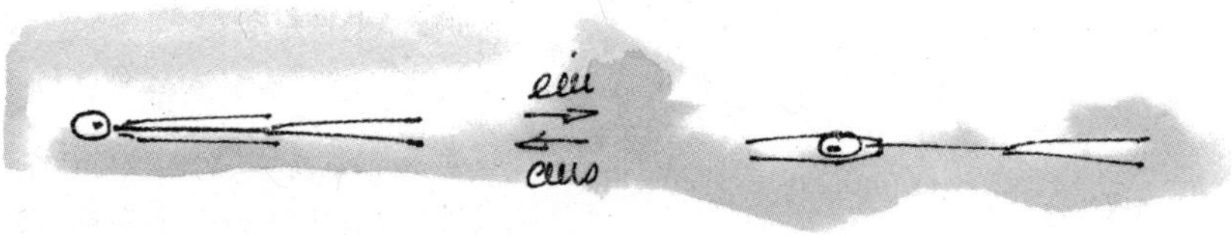

4. • Rückenlage: Beine leicht gespreizt, Arme seitlich am Körper. Atmen Sie vollständig aus.

4-mal

• Warten Sie einen Augenblick, und konzentrieren Sie sich auf die Einatmung. Beginnen Sie erst mit der Einatmung, führen Sie dann die Arme in einem Halbkreis nach hinten. Atmen Sie vollständig ein. Warten sie einen Augenblick, konzentrieren Sie sich auf die Ausatmung. Beginnen Sie erst dann mit der Ausatmung.

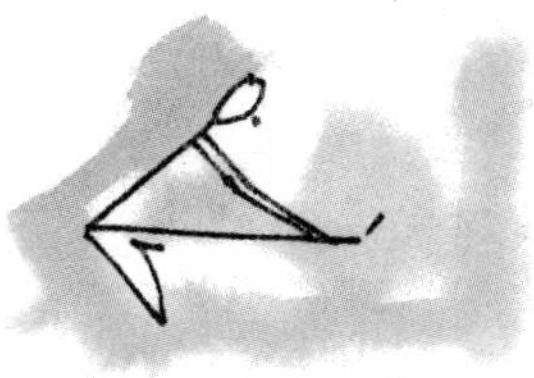

5. • Sitz: Ein Bein angewinkelt, Fuß gegen oder unter den Oberschenkel des anderen Beines. Oberkörper gerade und etwas geneigt, damit die Hände ein Fußgelenk oder Schienbein umfassen können.
Ausatmen: Atmen Sie mit einem feinen gleichmäßigen Ton im Halsbereich aus, beginnend im unteren Teil des Bauches, so dass Bauch-, Zwerchfell- und Brustraum sich nach und nach zurückbewegen.
1 Sekunde innehalten.
Einatmen: 6 Sekunden, ohne dabei aktiv Luft einzuziehen. 1 Sekunde innehalten.
Heben und senken Sie leicht den Kopf im Einklang mit der Atmung.

8 Atemzüge, wechseln Sie das Bein

Sequenz 17

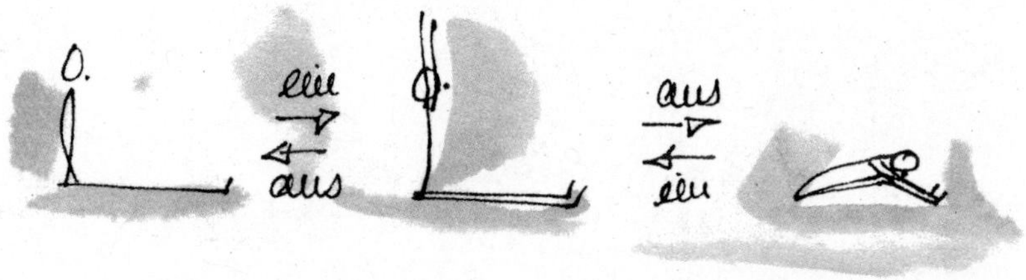

6. • Sitz: Oberkörper aufrecht, Beine etwas gespreizt, Arme auf den Oberschenkeln, Kopf leicht geneigt. Vollständig ausatmen, innehalten, auf das Einatmen konzentrieren, beginnen Sie erst dann mit der Einatmung.

2-mal

• Einatmen: Heben Sie den Kopf und die Arme. Vollständig einatmen, innehalten, auf das Ausatmen konzentrieren und anfangen auszuatmen.

• Ausatmen: Beugen Sie den Oberkörper nach vorne, führen Sie die Hände zum Boden neben die Füße. (Beugen Sie die Knie, wenn die Beine steif sind.) *4 Atemzüge lang in der Position verweilen.* Dann gehen Sie schrittweise zurück in die Ausgangsposition.

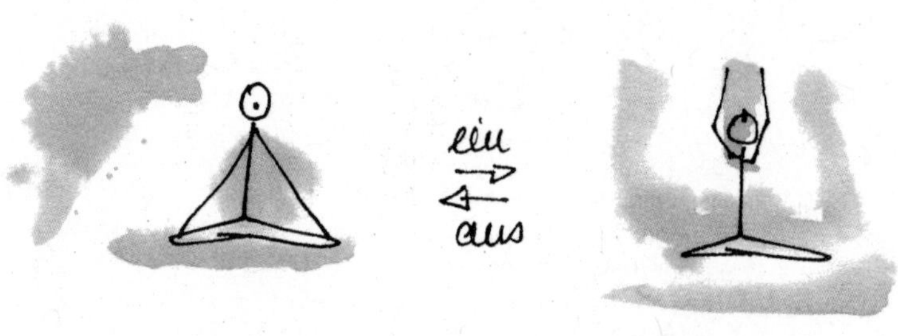

7. • Sitz: Rücken aufrecht, Schultern und Arme entspannt.

8-mal

• Einatmen: Heben Sie den Kopf und die Arme an. Ausatmend gehen Sie zurück in die Ausgangsposition.

Sequenz 17

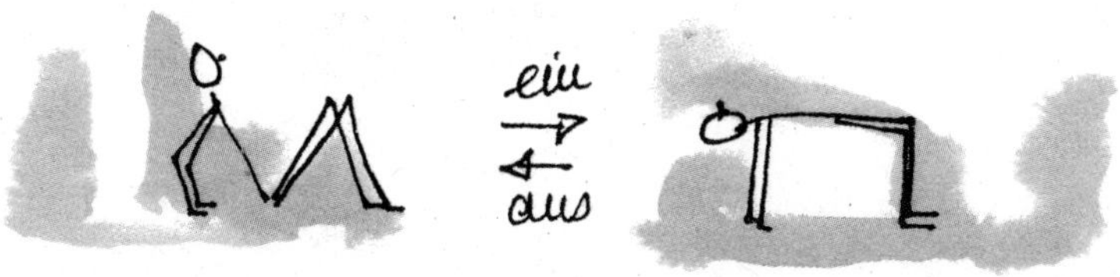

8. • Sitz: Beine etwas auseinander und aufgestellt, Arme schulterbreit auseinander und hinter dem Rücken aufgestützt, Ellbogen angewinkelt.

4-mal

• Einatmen: Stützen Sie sich auf die Füße und die Hände, und heben Sie den Oberkörper und die Hüfte an. Blick nach oben.
1 Atemzug in dieser Position.

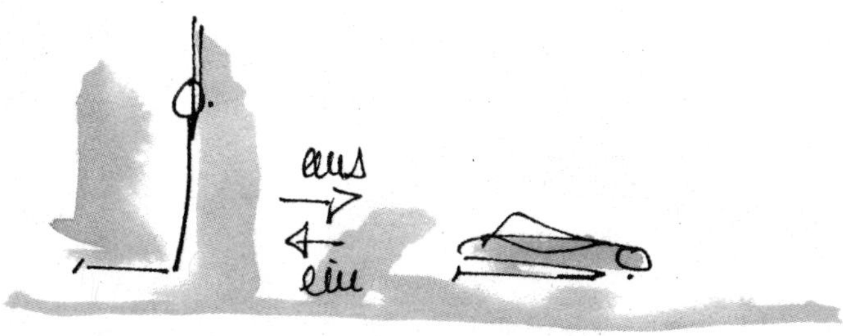

9. • Knien: Oberkörper aufrecht, Knie und Füße hüftweit auseinander, Arme über den Kopf hochgestreckt.

8-mal

• Ausatmen: Beugen Sie den Oberkörper (aus der Hüfte) zum Boden, zugleich bewegen Sie die Arme kreisförmig zum Rücken.

Sequenz 17

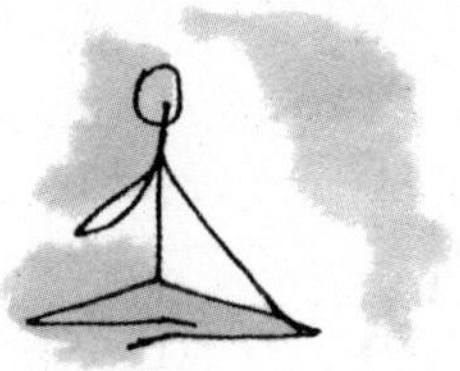

10. • Sitz: Oberkörper aufrecht, Bauch und Schultern entspannt, Kinn etwas geneigt, Nacken nicht gebeugt.
Schließen Sie beide Nasenlöcher durch sanften Druck mit den Fingern auf die Nasenflügel, dann vermindern Sie leicht den Druck auf der linken Seite.
Innehalten, sich auf das Ausatmen einstellen, langsam ausatmen: Lassen Sie die Luft langsam in einem gleichmäßigen und »tönenden« Strom hinausfließen. Achten Sie dabei auf die gleichmäßige Bewegung der Bauchdecke.
1 Sekunde warten.
Innehalten, sich auf das Einatmen einstellen, langsam einatmen: Lassen Sie die Luft ruhig und langsam hineinströmen. 1 Sekunde warten.

24 Atemzüge, verschließen Sie abwechselnd ein Nasenloch (wechseln Sie die Hand, falls sie müde wird)

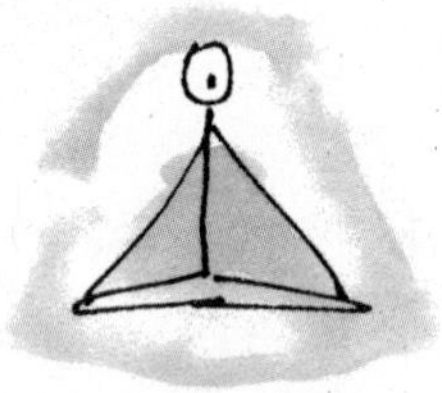

11. • Stillsitzen.

Sequenz 18

Leitmotiv

Richten Sie Ihre Aufmerksamkeit während des Ausatmens auf den Bereich des Bauchnabels. Während des Einatmens lenken Sie Ihre Aufmerksamkeit auf die Bewegung Ihrer Wirbelsäule – von oben nach unten.

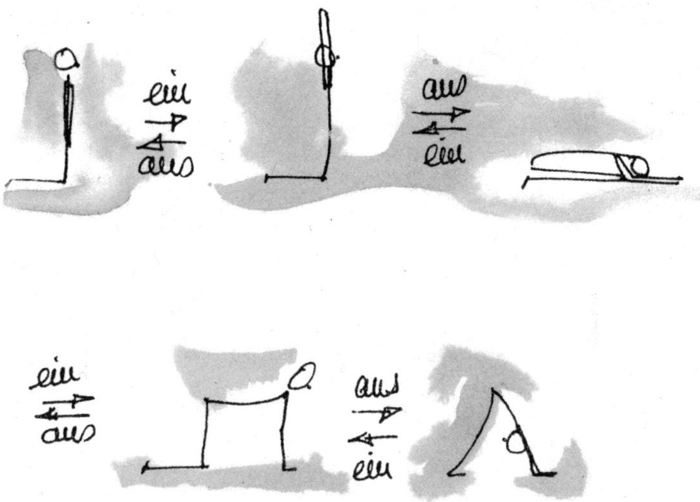

1. • Knien: Oberkörper aufrecht, Knie hüftweit auseinander, Arme seitlich am Körper. Halten Sie einen Moment inne und konzentrieren Sie sich auf den Atemvorgang. Beginnen Sie erst mit der Atmung, dann mit der Bewegung.

   • Einatmen: Heben Sie den Kopf und die Arme hoch, Ihre Aufmerksamkeit sollte der Wirbelsäule gelten.

   • Ausatmen: Lenken Sie Ihre Aufmerksamkeit auf den Bauchnabel, fangen Sie an auszuatmen und beugen Sie den Oberkörper (aus der Hüfte) nach vorne. Ellbogen liegen gerade vor den Knien.

   • Einatmen: Bewegen Sie sich so weit nach vorne, bis Sie in den Vierfüßlerstand kommen. Richten Sie dabei Ihre Aufmerksamkeit auf die Wirbelsäule.

   • Ausatmen: Lenken Sie Ihre Aufmerksamkeit auf den Bauchnabel, fangen Sie an auszuatmen und strecken Sie die Beine, beugen Sie den Oberkörper, heben Sie das Gesäß hoch. Senken Sie den Kopf erst am Ende des Ausatmens. Atmen Sie vollständig aus. Gehen Sie schrittweise zurück in die Ausgangsposition.

8-mal

Sequenz 18

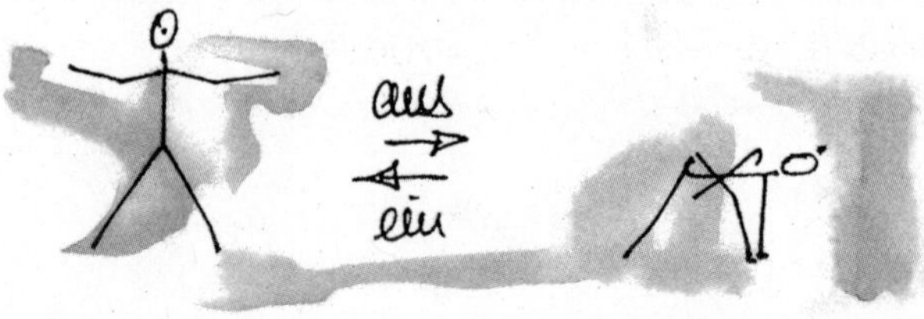

2. • Stand: Beine weit gespreizt, Füße leicht nach außen gedreht, Arme fast waagerecht gestreckt, Körpergewicht gut verteilt, Kopf gerade.

8-mal, wechseln Sie dann das Bein

• Ausatmen: Warten, Aufmerksamkeit auf den Bereich des Bauchnabels lenken, anfangen auszuatmen, dann beugen Sie sich erst nach vorne; drehen Sie sich, unterstützt von der langsamen Atmung, tief zur Seite; zuerst den Bauch, dann Brust- und Nackenbereich. Dabei führen Sie eine Hand zum gegenüberliegenden Fuß und bewegen den anderen Arm kreisförmig auf den Rücken. Halten Sie die Schultern entspannt, Blick nach hinten.

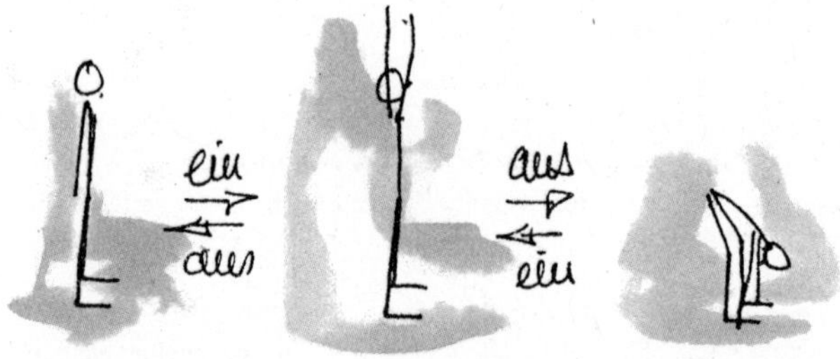

3. • Stand: Füße parallel, mehr als hüftweit auseinander, Körpergewicht gleichmäßig verteilt, Kopf geneigt.

• Einatmen: Heben Sie den Kopf und die Arme hoch.

4-mal

• Ausatmen: Warten, Aufmerksamkeit auf den Bereich des Bauchnabels lenken, anfangen auszuatmen, dann beugen Sie den Oberkörper nach unten. Führen Sie die linke Hand unter die Zehen des linken Fußes und die rechte Hand unter die Zehen des rechten Fußes. Körpergewicht liegt auf den Ballen. *2 Atemzüge in dieser Position.* Richten Sie vor jeder Ausatmung Ihre Aufmerksamkeit erst auf den Bereich des Bauchnabels.

Sequenz 18

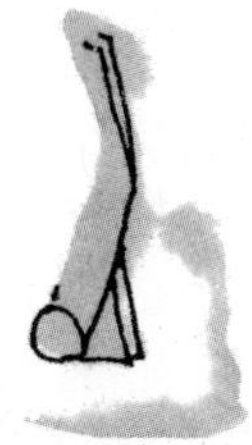

4. • Schulterstand (Kerze): Aus der entspannten Rückenlage beginnen – Knie angezogen, Fußsohlen auf dem Boden. Im Verlauf des Ausatmens Beine und Becken hoch über den Kopf strecken. Arme und Hände stützen das Becken. Knie leicht gebeugt, Füße etwas auseinander. Kein Hohlkreuz machen. Lenken Sie vor jeder Ausatmung Ihre Aufmerksamkeit erst auf den Bereich des Bauchnabels. Atmen Sie tief aus, dabei sollte sich die Bauchdecke weit zurückbewegen. Kieferbereich locker lassen.

16 Atemzüge

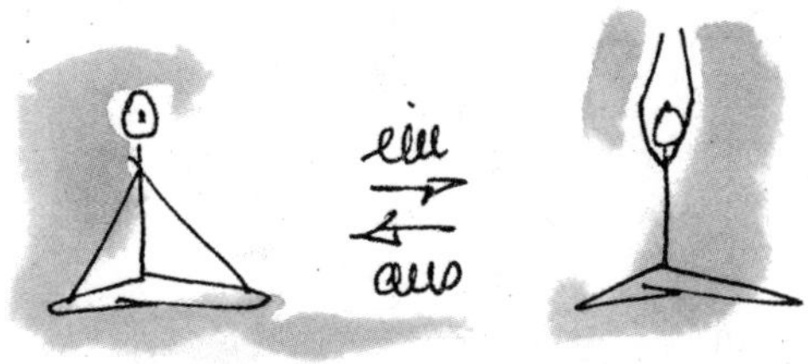

5. • Sitz: Rücken aufrecht, Schultern und Arme entspannt.

• Einatmen: Heben Sie den Kopf und die Arme an.

8-mal

Sequenz 18

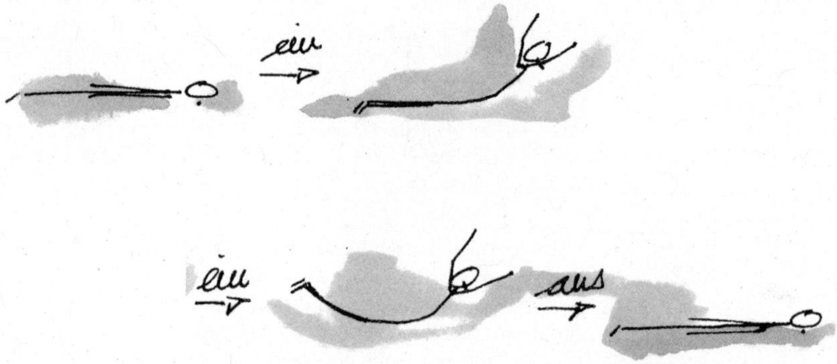

6. • Bauchlage: Wange oder Stirn auf dem Boden, Arme seitlich am Körper, Füße etwas auseinander.

4-mal

• Einatmen: Lenken Sie die Aufmerksamkeit auf die Wirbelsäule, bewegen Sie die Arme kreisförmig nach vorne und heben Sie dabei den Brustkorb und die Arme an. (Schultern und Ellbogen locker lassen.) *Ausatmen.*

• Einatmen: Heben Sie die Beine an.

• Ausatmen: Zurück in die Ausgangsposition.

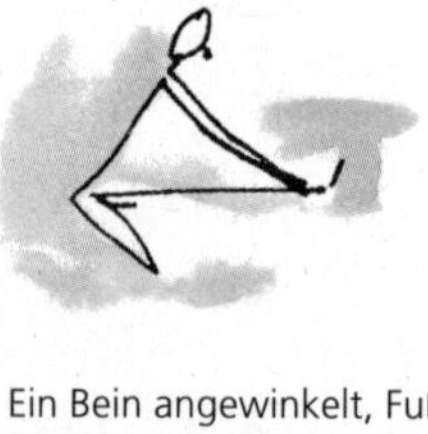

7. • Sitz: Ein Bein angewinkelt, Fuß gegen oder unter den Oberschenkel des anderen Beines. Oberkörper gerade und etwas geneigt, damit die Hände ein Fußgelenk oder Schienbein umfassen können.
Innehalten, die Aufmerksamkeit auf die Bewegung der Wirbelsäule lenken, mit einem feinen Halston langsam einatmen.
Innehalten, die Aufmerksamkeit auf den Bereich des Bauchnabels richten, mit einem feinen Halston langsam ausatmen.

8 Atemzüge, wechseln Sie die Seite

Sequenz 18

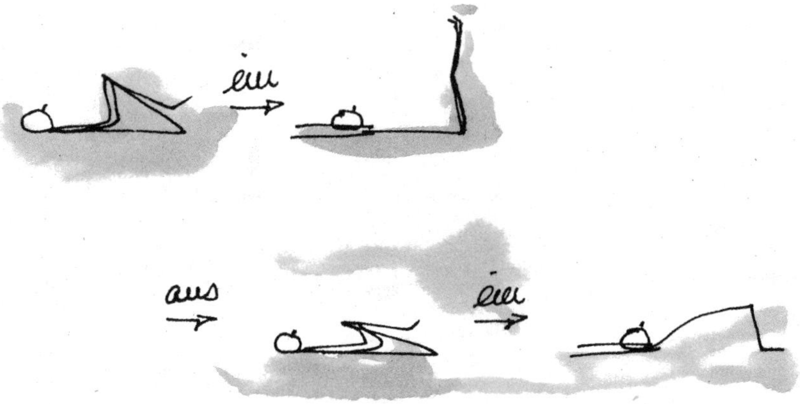

8. • Rückenlage: Knie angezogen und auseinander, Hände auf den Knien. Atmen Sie geduldig vollständig aus, dann halten Sie den Atem 4 Sekunden lang an.

• Einatmen: Führen Sie die Arme über den Kopf in einem Halbkreis nach hinten, gleichzeitig strecken Sie die Beine in die Senkrechte.

8-mal

• Ausatmen: Bewegen Sie die Beine und Arme zurück zur Ausgangsposition. Atmen Sie geduldig vollständig aus, *dann halten Sie den Atem 4 Sekunden lang an.*

• Einatmen: Führen Sie die Arme im Halbkreis nach hinten, zugleich führen Sie die Füße auf den Boden, dann heben Sie das Becken an. Mit der Ausatmung kehren Sie zurück in die Ausgangsposition.

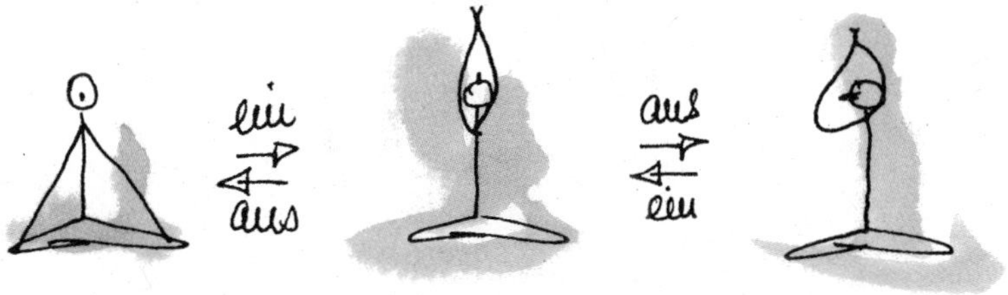

9. • Sitz: Rücken aufrecht, Schultern und Arme entspannt.

• Einatmen: Heben Sie den Kopf und die Arme an. Die Handflächen sollten über dem Kopf sanft zusammentreffen.

8-mal, wechseln Sie jedesmal die Seite

• Ausatmen: Am unteren Teil des Rückens beginnend, drehen Sie den Oberkörper zu einer Seite. Halten Sie die Schultern entspannt und den Rücken aufrecht. Atmen Sie vollständig aus. Dann kehren Sie schrittweise zurück in die Ausgangsposition.

Sequenz 18

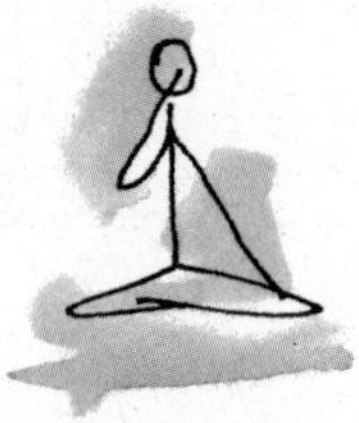

10. • Sitz: Oberkörper aufrecht, Bauch und Schultern entspannt, Kinn etwas geneigt, Nacken nicht gebeugt.
Schließen Sie beide Nasenlöcher durch sanften Druck mit den Fingern auf die Nasenflügel, dann vermindern Sie leicht den Druck auf einer Seite.
Die Aufmerksamkeit auf den Bereich des Bauchnabels lenken, langsam ausatmen: Lassen Sie die Luft langsam in einem gleichmäßigen und »tönenden« Strom hinausfließen. Achten Sie dabei auf die gleichmäßige Bewegung der Bauchdecke.
3 Sekunden warten.
Die Aufmerksamkeit auf die Wirbelsäule lenken, langsam einatmen: Lassen Sie die Luft ruhig und langsam hineinströmen.
3 Sekunden warten.

24 Atemzüge, verschließen Sie abwechselnd ein Nasenloch (wechseln Sie die Hand, falls sie müde wird)

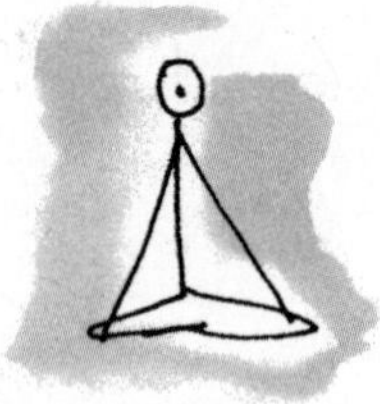

11. • Stillsitzen.

Asanas, die in diesem Buch vorkommen

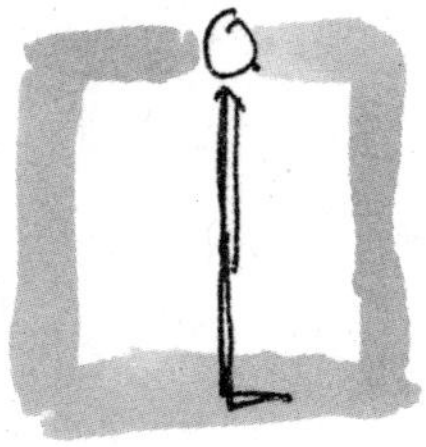

Sama-sthiti
Gleichgewichtshaltung

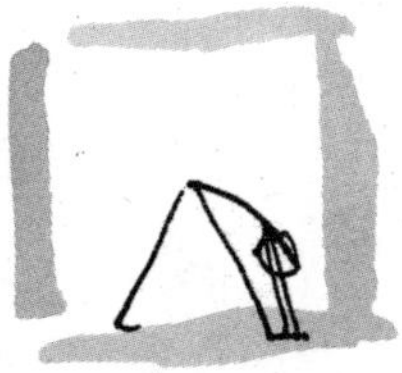

Parsva-ut-tan-asana
Flanken-Streckhaltung

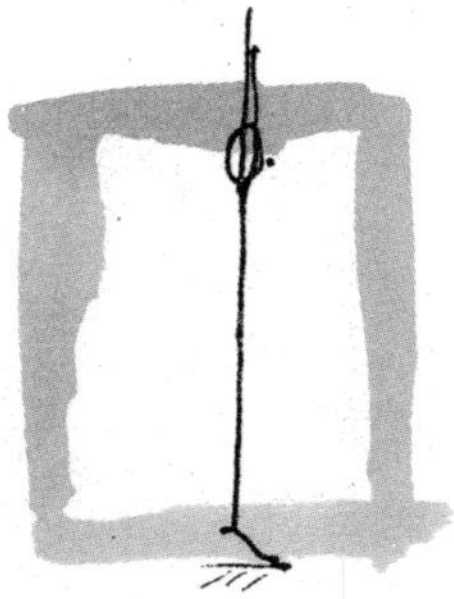

Tada-sana
Palmbaumhaltung

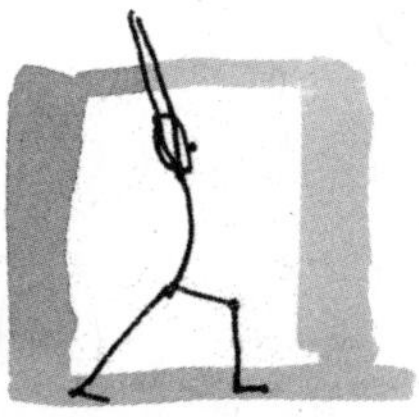

Vira-bhadr-asana
Heldenhaltung

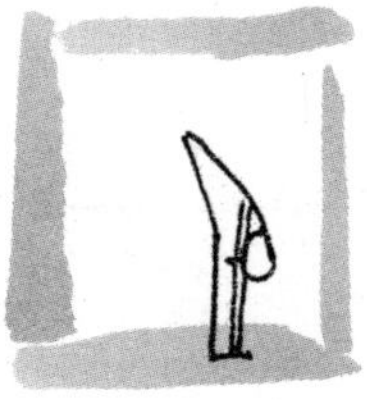

Ut-tan-asana
Stehende Streckhaltung

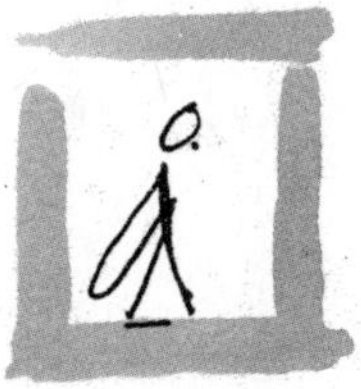

Utkat-asana
Hockhaltung

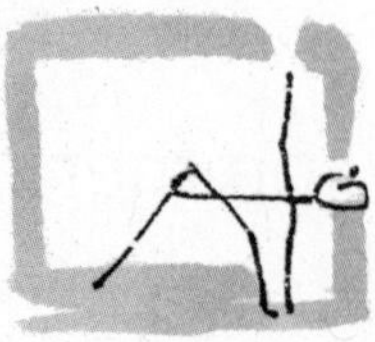

Tri-kon-asana
Dreieckshaltung

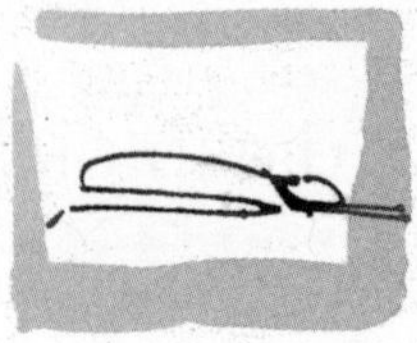

Vajr-asana
Diamanthaltung

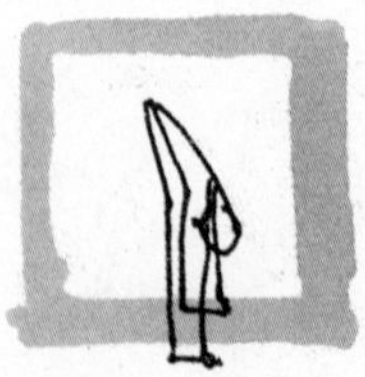

Pada-hast-asana
Fuß-Handhaltung

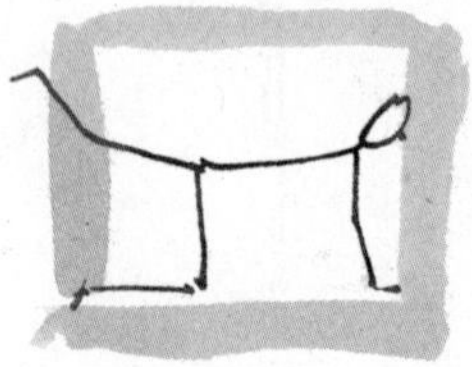

Cakravak-asana
Vogelhaltung

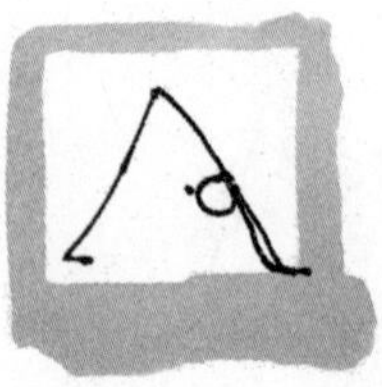

Adho-mukha-svan-asana
Nach unten schauende Hundhaltung

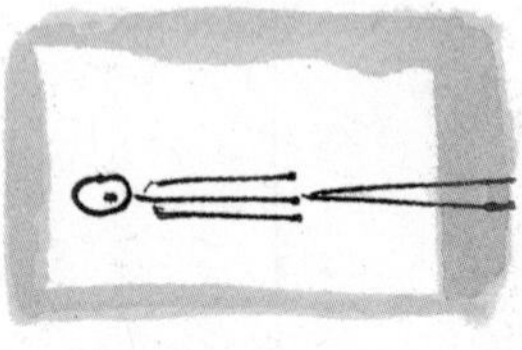

Sava-sana
Leichenhaltung

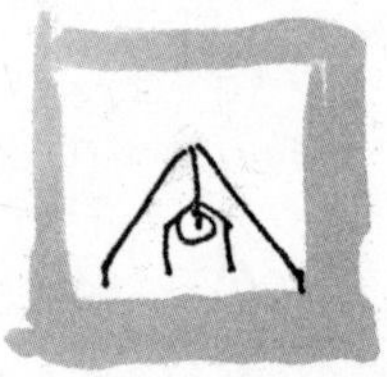

Prasarita-pada-ut-tan-asana
Gegrätscht stehende Streckhaltung

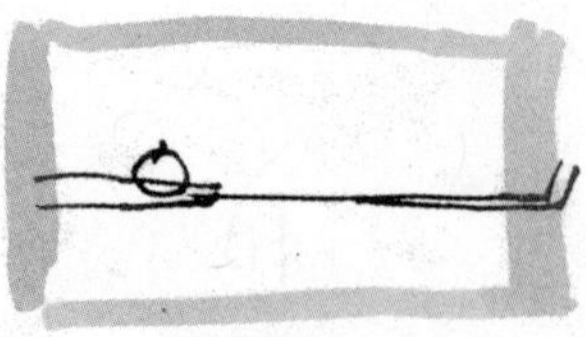

Tadaka-mudra
Teich-Symbol

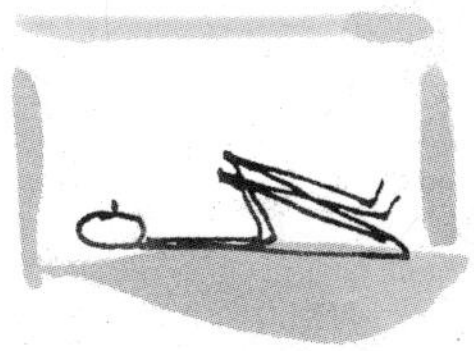

Apana-sana
Windhaltung

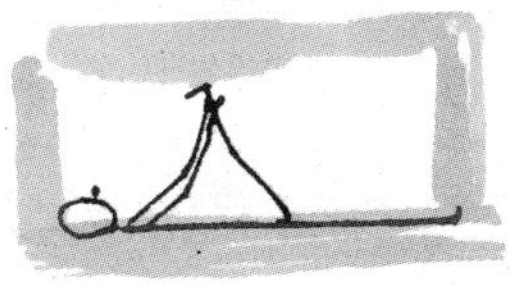

Supta-eka-pad-angusth-asana
Liegende einbeinige Fuß-Daumenhaltung

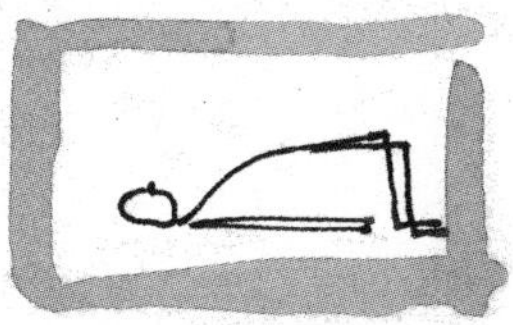

Dvi-pada-pitham
Schulterbrücke (Zweibeiniges Pult)

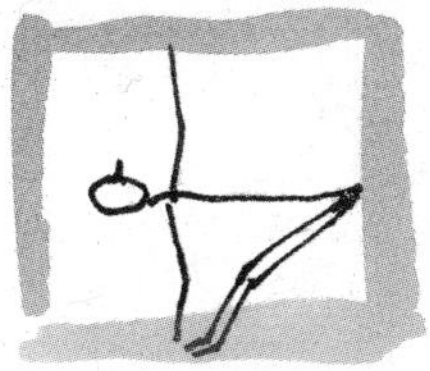

Jathara-parivrtti
Bauchdrehung

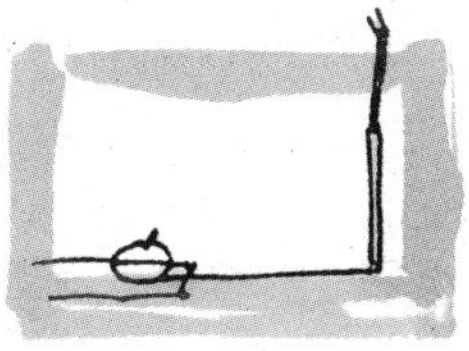

Urdhva-prasrta-pad-asana
Aufwärts gestreckte Beinhaltung

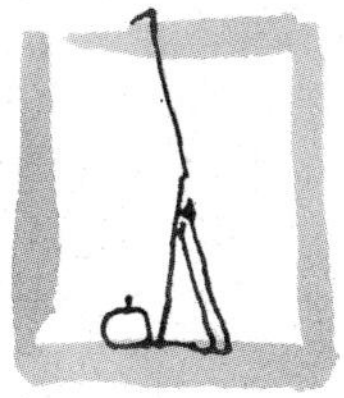

Sarv-anga-sana
Schulterstand (Allgliederhaltung)

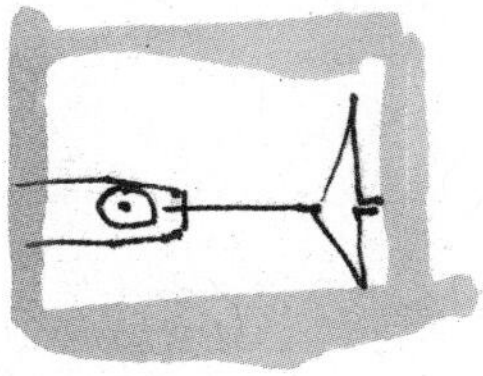

Baddha-kon-asana
Verschlossene Winkelhaltung

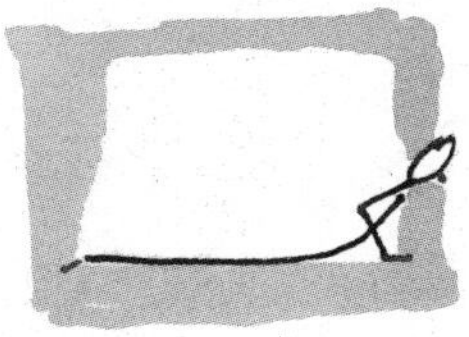

Bhujang-asana
Kobrahaltung

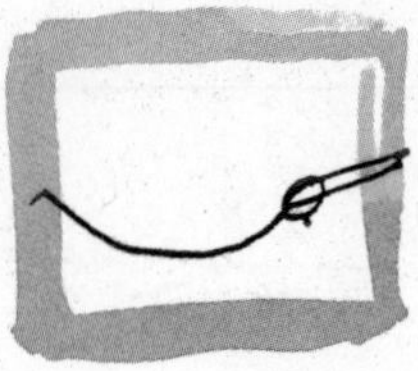

Salabh-asana
Heuschreckenhaltung

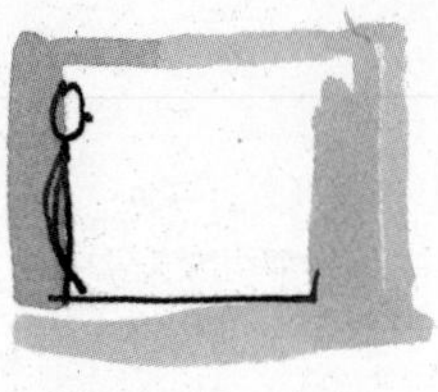

Dand-asana
Stockhaltung

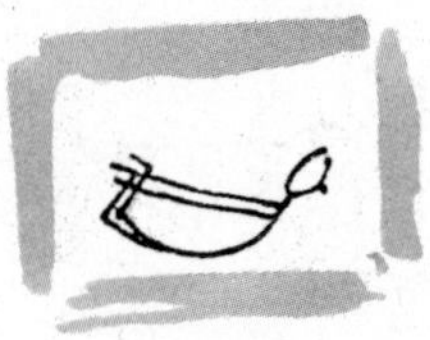

Dhanur-asana
Bogenhaltung

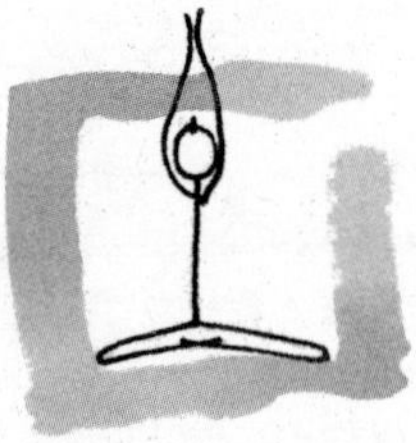

Parvat-asana
Berghaltung

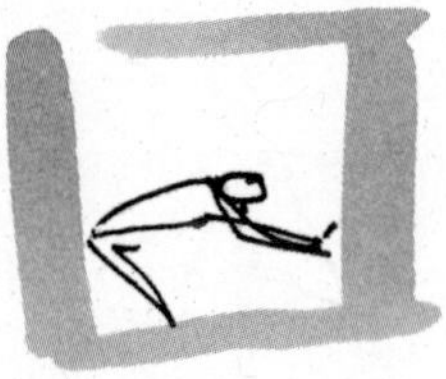

Janu-sirs-asana
Knie-Kopfhaltung

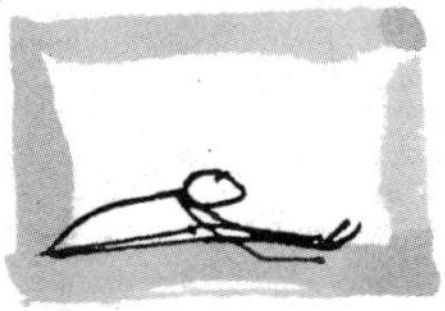

Pascima-tan-asana
Rücken-Dehnungshaltung

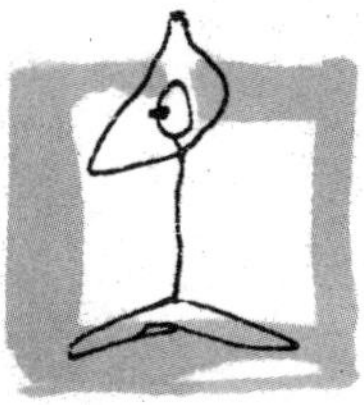

Parvat-asana-parivrtti
Drehung in der Berghaltung

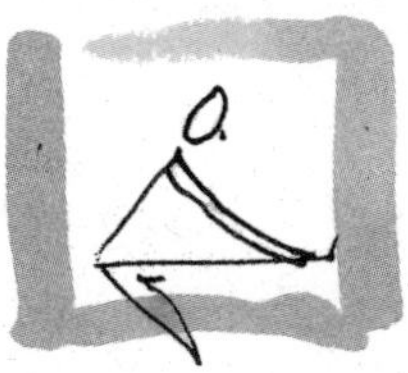

Maha-mudra
Großes Symbol

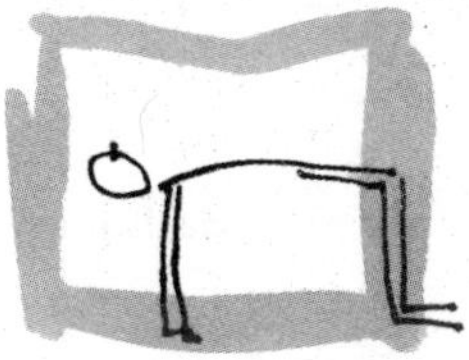

Catus-pada-pitham
Vierbeiniges Pult

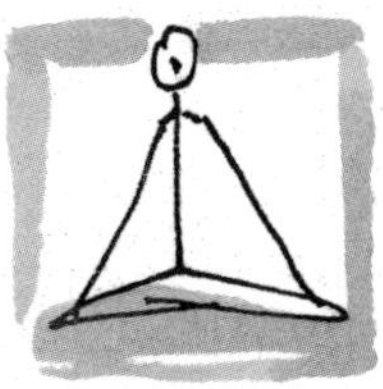

Sukha-sana
Schneidersitz (Bequeme Haltung)

Glossar

Abhyasa: Der gesunde Einsatz des Willens, ohne den kein Ziel erreicht werden kann. Wer die Grenzen der eigenen Willenskraft und die Macht des Unberechenbaren respektiert und beharrlich danach trachtet, die gewählte Aufgabe zu erfüllen, kann das Ziel erreichen und dabei glücklich werden.

Agni: Das Feuer in uns. Agni verbrennt die genossenen Speisen, entfacht Leidenschaften und vernichtet alles Schlechte und Störende in uns. Dieses Feuer darf nicht zu schwach oder zu stark werden oder zu ungleichmäßig brennen.

Ahimsa: Gewaltverzicht, die Grundlage für den Frieden. Oberstes Gebot des Yoga. Ahimsa fordert den Verzicht von körperlicher und verbaler Gewalt, und auch die Gedanken sollten frei von Gewalt sein.

Akuncana-Asanas: Asanas, bei denen der Körper nach vorne geneigt wird und der Oberkörper näher an die Beine geführt wird. Akuncana-Asanas unterstützen die langsame Ausatmung.

Asana: Körperübungen des Yoga, die dynamisch und statisch praktiziert werden. Durch Asanas lernen wir, kraftvoll und entspannt im Körper zu weilen. Es heißt, es gebe genauso viele Asanas wie Menschen, also unzählige.

Avidya: Die Neigung, Illusion und Wirklichkeit zu verwechseln. Avidya beeinflusst unsere Psyche, betrübt unsere Sinne und führt zu falschen Wahrnehmungen, so dass wir immer wieder Dinge tun, die wir später bereuen. Allerdings gibt uns Yoga die Hoffnung, dass wir durch die leidvollen Erfahrungen immer besser lernen, Wirklichkeit und Illusion auseinander zu halten; so können wir freier werden.

Ayurveda: (Ayus – Leben, Veda – Wissen) Ganzheitliche Heilkunst Indiens, die vor etwa 3500 Jahren entstanden ist und schriftlich überliefert wurde. Im Grundlagenwerk *Caraka Samhita* von Agnivesa (entstanden etwa 3. Jh. – 2. Jh. v. u. Z.) werden acht eigenständige Medizinbereiche unterschieden: Allgemeinmedizin, Chirurgie, Hals-Nasen-Ohren- und Augenheilkunde, Psychiatrie, Frauen- und Kinderheilkunde, Geriatrie, Toxikologie, Sexualmedizin. Gesundheit wird als Harmonie von Geist und Körper, von Mensch und Umwelt betrachtet. Die Heilmethode umfasst: richtige Ernährung, richtige Aktivität und richtige Medikamente.

Bhagavad Gita: (Der Gesang des Erhabenen) Philosophisches Lehrgedicht von Vyasa. Bekanntester und vielleicht schönster Teil des *Mahabharata*, der etwa im 5. Jahrhundert vor unserer Zeit entstanden ist. Inhalt des 745 Verse langen Gedichts ist ein Gespräch zwischen dem göttlichen Wesen Krishna und dem Helden Arjuna vor Beginn der Schlacht, in dem Krishna selbstlose Pflichterfüllung und Hingabe zum Göttlichen lehrt. Das Werk zeigt, wie wir Konflikte lösen können, ohne uns vor ihnen zu fürchten oder vor ihnen zu fliehen. Die *Bhagavad Gita* gilt neben dem *Yoga Sutra* als der bedeutendste Yogatext: Der Dichter Vyasa singt ein Loblied auf Yoga und lädt uns ein, Yoga zu praktizieren.

Bhakti-Yoga: Die Anhänger dieses Yogaweges trachten danach, mit großer Liebe die göttliche Macht fortwährend zu lobpreisen und sich ihr mit unermüdlichem Glauben in allen Aktivitäten hinzugeben.

Brhmana: Begriff aus dem Ayurveda, der sich auf die Zunahme der Energie bezieht. Insbesondere Prasarana-Asanas und intensive Einatmung wirken so auf den Körper, dass wir wacher, aktiver und kraftvoller werden.

Dharma: Gehört zu den zentralen Begriffen der indischen Philosophie und hat vielfältige Bedeutungen. Sanatana Dharma oder das ewige Dharma ist der indische Name der indischen Religion (Hinduismus ist ein Fremdbegriff). Es bezeichnet auch das Bewusstsein für die eigene Aufgabe und Verantwortung, die von der jeweiligen Lebenssituation und Lebensphase abhängig sein kann. Nur wer das eigene Dharma respektiert, befreit sich von Konflikten.

Dhyanam: Die Annäherung an den Zustand, in dem der Meditierende, dessen Gedanken und das Objekt der Meditation eins werden.

Hatha-Yoga: Yogaweg, der darauf zielt, über die Bändigung des Körpers den Geist zu zähmen. Ursprünglich beinhaltete Hatha-Yoga viele für das weltliche Leben unrealistische Praktiken, weshalb die Hatha-Yoga-Schriften den Übenden empfehlen, in einer Einsiedelei zu leben. Heutzutage verstehen viele unter Hatha-Yoga den Yogaweg, der vorwiegend Körper- und Atemübungen beinhaltet und nur wenige Übungen des Geistes.

Hatha Yoga Pradipika: Yogaklassiker von Svatmarama (16. Jh.), enthält Kapitel über Asanas, Pranayamas, Bandhas (Techniken, die die Körperkräfte sammeln und binden) und Meditation.

Jnana-Yoga: Der Weg zu Yoga durch Reflexion und Meditation über die Frage: Wer bin ich?

Karma-Yoga: Die Anhänger dieses Yogaweges lehren, dass wir unsere Pflichten und Aufgaben so erfüllen sollten, als wären sie unser Geschenk an die Natur, an das Göttliche und an andere Menschen.

Kriya-Yoga: Yogaweg, der darin besteht, dass wir unsere Aufgaben und Pflichten mit Eifer, Sorgfalt und Achtsamkeit ausüben.

Langhana: Aus dem Ayurveda stammender Begriff. Langhana bezieht sich auf das Absenken der Energie. Insbesondere Akuncana-Asanas und intensive Ausatmung wirken so auf den Körper, dass wir ruhiger und ausgeglichener werden.

Mahabharata: Bedeutendes und umfangreichstes indisches Nationalepos vom Kampf der Nachkommen des Bharata; der Sage nach von dem heiligen Vyasa auf Rat der Götter verfasst. Entstanden vermutlich im 5. Jh. v. u. Z.; viele Geschichten dürften noch wesentlich älter sein. Inhalt der 18 Bücher mit insgesamt 90 000 Doppelversen: Unzählige Sagen, Legenden und Weisheitslehren verwoben mit der Geschichte vom Machtkampf zwischen zwei verwandten Königsfamilien.

Mala: Unrat, im Körper zurückbleibende Fremdstoffe. Für den Menschen ist das Leid psychischer Unrat, von dem er sich genauso befreien möchte wie von physischem Unrat. Beide Formen des Unrats äußern sich durch ein Schwerwerden des unteren Teils des Bauches.

Parinama: Wandel, ein zentraler Begriff der gesamten indischen Philosophie. Parinama besagt, dass wir Freiheit nur erfahren können, wenn wir den Wandel der Welt und damit die Vergänglichkeit der Dinge akzeptieren.

Prana: Lebensenergie. Die Kraft, durch die das Leben in das Universum und in alle Wesen kommt. Durch Prana bleibt der Mensch lebendig und in Bewegung.

Pranayama: Atemübungen, eine große Besonderheit des indischen Meditationsweges. Alle Phasen des Atems – Ausatmen und Anhalten, Einatmen und Anhalten – werden bis zu den jeweiligen Grenzen kontrolliert verlängert. Hierzu werden verschiedene Techniken der Atemkontrolle im Halsbereich oder an der Nase verwendet. Pranayama schärft die Sinne und fokussiert den Geist.

Prasarana-Asanas: Asanas, bei denen der Körper nach hinten geneigt wird und der Oberkörper und die Beine voneinander weggeführt werden. Prasarana-Asanas unterstützen die langsame Einatmung.

Samyama: Meditationsübung – der Geist wird fortwährend auf ein und dasselbe Objekt ausgerichtet.

Sraddha: Die Fähigkeit zu vertrauen, die jedem Menschen zu Eigen ist. Sie hindert uns daran, in Angst zu erstarren. Sraddha gibt uns den Antrieb, unser Leben zu gestalten.

Vairagya: Gleichmut, die Eigenschaft, bei sich zu bleiben und nicht aus der eigenen Mitte gezogen zu werden, auch wenn äußere Dinge oder Geschehnisse anziehend oder beunruhigend sind. Vairagya hilft, frei von Vorurteilen und stets im Bewusstsein der eigenen Vorsätze zu leben.

Veden: (Wissen) Sammlung altindischer, mündlich tradierter heiliger Texte in vier Büchern (Vers und Prosa). Einige Inhalte: Mantras, religiöse Lyrik, Lobpreisung der Naturkräfte, Lieder über die göttlichen Kräfte, esoterisches Wissen, Weisheitslehren, Mathematik, Astronomie, Rituale usw. Man nennt die Veden »Sruti«, das heißt »erlauscht« – niemand hat die Inhalte erdacht, sie wurden von der göttlichen Stimme gesungen. Menschen in tiefster Versenkung haben sie in alten Zeiten erlauscht und weitervermittelt.

Vedic Chant: Gesang und Rezitation der vedischen Texte. Diese Texte wurden zum Teil nur mündlich überliefert, und zwar in einfacher, aber durch den Klang der Sanskritworte sehr wirkungsreicher Melodie. Vedic Chant versucht, die Stimmung, in welcher die göttliche Stimme einst sprach, wiederzugeben.

Yogarahasya: Umfassendes Lehrbuch von Nathamuni (entstanden im 9. Jh. u. Z.) über die körperlichen und spirituellen Aspekte des Yoga. Zum ersten Mal wird die Anpassung der Techniken an die Bedürfnisse der Menschen in verschiedenen Lebenslagen thematisiert. Nathamunis Lehre bildet eine wichtige Grundlage für die Yogatradition von Sri T. Krishnamacharya.

Yoga Sutra: Wichtigstes schriftliches Grundwerk für Yoga. (entstanden im 5. Jh. v. – 2. Jh. u. Z.) Als Verfasser gilt Patanjali, einer der bedeutendsten Lehrmeister und Heilsbringer Indiens. Das *Yoga Sutra* enthält 195 Aphorismen, die das Wesen und die Funktionsweise des menschlichen Geistes beschreiben und Techniken zur Lenkung des Geistes lehren, damit der Zustand der Ruhe und des inneren Friedens erreicht werden kann. Die Sutras (wörtlich: Fäden) bestehen selten aus einem vollständigen Satz; sie sind aber so präzise und bedeutungsvoll im Kontext zusammengeführt, dass sie jeweils zu einem »Leitfaden« werden und zu lebenslanger Kontemplation Anlass geben.

Literatur

Agnivesa's Caraka samhita.
Ins Englische übertragen und mit einer Einleitung versehen von Ram Karan Sharma und Bhagwan Dash. Varanasi: Chowkhamba Sanskrit Series Office, 1972.

Desikachar, T. K. V.: Über Freiheit und Meditation – Das Yoga Sūtra des Patañjali. Petersberg: Verlag Via Nova, 1997.

Desikachar, T. K. V.: Yoga – Gesundheit für Körper und Geist. Leben und Lehren Krishnamacharyas. Berlin: Theseus Verlag, 2000.

Nathamuni's Yoga Rahasya.
Ins Englische übertragen von T. K. V. Desikachar. Chennai: Krishnamacharya Yoga Mandiram, 1998.

Svatmarama's Hatha Yoga Pradipika.
Ins Englische übertragen von Srinivasa Iyangar. Chennai: Theosophical Publishing House, 1972.

Sriram, R.: Patañjali – Das Yogasutra. Von der Erkenntnis zur Befreiung. Bielefeld: Theseus Verlag, 2006.

Sriram, R. und Anjali: Yoga und Gefühle. Mit allen Sinnen leben. Bielefeld: Theseus Verlag, 2004.

Geschichten zu den jeweiligen Kapiteln:

1. Mahabharata (5. Jh. v. u. Z.)
2. Volksgeschichte
3. Pancatantra von Vishnusharma (4. Jh. u. Z.)
4. Ramayana, (3. Jh. v. u. Z.)
5. Pancatantra von Vishnusharma (4. Jh. u. Z.)
6. Jataka, Geschichten des Buddha
7. Jataka, Geschichten des Buddha
8. Vishnu Purana (6. Jh. u. Z.)
9. Srimad Bhagavatam (5. Jh. v. u. Z.)

Dank

Herzlich danken möchte ich

T. K. V. Desikachar für die wertvollen Belehrungen der letzten 24 Jahre und seine konstanten, herausfordernden Ermutigungen, ohne die das Buch nicht möglich gewesen wäre. Ich bedanke mich sehr für sein Geleitwort.

Angelika Sriram, ohne deren visionäre Kraft ich nicht den Yogaweg gewählt hätte und auf ihm geblieben wäre. Die kreativen Auseinandersetzungen mit ihr haben wesentlich zum Stil und Inhalt und zur Gestaltung des Buches beigetragen.

Thomas Lösche, der das Manuskript immer wieder mit großer Sorgfalt gelesen, bessere Ausdrucksweisen vorgeschlagen und Gedankensprünge kritisiert hat.

Ilse Kory, die meinen dünnen Strichmännchen durch ihre Aquarell-Untermalungen Lebendigkeit gab – ein großer Gewinn für das Buch. Dazu verbrachte sie unzählige Stunden mit Aquarellieren und auch am PC.

Dr. Harm Schumacher, der den philosophischen Teil des Manuskripts unter die Lupe genommen und mir geholfen hat, viele schwierige Stellen lesbar zu formulieren.

Rita Horlacher, die das Manuskript Korrektur gelesen hat.

C. P. Satyajit, der meine Vorstellung über die passende Stimmung für Yogaübungen einfühlsam in Fotos umsetzte.

Ilango Sriram, der insbesondere beim Übungsteil die Formulierungen sorgfältig geprüft und Korrektur gelesen hat.

Ursula Richard, deren Einsatz für mein Buch meine Erwartungen weit überstieg, so dass ich es für ein großes Glück halte, den Theseus Verlag gefunden zu haben.

Dirk Nümann, der sich sowohl dem philosophischen als auch dem Übungsteil sehr eingehend widmete. Er gab den Texten ihren wesentlichen Schliff, machte sie fließend und trug viel zur ausführlichen Darstellung der Übungen bei – auch dies ein sehr großer Gewinn für das Buch.

Kontaktadresse:
R. Sriram
Eichenstraße 39
D-64743 Beerfelden
www.sriram.de
yoga@sriram.de